Practical Abdominal Wall Surgery

实用腹壁外科学

主　编　李　亮　邹湘才

副主编　江燕飞　洪楚原

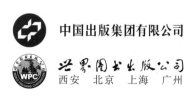

中国出版集团有限公司

世界图书出版公司

西安　北京　上海　广州

图书在版编目 (CIP) 数据

实用腹壁外科学 / 李亮，邹湘才主编 . -- 西安：
世界图书出版西安有限公司，2024.10. --ISBN 978-7
-5192-8797-9

Ⅰ. R656.3

中国国家版本馆 CIP 数据核字第 2024QF5316 号

书　　　名	**实用腹壁外科学**	
	SHIYONG FUBI WAIKEXUE	
主　　　编	李　亮　邹湘才	
责任编辑	胡玉平	
装帧设计	西安非凡至臻广告文化传播有限公司	
出版发行	**世界图书出版西安有限公司**	
地　　　址	西安市雁塔区曲江新区汇新路 355 号	
邮　　　编	710061	
电　　　话	029-87285817　029-87285793（市场营销部）	
	029-87234767（总编办）	
网　　　址	http://www.wpcxa.com	
邮　　　箱	xast@wpcxa.com	
经　　　销	新华书店	
印　　　刷	陕西金和印务有限公司	
开　　　本	787mm×1092mm　1/16	
印　　　张	20	
字　　　数	360 千字	
版次印次	2024 年 10 月第 1 版　2024 年 10 月第 1 次印刷	
国际书号	ISBN 978-7-5192-8797-9	
定　　　价	158.00 元	

医学投稿　xastyx@163.com ‖ 029-87279745　029-87285296
（如有印装错误，请寄回本公司更换）

《实用腹壁外科学》
编委会

■ **主　编**　李　亮　邹湘才

■ **副主编**　江燕飞　洪楚原

■ **编　委**　（按姓氏笔画排序）

　　　　石威文　中山大学附属第七医院（深圳）消化
　　　　　　　　医学中心

　　　　刘　波　重庆医科大学附属永川医院儿外科

　　　　刘　铮　中山大学附属第七医院（深圳）保健康
　　　　　　　　复中心

　　　　刘　淼　北京大学深圳医院妇产科

　　　　江志鹏　中山大学附属第六医院胃肠疝外科

　　　　江燕飞　深圳市罗湖区人民医院普外科

　　　　许成裘　湛江中心人民医院普外三科（腹壁、
　　　　　　　　疝外科）/ 小儿外科

　　　　孙卫江　潮州市中心医院普外科

　　　　严　聪　湛江中心人民医院普外三科（腹壁、
　　　　　　　　疝外科）/ 小儿外科

　　　　李　亮　中山大学附属第七医院（深圳）消化
　　　　　　　　医学中心

　　　　李华玲　中山大学附属第七医院（深圳）采购
　　　　　　　　办公室

何立锐　北京大学深圳医院胃肠外科

邹湘才　广州医科大学附属第二医院胃肠外科

张庆峰　佛山市第一人民医院疝与腹壁外科

陈少逸　深圳市福田区第二人民医院普外科

陈金元　深圳市龙华区人民医院胃肠外科

陈映群　北京大学深圳医院重症医学科

邰沁文　南方医科大学深圳医院普外科

林城标　香港大学深圳医院家庭医学部

林满洲　广东医科大学附属医院疝与腹壁外科

赵永灵　华中科技大学协和深圳医院胃肠外科

洪楚原　广州医科大学附属第二医院胃肠外科

莫智峰　中山大学附属第七医院（深圳）灾难医学中心

郭少芸　中山大学附属第七医院（深圳）慢性伤口治疗
　　　　中心

郭远清　中山大学附属第五医院脊柱外科

谢肖俊　汕头大学医学院第一附属医院疝与腹壁外科

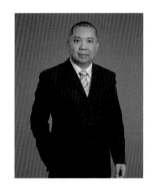

李 亮

外科学硕士，副主任医师

就职于中山大学附属第七医院消化医学中心。学术任职：世界内镜医师协会微创胃肠肝胆外科联盟副秘书长，中国医师协会外科医师分会疝和腹壁外科医师专业委员会青年委员，《中华疝和腹壁外科杂志（电子版）》通讯编委，全国卫生生产业企业管理协会疝和腹壁外科产业及临床研究分会理事、日间手术与分级诊疗专业组委员，广东省医师协会疝和腹壁外科医师分会委员兼青年学组副组长，广东省基层医药学会疝和腹壁外科学分会常务委员，深圳市医师协会疝和腹壁外科医师分会副会长，广东省抗癌协会遗传性肿瘤专业委员会常务委员，《罕少病杂志》通讯编委，等。主编专著7本，发表学术论文30多篇。

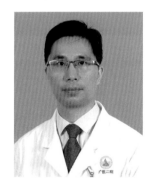

邹湘才

医学博士，副主任医师，硕士研究生导师

就职于广州医科大学附属第二医院，担任胃肠外科二区区长。学术任职：广东省医师协会疝和腹壁外科分会委员兼青年学组副组长，广东省基层医药学会疝和腹壁外科专委会副主任委员，广东省基层医药学会甲状腺专委会常委，广东省医师协会甲状腺外科分会委员，广东省医疗行业协会微创管理委员会常委，广东省中西医结合学会普通外科分会常委，广州市医学会甲状腺疾病分会委员，广州市医师协会甲状腺（甲状旁腺）分会常委，*Annals of Surgery* 中文版疝和腹壁专刊青年编委。

副主编简介

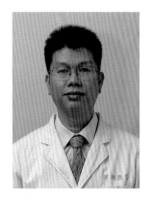

江燕飞

医学硕士，副主任医师

就职于深圳市罗湖区人民医院普外科。学术任职：广东省老年保健协会胃肠微创专业委员会委员，广东省基层医药学会疝与腹壁外科专业委员会委员，深圳市医师协会疝与腹壁外科分会常务理事兼青年学组副组长及日间手术学组副组长，深圳市医师协会胃肠外科分会理事，深圳抗癌协会加速康复外科专业委员会委员，深圳市医师协会胃肠肿瘤专业委员会理事，深圳市医师协会肝胆胰肿瘤分会理事。参编著作3本，发表论文4篇，主持及参与科研项目各1项。

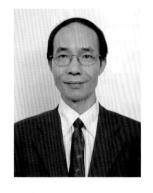

洪楚原

科主任，主任医师，硕士研究生导师

就职于广州医科大学附属第二医院胃肠外科。学术任职：中华医学会外科分会疝与腹壁外科学组委员，中国医师协会外科医师分会疝与腹壁外科医师专业委员会委员，广东省医师协会疝与腹壁外科分会副主任委员，广东省医学会微创外科分会副主任委员，广东省医师协会微创外科分会副主任委员，广东省行业协会微创外科分会副主任委员，广东省医学会结直肠肛门外科分会常务委员，广东省抗癌协会热疗专业委员会常委，广东省中西医结合普通外科专业委员会副主任委员、广东省中西医结合肛肠科专业委员会副主任委员。

目前疝与腹壁外科专业化日趋成熟，国内已有医院建立了相应的专业病区/房，然而相应的专著并不繁荣。李亮、邹湘才、江燕飞、洪楚原等专家编写的《实用腹壁外科学》一书，丰富了腹壁外科学术资源，该书是实用性及突出的一本参考书，为读者系统掌握腹壁外科专业知识提供帮助。

该书分为7个部分，共33章，内容丰富，较为难得的是全书每一章都围绕清晰的理论主线展开，并对问题进行归类，使读者易于理解及便于从整体上把握学科相关问题。书中除了对腹壁外科常见的疾病腹壁切口疝进行较为深入的论述之外，对腹壁其他问题，特别是少见的问题也进行了探讨，还涉及腹壁外科的医疗管理问题。该书有以下特色：

首先，从腹壁的解剖和功能角度阐述腹壁外科。解剖学和从解剖学角度理解的腹壁功能对于疝和腹壁外科相当重要，其意义无须赘述，《实用腹壁外科学》一书在解剖学的论述上相当深入，并且思路清晰，还提出了一些新的观点和理解解剖学的思路。更为难得的是该专著将解剖学与腹壁功能结合起来，从解剖的角度理解腹壁功能，从腹壁功能的角度理解解剖，从而清晰阐明了腹壁解剖与功能，进而可以深入理解腹壁外科，特别是腹壁修复的相关问题。

其次，从理念的角度探讨手术问题。如果说腹股沟疝外科是疝与腹壁外科理念的来源，如无张力修补术的理念即来源于腹股沟疝外科，腹壁外科即疝与腹壁外科理念的拓展，但腹壁外科的理念并非单纯照搬腹股沟疝外科，其原因是腹壁的功能与腹股沟区（腹股沟区也是腹壁的一部分）不同，腹壁的肌肉和腱膜解剖与其功能密切相关，并且正常情况下腹壁具有一定的张力，以维持正常的腹内压。无张力修补术的理念可能不适用于腹壁切口疝，因此有人提出腹壁切口疝低张力修补术的理念。

单纯从手术技术的角度看疝与腹壁外科看似比较简单，但由于疝与腹壁外科的基础研究不足，因此在理论和理念上还需要深入的探讨与研究，需要更多根植于解剖和功能角度的理论、理念或实践。

《实用腹股沟疝外科学（第 3 版）》《实用胃食管反流病学》与此版《实用腹壁外科学》形成了疝与腹壁外科学系列专著，主要编著者为同一批专家，使该系列专著具有学术上的密切联系。该书为该系列专著的最后一部，与前面两部专著相比，同样具有较高的学术价值。因此，乐于向大家推荐。也寄希望于广大读者对该书存在的问题批评指正，以便再版时修订，不断完善，为丰富疝与腹壁外科学术的发展做出贡献。

2024 年春，于广州

　　腹壁外科是疝与腹壁外科的重要组成部分之一，相比而言腹壁外科是疝与腹壁外科疑难病例与大手术较多的领域。虽然目前腹壁外科的手术技术发展成熟，各种高难度的腹腔镜手术均已较为广泛开展，但目前腹壁外科没有形成较为严密的理论体系，因此在编写本书时，编者们认为有必要对腹壁外科的知识进行整体的归纳，以形成完整的理论体系，避免成为单纯的手术学专著，并期待可以满足本阶段学科发展的需求，在这个指导思想下，本专著具有以下特点。

　　一、内容全面，不做单纯的手术专著

　　随着疝与腹壁外科的发展，疝与腹壁外科由缺乏参考书到各种类型专著比较丰富的阶段，但目前的疝与腹壁外科学专著以手术学或手术技巧类居多，完整或系统性论述疝与腹壁外科学知识的专著并不多。为此，本专著编写的目的是以系统性论述腹壁外科学为主，内容主要包括解剖学、病理学、病理生理学和手术学等方面的知识，内容全面。本专著分为七部分，共33章，分别为：第一部分基础篇，第二部分腹壁外科常用技术，第三部分腹壁切口疝及造口旁疝，第四部分原发性腹壁疝，第五部分腹壁发育异常相关疾病，第六部分腹壁缺损，第七部分急诊及其他腹壁疾病。在这七部分内容中，由于腹壁发育异常常在产科及小儿外科进行治疗，因此部分内容论述较为简洁，但其他方面均做了详细的论述。

　　二、清晰的解剖学理论

　　本专著用较多的篇幅对腹壁解剖学进行了论述，有专门的解剖学章节，也有的内容散落在各章之中，例如：对目前模棱两可的解剖学概念进行清晰的论述，对目前难以理解的腹直肌后鞘在弓状线转移到腹直肌之前及其他解剖学问题提出自己的观点，使解剖学问题更加清晰；结合腹壁解剖论述腹壁的功能，从而更好地理解腹壁肌及腹直肌腱划等腹壁成分的功能，可以更好地指导手术。

三、在解剖学的基础上探讨各种腹壁外科疾病

腹壁外科与解剖学的关系非常密切，清晰的解剖学概念是理解腹壁疾病的基础，例如有的专著认为 Spigelian 筋膜与半月线为相同的解剖结构，因此认为 Spigelian 疝与半月线疝是同一疾病，实际上 Spigelian 筋膜与半月线是两种不同的解剖结构。Spigelian 筋膜仅由腹内斜肌与腹横肌的腱膜组成，在弓状线以下，由于缺乏腹横肌腱膜的参与而变得薄弱，因此容易出现 Spigelian 疝，Spigelian 疝罕见突破腹外斜肌腱膜，而以腹壁间疝的形式出现。可见，从解剖学角度来看，半月线疝的概念应该重新审视。此外，本专著还清晰论述了腹壁缺损与腹壁疝的区别，以及复杂腹壁缺损与复杂腹壁疝的区别。

四、系统化论述手术问题

目前的疝与腹壁外科学专著以介绍手术为主，并且各种术式呈分散式介绍，不成体系，因此显得手术方式"五花八门"，不利于理解手术的核心问题。本专著将手术按照手术理念进行分类论述，有利于读者整体理解腹壁切口疝的各种术式。

基于以上特点，相信本专著可以称为一本较为完整的腹壁外科学专著，可以为读者提供较为全面的腹壁外科学知识和技能，并期待可以成为读者全面掌握腹壁外科学有用的工具。

本专著与《实用腹股沟疝外科学(第 3 版)》及《实用胃食管反流病学》为疝与腹壁外科学的系列专著之一，3 本专著形成了较为完整的理论体系。参与编写的医生以工作在临床第一线的年轻专家为主，他们在繁忙的日常工作之余，利用宝贵的休息时间编写稿件，使本系列专著得以成书，在此对他们的辛苦付出表示感谢！由于编者能力肯定存在不足，本专著的编写也肯定存在各种不足，甚至存在错误的地方，恳请广大读者在阅读时指出其中的问题，以供我们探讨、学习及提高，进而可以继续完善本系列专著及后续的再版。

2024 年春，于深圳及广州

基 础 篇

　　基础篇主要论述腹壁的解剖与功能，以及腹壁疝修补材料的相关问题。腹壁解剖与功能问题在腹壁外科中的意义非常重要，第 1 章首先从传统的解剖学角度全面回顾腹壁的解剖学问题，第 2 章从腹壁功能的角度再次分析腹壁的解剖学问题，从而可以从整体上把握腹壁外科解剖的相关问题，还有一部分的解剖学问题分散在相关的章节论述，特别是在第二部分中也有较多的解剖学内容，因此解剖学的内容实际主要集中在第一部分及第二部分。材料学在腹壁外科中具有重要的意义，第 3 章对材料学进行了简要介绍。

第 1 章　腹壁解剖

　　腹部介于胸部与盆部之间，腹部以腹壁围成，其上界为剑突和两侧肋弓下缘，第 11、12 肋游离缘至第 12 胸椎的连线；下界为盆部的上界，即耻骨联合上缘，两侧耻骨嵴、耻骨结节、腹股沟襞、髂前上棘、髂嵴、第 5 腰椎棘突的连线。腹壁以腋后线为界分为腹前外侧壁和腹后壁，腹前外侧壁是腹外疝的常见发病部位，也是腹部手术的常见入路，腹后壁与一些罕见的腹外疝有关，例如腰疝等。本章介绍了腹壁的局部解剖，腹股沟区虽属于腹壁的一部分，为腹股沟疝的发病部位，但腹股沟疝不在本专著中探讨，因此不做详细介绍。

第一节　腹前外侧壁的筋肉与筋膜

　　腹壁前外侧壁是一个多层次的分层结构，从皮肤开始到腹膜习惯上分为 10 层，分别是：①皮肤；② Camper 筋膜；③ Scarpa 筋膜；④腹外斜肌筋膜（oblique externus abdominis fascia），又称无名筋膜（Gallaudet 筋膜）；⑤腹外斜肌（oblique externus abdominis）及腹外斜肌腱膜（aponeurosis of oblique abdominis）；⑥腹内斜肌（oblique internus abdominis）；⑦腹横肌（transversus abdominis）；⑧腹横筋膜（transverse fascia）；⑨腹膜外脂肪或腹膜外筋膜（extraperitoneal fascia）；⑩腹膜（parietal peritoneum）。以上各层组织有的又有各自的衍生结构。

一、皮　肤

　　腹壁的皮肤较为柔软，髂腹股沟区皮肤与其他部位的皮肤相比，皮肤较薄，是腹部皮肤移动性较小的区域，部分阴毛发达的患者腹股沟区内侧有阴毛分布。

二、Camper 筋膜与 Scarpa 筋膜

浅筋膜在腹股沟区分为两层，靠近体表的为 Camper 筋膜，其下为 Scarpa 筋膜。Camper 筋膜的特点是含有较多的脂肪组织，向下与阴茎、阴囊及大腿等皮肤相连续。Scarpa 筋膜的特点是含有较多的弹性纤维组织，内侧附着于腹白线，外侧附着于髂嵴，向下在腹股沟韧带下约一横指处止于大腿的阔筋膜，至内下侧在耻骨结节处变薄，与会阴浅筋膜相愈合，男性还移行于阴囊肉膜和阴茎浅筋膜。Camper 筋膜与 Scarpa 筋膜的不同点，除了组织成分不同外，另一不同点是：在精索穿出的外环口处，Scarpa 筋膜缺损，形成类似外环口的结构。Scarpa 筋膜的"缺损"是与 Camper 筋膜移行和愈着的结果，而并非真正的缺损。Camper 筋膜与 Scarpa 筋膜似乎有不同的来源，Scarpa 筋膜局限于脐以下及腹股沟韧带下一横指以上的区域，Scarpa 筋膜在成分上更似腱膜，因此又称为膜层，对于这层筋膜在生理学上的确切意义仍然不清。在腹股沟管区域的浅筋膜内有 3 组腹壁浅血管分布，从外向内分别是旋髂浅血管、腹壁浅血管和阴部外浅血管，这 3 组血管中，每组血管可有多根动脉和静脉，在腹股沟疝前入路手术时经常可以看到，在手术中观察这些血管似乎位于 Camper 筋膜和 Scarpa 筋膜之间，实际上这些腹壁浅血管是位于 Camper 筋膜内。两层筋膜在髂腹股沟区下部融合后续为会阴区的浅阴茎筋膜、阴囊肉膜和会阴浅筋膜（Colles 筋膜），它们在阴囊根部的移行处呈环状，称为第三腹股沟环。

三、腹壁的扁肌

腹壁的扁肌为腹外斜肌、腹内斜肌、腹横肌，腹壁的扁肌及其腱膜构成腹前外侧壁（图 1-1），包绕腹腔的大部分区域。

（一）腹外斜肌筋膜、腹外斜肌及腹外斜肌腱膜

腹外斜肌是腹壁肌的最外层，在下腹部内侧移行为腱膜结构，即腹外斜肌腱膜，而腹外斜肌筋膜（又称无名筋膜）是覆盖在腹外斜肌表面的一层深筋膜，但并不总是可以辨认，没有太大的临床意义。腹外斜肌起自第 8 肋的后部，肌纤维走向为外上内下方向，在髂前上棘与脐连线处移行为银白色的腱膜，腱膜纤维的走向与肌纤维相同。腹外斜肌腱膜在髂前上

3

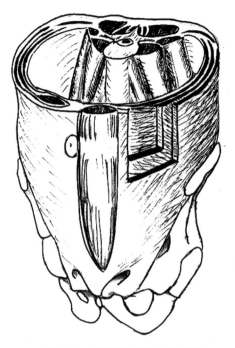

图 1-1　腹壁的扁肌及腹直肌

棘与耻骨结节之间附着并向后上方反折增厚并形成腹股沟韧带（inguinal ligament）或 Poupart 韧带，其内侧一部分纤维继续向下向后，并向外侧转折形成陷凹韧带（Gimbernat 韧带），陷凹韧带继续向外侧延伸附着于耻骨梳形成耻骨梳韧带（Pectineal ligament，或 Cooper 韧带）。

　　腹外斜肌腱膜在耻骨结节处形成一个三角形的裂隙，为外环口，或称浅环或皮下环（superficial inguinal ring）。腹外斜肌腱膜裂隙的内侧部分称为内侧脚，附着于耻骨联合，外侧部分附着于耻骨结节，称为外侧脚，在两脚之间有斜行的弓状纤维，称为脚间纤维，有防止两脚裂开的作用，脚间纤维也可能缺如。内侧脚的纤维有时可以越过中线，插入对侧内侧脚的后面，外侧脚大部分由腹股沟韧带的内侧端组成，所以内侧脚的内侧端保持腹股沟韧带的凹面形态，绕到精索的后面，部分纤维继续向内侧延伸，经耻骨嵴表面和外环口内侧脚之后，腹股沟镰（联合腱）浅面，加入腹直肌鞘，这部分韧带称为反转韧带（reflected ligament），质地薄，呈三角形，有时与对侧反转韧带相连而在白线处交错，有时反转韧带缺如，在临床实际手术中见到反转韧带的情况较少。反转韧带有时也是腹股沟管内侧下壁的一部分，在一定程度上对腹股沟管有保护作用。在外环口两脚之间有来自腹外斜肌筋膜的薄层纤维结缔组织覆盖。腹外斜肌腱膜及其筋膜，向下延伸形成薄层纤维覆盖于精索的外面，形成精索外筋膜（external spermatic fascia）。腹外斜肌腱膜常有多处裂开，因此除了外环口的裂隙外，腹股沟区的腹外斜肌腱膜也可见到其他长短不一的裂隙。腹外斜肌腱膜在腹股沟疝外科中得到详细的研究，但其意义在腹壁外科中常被忽略。

（二）腹内斜肌、腹横肌

腹内斜肌位于腹外斜肌的深面，起自胸腰筋膜、髂嵴的前 2/3，与腹股沟韧带的外 2/3 融合，后部纤维起自胸腰肌筋膜，纤维为外下向内上走向，附于胸廓外面，但其中下部纤维横行，在腹直肌外缘移行为腱膜，分成前后两层，构成腹直肌前后鞘，并在中线融合形成腹白线。腹内斜肌部分位于内环的前方，对内环有一定的遮闭作用。腹横肌位于腹内斜肌深面，上方起自下 6 对肋的内面，后部起自胸腰肌筋膜，下部附于髂嵴，与腹股沟韧带外 1/3 融合，肌纤维为横行，在腹直肌外侧缘移行为腱膜，腹横肌在内环口上缘水平呈水平方向向腹直肌走行，因此可以认为在内环口至水平线以下，腹直肌外侧缘移行为腱膜，参与构成腹直肌的后鞘和腹白线。

（三）腹横筋膜

腹横筋膜为腹横肌深层深筋膜，腹横筋膜增厚，形成一个筋膜束样结构，称为髂耻束，也称为 Thomson 髂耻韧带，是腹股沟管区重要的结构之一。腹横筋膜还随股动静脉一起走行，成为股鞘的成分。

四、腹膜外筋膜和腹膜

腹膜为腹壁的最内层，在腹膜和腹横筋膜之间为潜在的组织间隙，为脂肪组织填充，称为腹膜外筋膜或腹膜下筋膜。腹膜是形成疝囊的组织，通常疝囊内为肠管、大网膜，但是腹腔内的器官都可能进入疝囊。

五、腹直肌、锥状肌

腹直肌（rectus abdominis）的起点以 3 个肌腱附着于耻骨结节，从内向外分别为内侧肌腱（tendon interne）、外侧肌腱（tendon externe）和亨勒韧带（Henle's ligament）。亨勒韧带是指腹直肌附着于耻骨联合部位外侧缘的韧带，构成耻骨结节筋膜的一部分。耻骨结节筋膜是腹股沟疝无张力修补术时网片缝合固定的解剖结构。腹直肌的止点为第 5~7 肋软骨及剑突外侧。腹直肌前面有 3~5 个腱划（图 1-2），腱划与腹直肌前鞘粘连紧密，难以分离。腹直肌之间为腹白线（linea alba）。

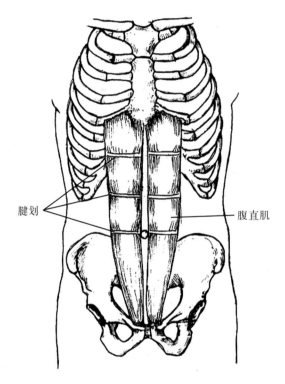

图 1-2　腹直肌及其腱划

锥状肌（pyramidal）为一对小的扁肌，为腹白线的张肌，位于腹直肌下端与腹直肌前鞘之间，附着于耻骨嵴，两肌间为腹白线。

六、腹直肌鞘、半月线、腹白线

腹直肌鞘是包裹腹直肌和锥状肌的纤维组织，由腹壁 3 层扁肌的腱膜构成，两侧腹直肌鞘在白线处连接在一起，其意义为延续腹壁扁肌围成腹壁的作用，保持腹壁的强度和完整性。腹外斜肌、腹内斜肌、腹横肌在腹直肌外缘移行为腱膜，并粘连或愈着在一起，形成腹直肌外侧缘弧形的腱

膜带，称为半月线。半月线是腹壁的薄弱部位，为半月线疝疝出的部位（图
1-3）。腹内斜肌的腱膜在腹直肌外侧缘分为两层，前层与腹外斜肌的腱膜
一起构成腹直肌鞘的浅层，后层与腹横肌的腱膜构成腹直肌鞘的后层；在
脐水平下 4~5cm，腹直肌后鞘缺如，形成一游离缘，成为弓状线（arcuate
line）或半环线（linea semilunaris）。目前的一般观点认为，在弓状线水平，
腹壁 3 层扁肌的腱膜均移到腹直肌前，构成腹直肌的前鞘（图 1-4），弓状
线以下的腹直肌后仅为腹横筋膜覆盖。在腹部前正中线上，来源于 3 层扁
肌的纤维交织在一起，形成白线，为双侧腹直肌鞘的结合点，因此也是腹
壁的薄弱点之一，为白线疝的疝出部位。白线为上宽下窄的结构，脐部以
下有时无明显的白线，因此白线疝有时被称为上腹部疝。

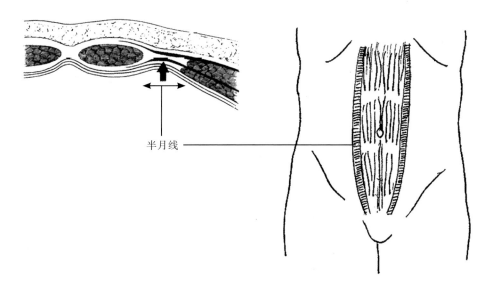

半月线

图 1-3　半月线

七、脐

　　脐是胚胎时期脐带的通道，出生后闭合形成的腹壁凹陷，成年人仰卧
位脐通常位于第 4 腰椎水平，但位置可有一定的变动，儿童、肥胖、悬垂
腹者脐部位置较低，站立位脐位置也可降低。脐缺乏肌肉的保护，在皮肤
以下即为腹横筋膜、肝圆韧带和腹膜（图 1-5），在脐腹横筋膜增厚，称
为脐筋膜。脐是腹壁的薄弱点，为脐疝的疝出通道。在表面解剖上，脐分

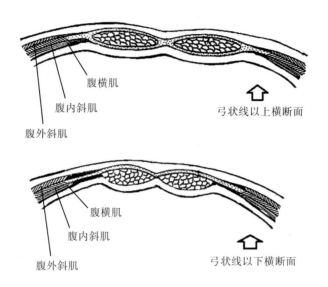

图 1-4　腹直肌鞘

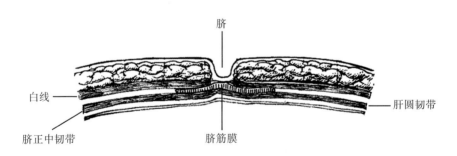

图 1-5　脐部横切面。说明：脐筋膜为增厚的腹横筋膜，为显示脐筋膜，本图省略了其他部位腹横筋膜的结构

为脐环、脐尖、脐沟和脐襞。肝圆韧带与腹横筋膜共同对脐环起保护作用，根据其解剖关系的不同，可以分为肝圆韧带通过脐环的Ⅰ型（图 1-6），与肝圆韧带不通过脐环的Ⅱ型和Ⅲ型，其中Ⅰ型对脐环起保护作用。

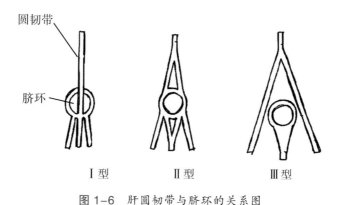

圆韧带

脐环

Ⅰ 型　　　Ⅱ 型　　　　Ⅲ 型

图 1-6　肝圆韧带与脐环的关系图

第二节　腹后壁的筋肉与筋膜

腹后壁是指第 12 肋、髂嵴、后正中线、腋后线之间的腹壁。腹后壁肌肉与腱膜的解剖关系有重要的临床意义，这些肌肉腱膜的间隙为形成腹后壁腹外疝的基础，从浅至深，后壁的肌肉分为 4 层。

一、腹后壁的肌肉与腱膜

第 1 层为背阔肌和腹外斜肌，背阔肌外侧缘、腹外斜肌后缘和髂嵴之间的区域为下腰三角（inferior lumbar triangle）或 Petit 三角（图 1-7），三角内可见腹内斜肌。

第 2 层为下后锯肌（serratus posterior inferior）和腹内斜肌。在下腰三角的上方为上腰三角（Grynfltt-Lesshalf triangle）（图 1-7），其内界为竖脊肌，上界为第 12 肋和后锯肌的下缘，外侧界为腹内斜肌的后缘，其底部为腹横肌的起始部腱膜。上腰三角与下腰三角为腹后壁的薄弱点，为腰疝的疝出部位，上腰三角较为恒定，并且间隙大于下腰三角，故以上腰三角疝较为常见。

二、胸腰筋膜

胸腰筋膜（thoracolumbar fascia）是腹后壁的深筋膜，从浅至深分为 3 层。

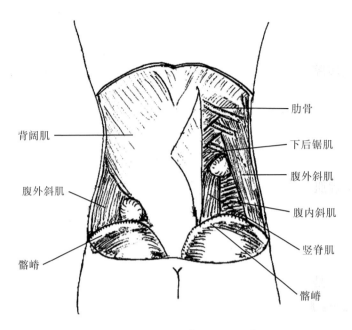

图 1-7　上腰三角与下腰三角

浅层：位于于竖脊肌的浅面，内侧附着于腰椎棘突。

中层：位于竖脊肌与腰方肌之间，内侧附着于腰椎横突和横突间的韧带，浅层与中层的外侧在竖脊肌外缘融合，成为腹壁肌的起始腱膜，其上部特别增厚，连于第 1 腰椎横突与末肋，称为腰肋韧带（lumbocostal ligament）。

第 3 层为竖脊肌和腹横肌。

第 4 层为腰大肌和腰方肌。

深层：较薄，位于腰方肌的前面，称为腰方肌筋膜，与腹横筋膜一样，为腹内筋膜的一部分。

腹前外壁扁肌、腹后壁的肌肉与背部的浅肌群（背阔肌、斜方肌）与深部肌群（长、短棘肌）共同参与维护脊柱的整体平衡和躯干的运动，胸腰筋膜与腹直肌鞘都是由腹壁 3 层扁肌的腱膜组成，通过这种肌肉腱膜、筋膜的连续性保持了竖脊肌与腹直肌运动的协调性[1]。

第三节　膈肌与盆肌

膈肌是腹腔与胸腔的分隔，也与食管裂孔疝等腹内疝有关；盆底肌为盆腔的封闭结构，与腹壁肌共同完成一些生理功能，盆底的解剖与盆底疝有关。

一、膈　肌

膈肌为扁肌，中央为腱膜，成为中心腱，四周为放射状排列的肌肉纤维，根据其附着部位分为 3 部分，分别是胸骨部、肋骨部和腰部。膈肌上有 3 个恒定的孔道，分别是腔静脉孔、主动脉裂孔和食管裂孔，此外还有一些较小的孔道供神经和血管通过，例如：腹壁上动脉、半奇静脉、左膈神经等。食管裂孔是食管裂孔疝的发病部位，食管裂孔的扩大成为胃食管反流病的病因之一。膈肌是重要的呼吸肌，膈肌的腹侧筋膜与腹横筋膜相延续，膈肌与横肌边缘的肌纤维交替穿插，共同完成呼吸功能，膈肌对静脉回流、增加腹内压也发挥作用。

二、盆　肌

起自骨盆内侧壁的肌肉分为两组：梨状肌和闭孔内肌为一组，也被称为下肢骨盆肌；肛提肌和尾骨肌为一组，常称为盆底肌。

（一）下肢骨盆肌

梨状肌构成真骨盆的部分后外侧壁，附着于骶骨近髂嵴的后下方与骶髂关节囊的表面，在骶棘韧带的上方出骨盆。骨盆的骶结节韧带、骶棘韧带、坐骨大切迹围成的空间为坐骨大孔（greater sciatic formaen），而坐骨小切迹围成的空间为坐骨小孔（lesser sciatic formaen）。梨状肌通过坐骨大孔，将坐骨大孔分为两部分，其上为臀上神经和血管通过，其下为坐骨神经、臀下神经、阴部神经和血管通过，坐骨小孔也有阴部神经和血管通过。坐骨大孔和坐骨小孔是骨盆的薄弱点之一，为坐骨棘疝的疝出部位（图 1-8）。闭孔内肌附着于闭孔周围，闭孔管是血管和神经的通道，成为盆壁潜在的缺损点，闭孔管扩大可导致闭孔疝的发生。

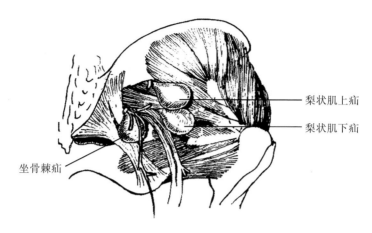

图 1-8　坐骨棘疝

（二）盆底肌

盆底由盆底肌及其筋膜封闭和承托盆腔脏器，主要为肛提肌和尾骨肌（图 1-9）。肛提肌为一组肌肉的总称，位于耻骨和坐骨盆面之间，附着于骨盆内侧壁，根据其附着和邻近盆腔脏器的不同，可划分为几个部分，分别是耻骨尾骨肌（耻尾肌）、髂骨尾骨肌（髂尾肌）、坐骨尾骨肌（尾骨肌）。这些肌肉为独立的肌肉，但肌肉间的界限不清。

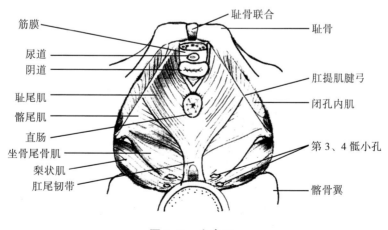

图 1-9　盆底肌

1. 耻骨尾骨肌

耻骨尾骨肌（pubococcygeus）发源于耻骨体的后方，向后方走行，到达直肠后面，与对侧肌纤维融合，环抱直肠肛管的交汇处，形成开口向前的 U 字形肌袢，末端与肛尾韧带的形式止于尾骨上端和侧面。耻骨尾骨肌内为直肠、尿道和阴道经过，分为两个部分，分别为耻骨直肠肌和耻骨前列腺肌（女性为耻骨阴道肌）。耻骨直肠肌是耻骨尾骨肌最粗大的部分，该肌收缩时，会增大直肠会阴曲的曲度，使肛管直肠的角度（肛直角）更加明显，有利于控制粪便的排出，起到重要的括约肌作用。在耻骨直肠肌的内侧为耻骨前列腺肌或耻骨阴道肌，在尿道或阴道后面交织，形成 U 字形的肌袢，有尿道括约肌作用或起到缩小阴道的作用。

2. 髂骨尾骨肌

髂骨尾骨肌（iliococcygeus）附着于坐骨棘的表面、骶骨和尾骨的尖端，位于耻骨尾骨肌的外侧，并有腱膜与肛尾韧带相连。

3. 坐骨尾骨肌

坐骨尾骨肌（ischiococcygeus），又称尾骨肌，附着于第 5 骶椎外侧缘和坐骨棘，属于肛提肌的一部分，解剖变异较大，有时也可成为独立的肌肉，有时为完全的腱性结构，而非肌性结构，与骶棘韧带融合。

肛提肌为盆底支持系统的最内层肌肉，盆底肌及其筋膜为盆底支持系统的主要成分。盆底支持系统的中间层为尿道括约肌和会阴深横肌及其筋膜，最外层为球海绵体肌、坐骨海绵体肌、会阴浅横肌、肛门外括约肌及其筋膜。盆底肌肉筋膜等支持系统的薄弱是盆底疝和会阴疝的原因之一（图 1-10）。

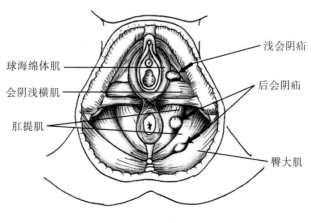

图 1-10　会阴疝

13

第四节 腹壁血管与淋巴的解剖

腹壁的血管来源于不同的动脉分支，不同分支的终末支广泛吻合，形成血供丰富的血管网络。本章以介绍腹前外侧壁和腹后壁的血管解剖为主，因本专著不涉及盆底外科，因此盆底的血管解剖不做介绍。

一、腹前外侧壁的血管解剖

根据血管走行的层面，腹前外侧壁的血管分为三组，分别为走行于浅筋膜的血管、走行于腹内斜肌与腹横肌的血管、走行于腹膜外筋膜的血管。

（一）腹壁浅血管

腹壁浅动脉来自第 7~11 对肋间动脉、肋下动脉和腰动脉，在腹外侧穿肌层分布于皮下，分布于腹外侧的皮肤。腹前壁的浅静脉主要来自腹壁上动脉和腹壁下动脉的分支。腹股沟区的动脉来自股动脉，股动脉在股三角发出腹壁浅动脉及旋髂浅动脉，越过腹股沟韧带，分布于腹股沟区的内侧及外侧，这 2 支浅动脉支配的皮肤区域为重要的皮瓣，其中以旋髂浅动脉为供应血管的皮瓣应用最多。腹后壁的皮肤由腰动脉的皮支供应，在临床上意义不大。腹壁浅动脉的回流静脉与之伴行。

（二）腹壁的血管

腹前外侧壁肌层的动脉走行于腹内斜肌与腹横肌，腹直肌与腹直肌后鞘之间，主要的血管有以下三组，腹后壁的血供主要来源于腰静脉，肋间动脉和肋下动脉也延伸至腹前外侧壁，以上血管形成丰富的吻合支，形成腹壁的血供网络。其相应的静脉与之伴行，多数情况下为 2 支伴行静脉。

1. 腹壁上动脉、腹壁上静脉

腹壁上动脉来源为胸廓内动脉的终末支，胸廓内动脉即来源于锁骨下动脉。胸廓内动脉在肋弓下走行，穿过膈肌的胸肋三角，越过肋弓后面进入腹直肌与腹直肌后鞘之间，沿途发出肌支和皮支营养腹直肌以及相应部位的皮肤，在脐周与腹壁下动脉的终末支形成吻合支。腹壁上静脉及其分支与腹壁上动脉及其分支伴行，腹壁上静脉一般为 2 支。

2. 腹壁下动脉、腹壁下静脉

腹壁下动脉起源于髂外动脉，少数情况下起源于股动脉，相对于腹股沟韧带的位置，一般位于腹股沟韧带的中点，但变异较大，可以偏腹股沟韧带中点的外侧及内侧。腹壁下动脉发出后，向内上侧走行，最后进入腹直肌与腹直肌后鞘之间，分支供应腹直肌及腹直肌前鞘。腹壁下静脉与腹壁下动脉伴行，伴行静脉一般为 1~2 条。

腹壁下动静脉比较恒定，是重要的解剖标志之一，在手术解剖学上具有重要的意义，在腹股沟疝手术中，无论是前入路手术，还是后入路手术，都是指导手术层面的重要标志，但罕见的情况下也可缺如。腹壁下动脉在体表的投影为脐与腹股沟韧带中内 1/3 交界处的连线，在腹腔镜手术时是套管的穿刺部位应避开腹壁下动脉的投影。利用腹壁下动脉血供的腹直肌肌皮瓣在整形外科修复缺损中是重要的自体材料之一，也可用于腹股沟区缺损的修补，但可参考的资料和报道不多。

腹壁上静脉与腹壁下静脉的分支在脐周吻合丰富，形成脐周静脉，在肝硬化门静脉高压的情况下，脐周静脉扩张，形成脐周静脉曲张，使静脉血经腹壁上静脉回流。腹壁上动脉与腹壁下动脉的分支在脐周也形成丰富发吻合支（图 1-11），因此脐周的血供较为丰富，各种脐部的切口都不易出现缺血。

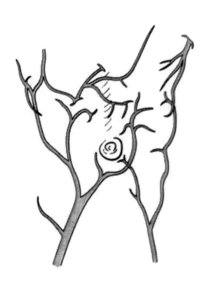

图 1-11　脐周的动脉

3. 旋髂深动脉、旋髂深静脉

旋髂深动脉起源于髂外动脉末端，斜向外上方走行，在髂前上棘内侧进入腹内斜肌与腹横肌之间的间隙，旋髂深动脉的分支与腹壁下动脉的分支广泛吻合。旋髂深静脉与旋髂深动脉伴行，在腹内斜肌与腹横肌之间的层面为 2 支，在髂前上棘附近汇合为 1 支。

4. 肋间动脉、肋下动脉与肋间静脉、肋下静脉

下 5 对肋间动脉和肋下动脉向内斜行延续至腹内斜肌与腹横肌之间，并与腰动脉、腹壁下动脉的分支吻合，肋间静脉与动脉伴行。腹前外侧上部的静脉也有部分回流至胸外侧静脉，最后经腋静脉回流。

5. 腰动脉、腰静脉

腰动脉起自腹主动脉后壁，一般为 5 对，紧贴腰椎椎体，穿腰大肌腱膜弓向外侧走行，右侧腰动脉在腔静脉后方通过。腰动脉在腰大肌的后方走行，最后进入腹内斜肌与腹横肌之间的平面，与腹壁下动脉、旋髂深动脉、肋间动脉、肋下动脉的分支吻合。腰动脉在走行过程中，分支营养肌肉和皮肤，其静脉与之伴行。

（三）腹膜外筋膜的血管

腹膜外筋膜分为深层和浅层，两层筋膜包裹着内脏和大血管，例如输精管、膀胱、主动脉等，肾前筋膜、肾后筋膜与腹膜外筋膜深层和浅层延续，两层筋膜间为肾脏及其血管和神经。在外科手术时，注意养成筋膜解剖的思维，可以避免脏器和血管的副损伤。

二、腹壁的淋巴解剖

腹壁的淋巴引流基本与血管伴行。

腹前外侧壁的淋巴引流

腹前外侧壁的淋巴引流分为浅组和深组。浅组：脐平面以上的淋巴管网汇向腋淋巴结前群，以及沿胸廓内血管旁分布的胸骨旁淋巴结，脐平面以下的淋巴管向腹股沟浅淋巴结汇集。深组：脐平面以上的淋巴引流沿腹壁上静脉上行，引流至胸骨旁淋巴结，脐平面以下的淋巴管沿腹壁下血管、旋髂深血管走行，引流至髂外淋巴结。部分腹前外侧壁与腹后壁的淋巴管沿肋间血管、腰血管走行，引流至髂外淋巴结、腰淋巴结。

第五节　腹壁神经解剖

腹壁的神经来自胸神经的前支和腰丛的分支，各神经在走行的过程中分出肌支和皮支，分布于腹壁的肌肉和皮肤，其神经分布规律具有明显的特点。

一、腹前外侧壁的神经解剖

胸壁和腹壁的躯体神经支配主要来自肋间神经（intercostal nerve）与肋下神经（subcostal nerve），肋间神经为脊神经的分支，其前支保持节段区域分布的特点，第 6~11 肋间神经（第 6~11 胸神经）、肋下神经（第 12 胸神经）和第 1 腰神经（髂腹下神经和髂腹股沟神经），为腹前外侧壁的主要神经支配。这些神经越过肋弓后面或在各肋间进入腹内斜肌与腹横肌之间，与腋中线处发出外侧皮神经，穿过腹内斜肌、腹外斜肌至皮下，在腹直肌外侧缘穿腹直肌鞘分支支配腹直肌及锥状肌，末梢继续穿腹直肌前鞘，分支至皮下，成为内侧皮支。肋间神经的节段分布特点有利于疼痛的定位诊断。第 6 肋间神经支配剑突平面，第 9 肋间神经支配脐平面以上的皮肤，第 10 肋间神经支配脐平面及脐部的皮肤，第 11 肋间神经支配脐以下的皮肤，第 12 胸神经（肋下神经）（部分与胸 1 神经重叠）支配髂嵴下臀部前面、下腹部和腹股沟区的皮肤。下位肋间神经感觉纤维支配膈肌上腹部的壁腹膜。

二、腹后壁的神经解剖

腹后壁的躯体神经支配来自第 1~5 腰神经，也有部分来自第 12 胸神经，神经的分支和分布较为复杂，但基本结构模式与肋间神经相同，在走行过程中分出外侧皮支、肌支和内侧皮支，支配腹后壁、腹股沟区（腹前外侧壁）、外生殖器、臀部和下肢。无论是腹股沟疝外科，还是腹壁外科，髂腹下神经、髂腹股沟神经、生殖股神经、股神经与股外侧皮神经都需要重点关注，并避免在手术中损伤。

（一）髂腹下神经

髂腹下神经（iliohypogastric nerve）主要来自胸 12 及腰 1 神经的前支，

穿出椎间孔后，其神经纤维在腰大肌上部外侧缘穿出，在肾的下方腰方肌表面向下行，至髂嵴前上方穿过腹横肌进入腹内斜肌与腹横肌之间的腹横肌平面，分支支配二肌，髂腹下神经在髂嵴上方分为外侧皮支和前侧皮支，外侧皮支在髂嵴的上方穿过腹内斜肌和腹外斜肌进入皮下，支配臀部外侧皮肤。髂腹下神经前侧皮支在髂前上棘内侧约 2.5~4cm 处穿出腹内斜肌，在腹内斜肌与腹外斜肌或其腱膜之间，在腹股沟韧带上方约 2.5cm 继续向前内下方走行，之后在腹股沟管皮下环上方分布于耻骨联合以上的皮肤。

（二）髂腹股沟神经

髂腹股沟神经（ilioinguinal nerve）主要来自腰 1 神经的前支，在腰大肌外侧缘髂腹下神经下方穿出，向下斜行越过腰方肌和髂肌，在髂嵴的前部穿过腹横肌，在腹横肌与腹内斜肌之间的腹横肌平面走行，在该平面内髂腹下神经的前侧皮支位于其上方，两支神经距离约为 10mm，并共同在该平面向内下方走行相当一段距离，这是神经阻滞麻醉的解剖学基础。髂腹股沟神经在髂嵴内侧穿过腹内斜肌（并不穿过内环）与精索或子宫圆韧带伴行并一起穿过腹股沟皮下环，神经分布于腹股沟管、大腿内侧皮肤、男性阴茎背部及阴囊上部皮肤及女性阴阜及大阴唇皮肤。部分人髂腹下神经与髂腹股沟神经合并为一支。

（三）生殖股神经

生殖股神经（genitofemoral nerve）来自腰 1 和腰 2 前支，穿过腰大肌，沿其前面下降，在髂总动脉的外侧、输尿管的后侧，分为股支和生殖支。股支沿髂外动脉下降，经腹股沟韧带深面，在股血管鞘内，沿股动脉外侧至股部，在腹股沟韧带稍下方，穿股鞘和和阔筋膜，成为皮神经，分布于大腿内侧和股三角的皮肤。生殖支是感觉和运动的混合神经，于髂外动脉的外侧下降，发出分支支配腰大肌，主干继续下降，在腹壁下动脉的外侧，经内环口进入腹股沟管，与精索（女性为子宫圆韧带）伴行，分布于睾丸引带、提睾肌、睾丸鞘膜、阴囊或大阴唇的皮肤。生殖支的走行路径有较大的变异，主要有三种情况：Ⅰ型生殖支跨过髂外动脉，于腹壁下动脉外侧，经深环进入腹股沟管，行于腹股沟韧带上方，为主要的类型；Ⅱ型生殖股神经行于腹股沟韧带下面，从大腿侧发出生殖支穿腹股沟韧带进入腹股沟管；Ⅲ型生殖支于腹壁下动脉外侧平均约 2.0cm 处，穿入腹横肌与腹内斜肌间行向前，在稍低水平穿腹内斜肌进入腹股沟管，并与髂腹股沟神经吻合。根据以上的生殖股神经生殖支走行情况，处理疝囊时，在精索的内侧切开提睾肌较为安全。在精索内，生殖股神经生殖支位于输精管的外侧、睾丸动脉及静脉的后方。

（四）股神经与股外侧皮神经

股外侧皮神经（lateral femoral cutaneous nerve）发自腰 2 和腰 3 神经的背支，并穿出腰大肌外侧部，横过髂肌斜至髂前上棘，在髂窝支配腹膜腔。右侧神经穿后外侧至髋臼，被髂筋膜与腹膜分开。左侧支至髂前上棘，于髂前上棘内侧穿腹股沟韧带的外侧深面，平均离髂前上棘 1.9cm，继经缝匠肌的深面，分布于股外侧部及臀外侧下部的一小部分皮肤。这根神经在腹股沟疝的腹腔镜无张力修补术中具有重要的意义，手术中损伤可以导致术后的顽固性疼痛。股神经（femoral nerve）发自腰 2 至腰 4 腹侧支的后股，是腰丛的最大分支，下行穿过腰大肌，在该肌的外侧缘穿出，在髂凹内行走于腰大肌与髂腰肌之间，发出肌支至该两肌，通过腹股沟韧带后和股鞘的外侧进入股部，到大腿后分为下列各终支并支配其分布区的肌肉及皮肤。

髂腹下神经、髂腹股沟神经、生殖股神经、股神经与股外侧皮神经与慢性腹壁来源的疼痛有关，有时也是手术后腹壁疼痛的根源之一。其他的如肋间神经受到损伤或压迫，也可能出现慢性疼痛，应注意与腹腔内脏器疾病引起的腹痛鉴别。

第六节　脏层筋膜、壁层筋膜、腹膜前间隙、腹膜后间隙与后腹膜

腹壁主要由肌肉层和筋膜层，以及它们之间的间隙组成，这些解剖结构在不同学科中的定义和理解存在差异，命名也不统一，导致出现概念性紊乱，因此在理解腹壁的筋膜和间隙时，应首先厘清其解剖学上的定义。

一、脏层筋膜与壁层筋膜

在壁层腹膜与腹横筋膜之间的间隙为脂肪组织所填充，外科习惯称为腹膜外脂肪，解剖学上称为腹膜外脂肪或腹膜下筋膜，这层筋膜向后延伸，与肾前筋膜、肾后筋膜延续。腹膜外筋膜分为两层，靠近体表的这一层为腹膜外筋膜浅层，与肾后筋膜相延续，其深层为腹膜外筋膜深层，与肾前筋膜相延续，由于这两层筋膜包绕内脏组织，因此肾前筋膜、肾后筋膜与肾脏的解剖结构模式是典型的筋膜与内脏的结构模式。

（一）脏层筋膜

腹部的所有脏器（包括大血管，如主动脉等）都位于类似肾前筋膜、肾后筋膜的两层之间，这种包裹脏器的筋膜称为脏层筋膜，只是由于胚胎发育过程中，由于脏器的移位、扭曲和筋膜的融合等，使其前后的筋膜变得不典型、不直观，失去了肾前筋膜与肾后筋膜的典型结构。脏层筋膜包括：腹膜外筋膜，在腹股沟区包绕输精管；在盆腔，髂血管、膀胱、输尿管前后的筋膜也为脏层筋膜；包绕直肠的脂肪组织为脏层筋膜[2]，即直肠系膜；盆腔的骶骨前脏层筋膜的两层间为双侧腹下神经，因此保持筋膜的完整性是手术中神经保护的关键，也是目前胃肠肿瘤根治术中的关键解剖要点之一。

（二）壁层筋膜

脏层筋膜的浅面（解剖学上靠近体表为浅面）对应的腹横筋膜被称为壁层筋膜，即腹横肌的深层深筋膜。腹壁有的部位缺乏腹横肌的覆盖，但腹横肌的深筋膜延伸下来，例如腹股沟区，此时的壁层筋膜包括腹横肌前后两层的深筋膜，也是腹股沟区腹横筋膜增厚的原因。在盆腔的筋膜中，为覆盖盆膈、梨状肌或闭孔肌的筋膜，因此这个部位的壁层筋膜也称为盆腔内筋膜或骨盆内筋膜。

（三）不同的筋膜定义

由于盆腔的脏层筋膜与壁层筋膜之间难以实际分离，而脏层筋膜腹下神经前面的筋膜（盆腔中心侧）容易分离，因此有的学者将脏层筋膜与壁层筋膜视为一种结构，容易被分离出来的筋膜称为腹下神经前筋膜或骶前筋膜前叶[3]，实际为脏层筋膜，而脏层筋膜的另一层与壁层筋膜称为骶前筋膜后叶。这种将壁层筋膜与脏层筋膜看作一个解剖结构单位并分为两层的解剖视角，与腹股沟外科习惯将腹股沟区的腹横筋膜与腹膜外筋膜看作一个解剖结构单位，也称为腹横筋膜，并看作两层的思维相同。直肠癌全系膜切除术即在直肠系膜的脏层筋膜与髂血管、输尿管等的脏层筋膜间进行游离，但在盆底，切断骶前筋膜后，进入直肠系膜与壁层筋膜之间的间隙。

二、腹膜前间隙、腹膜后间隙与后腹膜

壁层腹膜与腹横筋膜之间的间隙为腹膜前间隙，这个间隙内为腹膜外筋膜（脏层筋膜），腹膜外间隙的概念是在忽略腹膜外筋膜作为筋膜结构的前提下，将其作为单纯的脂肪填充而定义。腹膜外间隙向后延伸，位于腹后壁的腹膜与壁层筋膜之间相应间隙称为腹膜后间隙，临床习惯称为后腹膜（retroperitoneum），将腹膜后间隙的组织或脏器称为后腹膜组织或后腹膜脏器，这些脏器也位于脏层筋膜之间，如肾脏的肾前筋膜与肾后筋膜，发生在这个部位的肿瘤称为后腹膜肿瘤。

筋膜解剖在腹股沟疝外科和大肠癌根治术中具有重要的意义，在腹壁外科中更加关注肌肉、腱膜的解剖关系或肌皮瓣的相关解剖问题，但理解筋膜解剖可以更深入地理解腹壁解剖的本质问题。

小 结

解剖学在腹壁外科具有重要的基础意义，本章从局部角度对腹壁解剖进行回顾，以熟悉腹壁解剖的相关问题。对于腹壁外科来说，原发性腹壁疝常从肌肉和腱膜的间隙疝出，因此熟悉腹壁肌肉和腱膜的解剖有重要的意义，腹壁切口疝与腹壁肌肉腱膜层的解剖也有密切的关系；腹壁的神经与一部分腹壁来源或神经来源的腹痛有关，熟悉这些神经的解剖在腹壁外科的诊断与鉴别诊断上有重要的意义；腹壁的血管解剖与腹壁缺失的皮瓣修补术有关，对深入理解腹壁各解剖成分实际层面有重要的意义（后面的章节予以论述）。

（李　亮，刘　铮，洪楚原）

参考文献

[1] Fan C, Fede C, Gaudreault N, et al. Anatomical and functional relationships between external abdominal oblique muscle and posterior layer of thoracolumbar fascia [J]. Clin Anat, 2018, 31(7):1092–1098.

[2] 林谋斌, 张忠涛. 基于现代精细解剖的腹盆腔外科指导: 膜解剖的求源与思辨 [M]. 北京: 人民卫生出版社, 2019: 63.

[3] 池畔. 基于膜解剖的腹腔镜与机器人结直肠肿瘤手术学 [M]. 北京: 人民卫生出版社, 2019: 11–29.

第 2 章 腹壁的运动与腹膜腔（腹腔）的生理

腹壁的运动包括腹壁肌肉收缩引起躯体的机械运动和腹壁肌肉在呼吸中的运动。腹膜为腹壁的最内层，也有重要的功能，与腹壁外科有密切的关系，主要体现在肝硬化腹水、腹壁疝的治疗上。

第一节　腹壁的运动

由于腹部和脊柱的存在使机体的运动成为一个整体，腹壁参与也是机体整体运动的重要组成部分，同时在生理活动中也发挥重要的作用，但腹壁的功能往往被忽略，尤其是腹壁肌在呼吸功能上的作用。

腹壁肌肉的作用

人体的肌肉骨骼是一个整体，运动是各种肌肉成分整体协调的结果，腹前外侧壁的肌肉与脊柱的运动关系密切，而腹后壁的肌肉与上肢及下肢关系密切，均在机体的整体运动上发挥作用。

（一）腹前外侧壁肌肉的运动作用

腹前外侧壁肌肉运动的本质是以脊柱为核心的运动，而并非单纯的腹壁运动，各肌肉成分的具体作用如下 [1]。

腹外斜肌：维持腹部形态，增加腹内压，抵抗重力，躯体侧屈。

腹内斜肌：维持腹部形态，增加腹内压，抵抗重力，躯体侧屈。

腹横肌：维持腹部形态，增加腹内压。

腹直肌：维持腹部形态，躯体屈曲。

1. 腹直肌腱划的作用

腹壁的形态主要由胸廓的肋骨、肋软骨的整体形态和骨盆决定，腹后壁有脊柱作为支撑，这些骨性结构也发挥赋形的作用，但腹壁的扁肌和腹直肌也有维持腹壁形态的作用，这些作为软组织的肌肉维持腹部形态作用还与腹直肌的特殊构造有关。鱼类的肌肉仍保持典型的肌节结构，每个肌节对应脊柱的一个椎体，肌节之间有纤维组织分隔，这种肌肉构造有利于肌肉与脊柱的高效配合，完成左右摆动，从而在水中活动。人类腹直肌腱划为肌节发育的残留，腱划的存在使腹直肌在收缩的情况下，每一段都可以收缩，与鱼类的肌节功能类似。人类的腹直肌有 3~5 个腱划，将腹直肌分为 4~6 段，健美者腹壁的扁肌也有一定的肌节形态（图 2-1）。

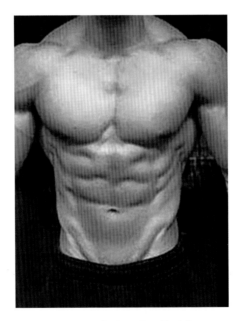

图 2-1　腹壁肌的肌节形态

（1）腹直肌腱划在维持腹部的形态和运动中的作用

腹直肌腱划的存在，使腹直肌的收缩分成了几个阶段，每个阶段的收缩使腹直肌的整体外形变化不大。腹直肌收缩的同时，腹外斜肌、腹内斜肌对其进行适当牵拉，形成协调的功能整体，使腹直肌收缩时，腹壁肌肉的整体处于弯曲的状态，从而基本保持了腹部的外形（图 2-2）。如果腹直肌没有腱划，只是单一的一块肌肉，将类似上肢或下肢的肌肉，收缩时腹直肌的肌腹收缩明显，肌肉整体上形成直线的状态，不利于保持肌肉的外形，同时强大的腹直肌与腹外斜肌、腹内斜肌形成明显的对抗牵拉，腹壁肌在功能上不协调，容易出现肌肉筋膜的慢性损伤。因此，由腱划、白线以及其他筋膜组成的筋膜系统（目前无统一的名称，暂且称为筋膜系统）（图2-3）在维持腹壁的形态，以及在这个形态的基础上发挥其功能作用非常重要，可以认为这个筋膜系统为腹前外侧壁的支架。

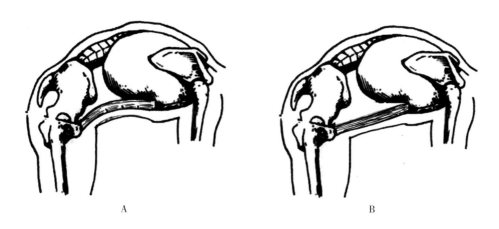

图 2-2　弯腰状态下，A 图为有腱划的腹直肌，腹直肌收缩时可保持腹部外形；B 图为假设无腱划存在，腹直肌收缩时呈直线状态，无法保持腹部外形

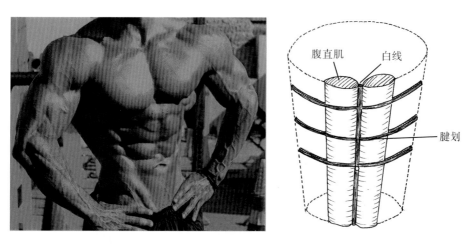

图 2-3　由白线、腹直肌腱划及腹壁扁肌（进化残留）的肌节间筋膜组成的腹壁筋膜系统在维持腹壁的形态和功能上发挥重要的支架作用

（2）腹直肌腱划不影响腹直肌的血供

腹直肌的腱划只存在于腹直肌全层的前面部分，腹直肌后壁无腱划并且不与腹直肌后鞘愈着，可以有利于腹壁上动脉、腹壁上静脉和腹壁下动脉、腹壁下静脉等血管通过，避免由于腱划的存在而影响血管的通过或对血管形成压榨作用，有利于腹直肌维持血供[2]，同时也有利于腹横肌发挥其呼吸运动的作用。

2.腹外斜肌与腹内斜肌复合体

在腹直肌的同一侧，腹外斜肌、腹内斜肌与腹横肌同时牵拉腹直肌及腹白线，将导致腹壁肌肉力量的不平衡而易于裂开，但实际上腹白线裂开并不常见。在腹前外侧壁的一侧，腹外斜肌与腹内斜肌的肌肉纤维走向相反，但一侧的腹外斜肌与另一侧的腹内斜肌的肌肉纤维走向相同，腹外斜肌与对侧腹内斜肌共同发挥作用，也称为腹外斜肌、腹内斜肌复合体[3]。腹壁斜肌的纤维共同形成腹直肌前鞘和腹白线，组成一个协调的功能整体，当出现腹壁中线切口疝时，腹壁肌群的整体性被破坏，导致腹壁功能出现障碍[4]，包括腹壁扁肌和腹直肌的功能均出现异常，但腹直肌的组织学改变并不明显，说明腹白线在腹壁功能上的重要性。由于腹直肌腱划和白线将腹直肌、腹外斜肌、腹内斜肌联系起来（图2-4），成为一个功能整体，更多发挥机体运动的作用，而腹横肌相对于其他腹壁肌，在解剖上筋膜性的联系不太明显，更多地发挥呼吸运动的作用。

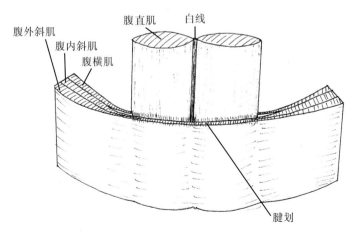

图2-4　由腹直肌腱划、白线将腹直肌、腹外斜肌、腹内斜肌联系起来，成为一个功能复合体

因此，腹壁各种肌肉成分在运动上具有较为复杂的协同关系，这种运动协调关系是整体性的，在这种关系下，腹部的解剖也是整体性的，不要单独割裂地看待每一块肌肉。

（二）腹后壁肌肉的运动作用

腹壁的扁肌也部分参与腹后壁肌肉的组成，腹后壁的肌肉分为 4 层：第一层为背阔肌和腹外斜肌，第二层为下后锯肌和腹内斜肌，第三层为竖脊肌和腹横肌，第四层为腰大肌和腰方肌。这些肌肉与脊柱、胸廓和上肢下肢相连接，在神经系统的整体协调下，维持脊柱的稳定性[5]，共同参与躯干的扭转与倾斜的整体运动作用。

（三）腹壁肌的呼吸功能

腹壁肌在呼吸运动中发挥着重要的作用，动态磁共振（MR）检查发现在呼吸运动中腹壁肌的增厚明显而腹直肌无明显变化[6]，提示腹壁扁肌在呼吸运动中的重要作用。腹外斜肌、腹内斜肌复合体与腹横肌的活动并非完全同步，研究表面腹横肌在腹壁的收缩中明显早于其他肌肉[7]，说明腹横肌与腹外斜肌、腹内斜肌功能的相对独立性。腹外斜肌与腹内斜肌主要的作用是维持腹壁的张力，腹横肌与膈肌的边缘相互交叉，在呼吸运动中，膈肌的收缩可以扩大胸腔，起到吸气的作用，而腹横肌的收缩即起到呼气的作用，两者互为拮抗肌，腹壁肌与膈肌相互配合完成呼吸运动。在需要增加腹内压的情况下，以及在排空结肠内容物的情况下，除腹肌的收缩外，盆底肌的收缩也发挥着一定的作用。

（四）维持腹壁的顺应性

腹壁的顺应性是指腹壁随着腹腔内压力的增加，维持腹腔内压力相对稳定的能力。研究表明腹内压在腹股沟区到上腰三角的区域腹壁扁肌张力强烈相关[8]，提示腹壁扁肌是维持腹内压重要的解剖成分。腹内压或腹壁顺应性在呼吸运动上也有重要的意义，当腹内压升高超过代偿能力时，将明显影响到呼吸运动。目前关于腹壁顺应性的研究相当欠缺，还存在很多未知的细节，需要继续深入研究。

（五）维持脊柱的稳定

腹壁肌与腰背部肌肉共同作用，维持脊柱的稳定。当出现腹壁切口疝时，维持脊柱稳定的力量出现失衡，可形成脊柱的慢性病变，出现慢性腰痛。慢性腰痛也可影响到腹壁肌，研究表明慢性腰痛患者呼吸时腹壁肌的厚度变化较小[9]，从而加重了脊柱的不稳定性。

腹壁肌肉的运动是机体整体协调运动的一部分，某一肌肉在某一功能上起主要作用，但并非孤立地发挥作用，需要其他肌肉和组织的整体协调才能完成某一运动。腹壁肌肉运动的失调主要与解剖因素有关，可对呼吸运动和脊柱的稳定性产生影响。

第二节　腹膜腔或腹腔生理

腹膜（peritoneum）是覆盖在腹腔和盆腔内面及脏器表面的浆膜，由间皮细胞和少量的结缔组织构成，根据覆盖组织器官的不同分为壁层腹膜（parietal peritoneum）和脏层腹膜（visceral peritoneum）。壁层腹膜覆盖在腹腔、盆腔壁的内面，脏层腹膜覆盖在腹腔、盆腔脏器的表面，壁层腹膜和脏层腹膜相互移行，由其构成的不规则间隙称为腹膜腔（peritoneal cavity）。腹膜腔在男性为密闭的，在女性经输卵管、子宫和阴道与外界相通。腹膜腔与临床上常提到的腹腔是不同的概念，但在临床上并不严格区分腹腔与腹膜腔的概念，腹腔是指膈以下、盆膈以上、腹前壁和腹后壁之间的腔。从腹膜腔的角度看，腹膜具有吸收和免疫屏障的功能，从腹腔的角度看，腹腔的容积与压力之间的关系对生理影响较大。

一、腹膜的吸收功能

正常的腹膜腔含有少量浆液，起到润滑作用，有利于减少脏器间的摩擦，浆液中含有大量巨噬细胞，具有免疫的作用。正常情况下腹膜的分泌与吸收处于平衡状态，当腹膜的分泌量超过吸收量时，如炎症时，即产生腹水。肝硬化情况下，腹水的产生主要以淋巴的形式从肝脏表面渗出，胃肠道也是较为重要的腹水产生部位[10]，同样肝硬化腹水的吸收也是淋巴管的回吸收形式，淋巴管分布密集的部位为肠系膜和后腹膜，因此腹水的吸收部位主要为肠系膜和后腹膜，沿髂动脉、主动脉等大血管旁的淋巴途径收集，逐渐汇集到胸导管并回流至血液循环。可见正常情况下的腹膜浆液与肝硬化腹水在性质上存在本质上的不同，不能将两者等同看待。

（一）腹水的淋巴途径吸收

腹膜毛细淋巴管开口于腹膜淋巴孔，腹膜淋巴孔与腹膜下小管相连，在腹膜淋巴孔与淋巴窦之间有一层薄的结缔组织，与腹膜间皮细胞和淋巴窦内皮细胞共同组成淋巴引流单位。腹膜淋巴孔、腹膜下小管、淋巴引流单位、淋巴窦形成了腹腔到淋巴系统的吸收通道，在腹水的吸收中发挥重要的作用，主动吸收液体、颗粒、细胞和微生物。通过腹膜吸收的腹水进入后腹膜或腹前外侧壁的淋巴网络，最终进入血液循环。在腹膜淋巴孔周围分布静止型的巨噬细胞，形成乳斑，发挥免疫功能，乳斑也是腹膜转移癌进入并定植在腹膜的部位。腹膜淋巴孔在腹膜腔内的分布并不均匀，在膈肌密度最高，腹前壁密度最低[11]，因此腹前外侧壁的壁层腹膜吸收比例较低。

（二）腹膜小血管的作用

壁层腹膜直径 5~6μm 的毛细血管和直径 7~20μm 的毛细血管后静脉具有血管交换的作用，可以交换尿素、肌酐、葡萄糖等物质，而脏层腹膜毛细血管及毛细血管后静脉并不具备这个功能，这一特点是腹膜透析的生理基础。

（三）腹膜吸收功能对腹壁切口疝修补的影响

在腹壁切口疝行腹腔内修补时，疝修补网片覆盖腹膜是否对腹水的吸收产生具有临床意义的影响尚存在争议。从肝硬化腹水产生和吸收的角度来看，不影响腹水产生和吸收的主要部位，整体影响小，但具体的影响难以量化，也缺乏研究的支持。为避免疝修补网片覆盖腹膜对腹膜吸收能力的影响，有的学者主张游离腹膜前间隙，将疝修补网片放置在腹膜前间隙，但游离腹膜前间隙后也切断了腹壁的淋巴管，也存在影响腹水吸收的问题，理论分析上并不比腹腔内修补对腹水的影响小。由于腹前壁壁层腹膜的毛细血管具有血管内外的物质交换作用，因此腹壁切口疝的手术对腹膜透析有较大的影响。

二、腹腔内压力

腹腔内压力（intra-abdominal pressure，IAP）是腹腔重要的生理参数之一，正常的腹腔内压力一般在 0~5mmHg 之间，但个体差异较大，肥胖者腹内压相对较高，正常安静状态下腹腔的压力可接近 0，咳嗽、排便等生理情况下可有一定程度的增高。腹壁肌肉完全放松，仰卧位下呼气时，平均动脉压(mean arterial pressure, MAP)减去 IAP，可以计算腹部灌注压(abdominal perfusion pressure，APP)，APP 的正常值大于 50~60mmHg。

（一）腹腔高压的分级

当 IAP 上升到一定程度，对人体各脏器会产生不利影响，此时称为腹腔高压症（intra-abdominal hypertension，IAH），国际上统一认定 IAP 持续维持在 12mmHg 以上即可定义为 IAH，根据 IAP 值将腹腔高压分为 4 级：

Ⅰ级：12~15mmHg

Ⅱ级：16~20mmHg

Ⅲ级：21~25mmHg

Ⅳ级：>25mmHg。

（二）腹腔筋膜室综合征

腹腔间隔室综合征（abdominal compartment syndrome，ACS），又称腹腔间隔室综合征，其定义为：IAP 持续高于 20 mmHg，伴或不伴 APP < 60mmHg，同时出现新的器官功能障碍或衰竭。IAH 是一个严重的病理状态，如不及时处理，可快速导致多器官功能衰竭，死亡率很高，Ⅲ级被认定为腹腔筋膜室综合征，Ⅳ级可出现各系统或脏器功能障碍，死亡风险大大增加，需要及时处理。

（三）腹腔压力的测量

临床上常经导尿管测量膀胱压力，即经尿道膀胱导管法，测量方法：患者平卧位，确认导尿管通畅，然后排空膀胱，再向膀胱内注入 25mL 生理盐水，测量尺子的 0 刻度处于腋中线水平，并在吸气末读数，所得读数为厘米水柱高度（cmH$_2$O），然后按 1mmHg=1.36cmH$_2$O 换算即可得到腹内压的数值。在测量时注意并避免抬高床头[12]，特别是肥胖患者，可能对腹内压产生影响。

三、腹腔或腹膜生理在腹壁外科中的意义

腹腔内高压是巨大腹壁切口疝手术后可能出现的病理生理问题，在腹部重症等情况下也可能出现，对呼吸和循环可产生严重的影响，处理不及时可能导致肾功能衰竭、呼吸功能衰竭或循环障碍等多器官功能衰竭，甚至产生致死性后果，因此在腹壁外科中应重视腹腔内压力的问题。腹膜与腹水的问题，有时也是腹壁外科有争议的问题，尤其是在肝硬化腹水情况下的腹壁切口疝手术方案的制订时，目前的依据多基于个案分析，缺乏大规模的研究。

（李　亮，邹湘才，江燕飞）

参考文献

[1] Susan Standring. 格氏解剖学（第 41 版）——临床实践的解剖学基础 [M]. 丁自海，刘树伟主译 . 济南：山东科学技术出版社，2017：1069–1082.

[2] Broyles JM, Schuenke MD, Patel SR, et al. Defining the Anatomy of the Tendinous Intersections of the Rectus Abdominis Muscle and Their Clinical Implications in Functional Muscle Neurotization [J]. Ann Plast Surg, 2018, 80(1):50–53.

[3] Thomas W. Myers. 解剖列车——徒手与动作治疗的筋膜经线（第 3 版）[M]. 关玲，周维金，翁长水主译 . 北京：北京科学技术出版社，2016：151.

[4] Jensen KK, Oma E, Kjaer M, et al. Histology and Function of the Rectus Abdominis Muscle in Patients With Incisional Hernia [J]. J Surg Res, 2020, 253:245–251.

[5] Pierre Rabischong. 运动功能的理解性解剖 [M]. 凌锋，鲍遇海主译 . 北京：北京大学医学出版社，2016：26–56.

[6] Jourdan A, Rapacchi S, Guye M, et al. Dynamic-MRI quantification of abdominal wall motion and deformation during breathing and muscular contraction [J]. Comput Methods Programs Biomed, 2022, 217:106667.

[7] Morito T, Akuzawa H, Okubo Y, et al. Comparison of abdominal muscle activity with various verbal instructions and onset activity analysis during draw-in maneuver [J]. J

Exerc Rehabil, 2022, 18(4):264–271.

[8] Novak J, Jacisko J, Busch A, et al. Intra-abdominal pressure correlates with abdominal wall tension during clinical evaluation tests [J]. Clin Biomech (Bristol, Avon), 2021, 88:105426.

[9] Rasouli O, Shanbehzadeh S, Arab AM, et al. The Effect of Respiratory Phase on Abdominal Muscle Activity During Stable and Unstable Sitting Positions in Individuals With and Without Chronic Low Back Pain [J]. J Manipulative Physiol Ther, 2020, 43(3):225–233.

[10] Eugene R. Schiff, Willis C. Maddrey, K. Rajender Reddy. SCHIFF 肝病学（原著第 12 版）[M]. 任红主译. 北京：中国科学技术出版社，2021：299–317.

[11] 李雁等. 腹膜肿瘤学理论与实践 [M]. 北京：科学技术文献出版社，2021：31–43.

[12] Crumley C. Intra-Abdominal Pressure Measurement Devices: A Technologic Analysis[J]. J Wound Ostomy Continence Nurs, 2022, 49(3):220–225.

第 3 章　腹壁外科常用修复材料

在疝和腹壁外科中，经常需要疝修补网片及其他材料进行修补，目前使用的材料主要包括人工合成的疝修补网片、脱细胞真皮支架补片、缝合材料、固定器，等等。关于疝修补网片的相关知识，本专著的姊妹专著《实用腹股沟疝外科学（第 3 版）》（李亮、谢肖俊主编）有较为详细的介绍，因此本章主要对腹壁外科相关的疝外科材料进行简要介绍。

第一节　材料学的基本概念

医用生物材料学是生物材料科学的一个研究领域，其概念与临床实际工作习惯性对材料的称呼存在一定的差距，了解一些定义非常有必要，可以更准确地了解疝和腹壁外科植入材料的相关问题。

一、生物医用材料

生物医用材料（biomedical materials）是用于医用装置并与生物系统相互作用的非生命材料。疝和腹壁外科用于手术的合成疝修补网片，即属于生物医用材料。

二、脱细胞支架材料

脱细胞支架材料（decellularized scaffold materials）或称脱细胞组织支架材料，习惯称为"生物补片"，由经化学和物理的方法去除异体或异种组织中的细胞，形成无免疫原性或低免疫原性的材料构建的，具有三维框架结构的组织工程支架。

三、交联

交联（cross link）是指线型或轻度支链型高分子链间以共价键连接成网状或体型高分子（许多重复单元以共价键连接而成的网状结构高分子化合物，这种网状结构一般都是立体的，称为体型高分子）的过程。脱细胞支架补片经过交联后变得坚硬，同时也会挛缩，可增加其坚固性，但改变了支架的分子结构，可能产生不利于细胞迁入、影响再生的结果。

四、重量型网片、轻量型网片、大网孔网片、小网孔网片

各种网片的差别是由于材质和制作形式的不同，临床上常分为：轻量型与重量型网片，大网孔与小网孔网片。所谓轻量型网片是指网片质量轻，每平方米在30g左右，高于30g即为重量型网片。大网孔网片是指网孔大于75μm，小网孔网片是指网片至少一个面的网孔在10μm以下，一般无中等网孔网片的提法。

第二节　疝修补网（补）片

疝修补网片的设计主要是根据腹壁的最大强度为参考，腹壁最大的生理强度为16N/cm，目前所使用的疝修补网片均可满足要求，但不同生物医用材料网片有不同的特性。由于腹股沟疝范围局限，修补面积小，并且位于下腹部，对腹部的运动影响不大，而腹壁切口疝，特别是巨大的腹壁疝，疝修补网片对腹壁的运动影响大，影响到腹部的旋转、屈曲等运动，从而可能出现不同程度的不适，因此对于腹壁外科，疝修补网片的选择及使用需要有更多的考虑。

一、合成生物医用材料——疝修补网片

从材料成分是否可被分解和吸收，合成疝修补网片可分为不可吸收、部分可吸收、完全可吸收三类。不可吸收的材料主要为聚丙烯、聚酯、聚四氟乙烯、聚偏四氟乙烯等。可吸收的材料主要为聚乙酸和多聚糖类。不可吸收材料可以诱导纤维化和瘢痕形成，对薄弱的区域起到支撑作用，从

而达到修补的目的；但也可能出现手术后慢性疼痛、网片移位、网片皱缩等问题，从而影响腹壁功能。

（一）影响疝修补网片功能的主要因素

疝修补网片在体内的纤维化方式是对腹壁功能影响的重要因素，与炎症反应的强度有关，炎症反应强的患者网片皱缩率高[1]，也与 I 型胶原纤维与 III 型胶原的比例有关，I 型胶原纤维比例高者网片皱缩率高[1]。由于炎症反应和胶原纤维的含量实际是瘢痕化的结果，控制瘢痕形成的方式，可以有效地控制疝修补网片的修补效果，有的网片具有金属材料的涂层，可有效减轻炎症反应。动物实验表明，钒涂层的疝修补网片具有较低的皱缩率[2]。网孔的大小也是影响皱缩重要的影响因素之一，是目前控制瘢痕化的重要方法之一，体现在以下方面（图 3-1）。

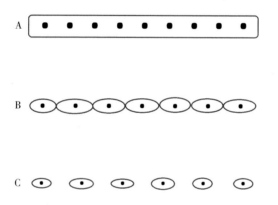

图 3-1　疝修补网片网孔对纤维化结局的影响：图中黑点表示疝修补网片的网丝，红色线条表示纤维化组织，可见 A 图小网孔重量型疝修补网片纤维化的结果是纤维组织包裹网片，纤维组织的收缩将导致网片明显皱缩，整体上组织坚硬，舒适性差；B 纤维组织包裹疝修补网片的网丝，但纤维组织仍连接成一个整体，纤维组织仍然可以收缩，也易导致疝修补网片皱缩，整体上组织仍较坚硬，舒适性也较差；C 大网孔轻量型疝修补网片中，纤维组织包裹网丝，但不形成连续的纤维组织，网片皱缩度最小，组织质地较柔软，舒适性较好

·疝修补网孔过小，成纤维细胞无法迁入，疝修补网片纤维化的结果是纤维组织包绕整个网片，形成坚厚的纤维组织。

·较大网孔的疝修补网片，纤维组织可以迁入，围绕疝修补网片的网丝纤维化，但如果网孔没有足够大，纤维化的组织可以连接起来，将网孔完全填充，也形成了连续的纤维化组织，但与小网孔不同，这种纤维化与疝修补网片交织在一起，质地相对柔软，但交织在一起的纤维化仍容易引起疝修补网片皱缩。

· 足够大的网孔，可避免纤维化的组织连接成片，纤维化的组织只包绕网丝，最终的纤维化组织质地最柔软，疝修补网片皱缩度最小，对腹壁功能影响最小。

最初的小网孔疝修补网片设计的目的是抵御腹腔的压力，后来发现这种设计对多数患者属于考虑过度，大网孔的疝修补网片也可以满足要求。同时，疝修补网片的质量也影响到腹壁的功能，因此轻量化的材料较为理想。综上所述，在目前条件下，理想的疝修补网片为大网孔轻量网片。术中充分展平疝修补网片也是预防皱缩的方法之一，但由于大网孔轻量疝修补网片质地柔软，在手术操作上疝修补网片的放置和展平较为困难，因此往往将大网孔轻量网片与可吸收材料形成复合材料网片（图 3-2），以方便手术操作。可吸收部分材料完全吸收后，可以达到大网孔轻量疝修补网片相同的作用。

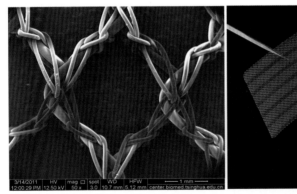
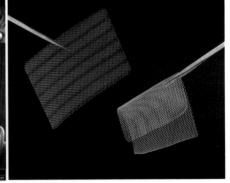

混合编制疝修补网片的放大效果　　　　吸收前后的疝修补网片

图 3-2　可吸收材料与非可吸收材料混合编制的疝修补网片。本图片由北京天助畅运医疗技术有限公司公司提供

（二）常见的合成疝修补网片

目前常见的疝修补网片均可以满足腹壁疝修补的需要，但都并非完美。有的疝修补网片可以制成特定的形状，以满足造口旁疝、食管裂孔疝等手

术的需要。在使用前需要熟悉产品的特点，根据手术的需要选择不同规格的疝修补网片。需要注意：非"防粘连"疝修补网片，不能植入腹腔内，否则将出现空腔脏器被侵蚀等严重并发症。虽然合成疝修补网片有效减少了腹外疝手术后的复发率，但随着疝修补网片的大量应用，感染和术后慢性疼痛等并发症的发生率也在增加[3]。

（三）完全吸收的合成疝修补网片

由于完全可吸收的疝修补网片被吸收后作用消失，因此一般不用于腹壁疝的修补，临床上一般用于腹部感染创面，以暂时关闭腹腔，也有学者用于急诊手术，或预防造口旁疝的发生[4]。采用聚 4- 羟基丁酸盐（poly-4-hydroxybutyrate）制成的缓慢吸收的可吸收疝修补网片，对择期的腹壁疝进行修补，这种疝修补网片在 12~18 个月后被完全吸收，但在复发率等指标上显示出很好的修复效果[5]，但目前无广泛应用，其实际效果仍需临床实践去检验。

二、防粘连疝修补网片

防粘连疝修补网片可以植入腹腔，而不会对腹腔脏器产生侵蚀作用。防粘连疝修补网片主要有三种：一种利用光滑的表面防止组织长入，例如聚四氟乙烯疝修补网片，这种类型的疝修补网片无法与组织融合，在临床上已经不再应用；另一种利用可吸收材料将合成疝修补网片与腹腔脏器隔离，当可吸收材料被吸收后，合成疝修补网片被自体组织覆盖，这个过程被称为腹膜化，从而达到隔离腹腔脏器的作用（图 3-3），这种可吸收材料与不可吸收材料制成的疝修补网片为复合型疝修补网片（图 3-4 和图 3-5）；第三种防粘连网片采用防粘连材料制成，目前在临床上主要有聚偏四氟乙烯和钛涂层的疝修补网片，也可防止对腹腔脏器的侵蚀。虽然目前已知防粘连疝修补网片的大概原理，但对其原理的细节仍然不清楚。防粘连疝修补网片是这类网片的习惯性名称，不同供应商提供的产品有不同的注册名称，例如：组织隔离型疝补片，生物可吸收性涂层疝补片，等等。由于防粘连疝修补网片名称的误导，容易让人误解为疝修补网片部位不产生粘连，实际上手术后疝修补网片部位均有不同程度的粘连存在，但一般容易分离。

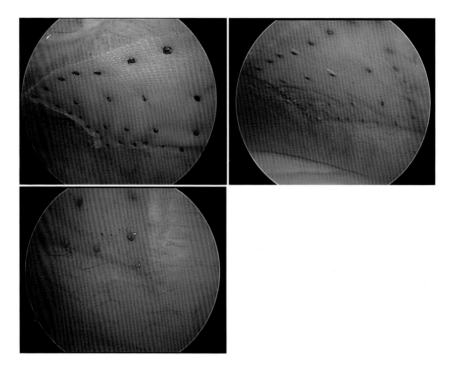

图 3-3　4周后可吸收层被自体组织取代。本图片由巴德公司提供

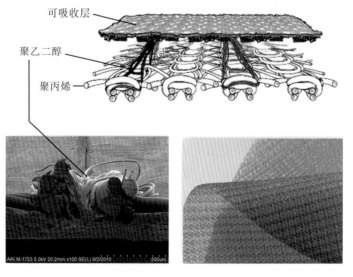

图 3-4　生物可吸收性涂层疝修补网片，可吸收层由透明质酸钠（HA）、羧甲基纤维素（CMC）和聚乙二醇（PEG）组成；不可吸收层为聚丙烯材质。其中聚乙二醇起到连接可吸收层与聚丙烯层的作用。右图紫色部分为聚乙二醇。本图片由巴德公司提供

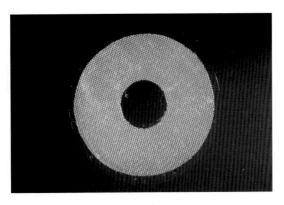

图 3-5　该防粘连疝修补网片的可吸收层为猪胶原、聚乙二醇和聚丙三醇组成，不可吸收层为聚酯材料。本图片由美敦力公司提供

三、脱细胞支架补片（生物补片）

　　脱细胞支架补片在临床上常称为生物补片，来源于人尸体或动物的组织，例如心包、真皮、黏膜下层等，经过各种物理或化学的方法去除组织的细胞，留下细胞外基质，是一种再生医学支架。由于脱细胞支架补片的意义在于再生医学，因此需要将补片放置于血供丰富的组织表面，要求至少补片的一面与血供丰富的组织接触，以有利于干细胞的迁入，例如放置于腹壁肌肉的表面。由于腹膜属于非血供丰富组织，因此脱细胞支架补片不能放置于腹膜表面，否则脱细胞支架补片将被逐渐分解吸收。目前临床使用的脱细胞支架补片种类繁多，与合成疝修补网片相比，脱细胞支架补片可用于污染的创面，其再生医学作用与材料来源、制作工艺、是否交联、交联的程度等因素有关，例如再血管化和组织重塑，有的学者将脱细胞支架与合成材料制成复合型疝补片，取得比单纯脱细胞支架更好的疗效[6]。由于交联后的脱细胞支架补片再生作用减弱，而脱细胞支架补片主要是发挥其再生医学作用，笔者建议使用非交联的脱细胞支架补片，但有的开发商宣称其交联的程度受到控制，可以加强脱细胞支架的物理性能，又不影响其再生医学作用，因此应该批判地看待这个问题。由于脱细胞支架补片目前临床应用时间不长，还需要更多的研究和临床实践去检验其疗效。

四、合成细胞支架补片

　　随着生产工艺的发展，目前可以通过合成的方法合成具有再生支架作用材料作为疝补片（图 3-6），通过静电纺织技术将可吸收材料纤维蛋白原和 L- 丙交酯、己内酯的共聚物（poly L-Lactide-co- ε -Caprolactone，PLCL）制作成类似于脱细胞基质材料的仿生人体细胞外基质修补材料。这种新型材料的优点为[7]：具有脱细胞基质材料的优点；生产成本更低；弥补了自然源生物材料脱细胞不彻底、DNA 片段残留诱发炎症反应的问题。由于以上特点，这种疝修补网片又被称为合成生物补片，具有生产材料的优势，在未来或将成为新型补片的发展方向之一。

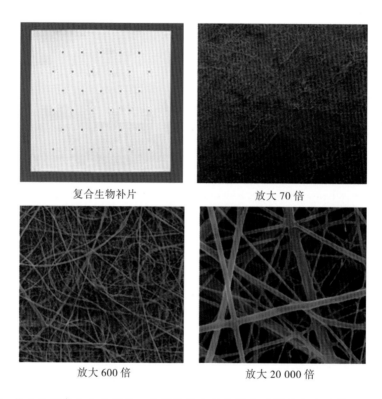

复合生物补片　　　　　　　　　　放大 70 倍

放大 600 倍　　　　　　　　　　放大 20 000 倍

图 3-6　静电纺织复合生物材料，由纤维蛋白原和聚乳酸聚己内酯两种可吸收材料通过静电纺织技术复合制备而成。本图片由上海松力生物技术有限公司提供

第三节　缝合器及缝合材料、固定器及固定材料

由于腹腔镜下缝合腹壁困难，可借助缝合器进行缝合，或者单纯腹腔

镜下缝合，因此需要特殊的缝线，以方便缝合。缝合器的商品名一般为腹壁穿刺缝合器或腹壁缝合穿刺针，其尖端具有能勾住缝线的钩状结构或可抓住缝线的抓钳样结构（图 3-7），用于腹壁的缝合或疝修补网片的悬吊固定。使用缝合器缝合可以使用一般的手术缝线，例如普理灵缝线，但单纯腹腔镜下缝合，需要用到倒刺线或鱼骨线等可以防止滑脱，减轻缝合的难度。开放的腹壁疝手术常用缝合的方法固定疝修补网片，腹腔镜手术下一般使用固定器固定疝修补网片，不同品牌的固定器其固定钉有不同的形状（图 3-8），采用钛金属或可吸收材料制成，有的学者使用化学胶或蛋白胶黏合固定疝修补网片。

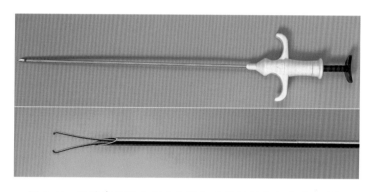

图 3-7　腹壁穿刺缝合器（上图）及其抓钳的末端（下图）

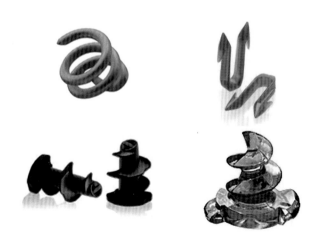

图 3-8　疝修补网片固定钉

（邹湘才，江燕飞，李　亮）

参考文献

[1] Tanprasert P, Tepmalai K, Chakrabandhu B, et al. Collagen Deposition and Inflammatory Response Associated with Macroporous Mesh Shrinkage in Incisional Hernia Repair: A Rat Model[J]. J Invest Surg, 2022, 27:1–13.

[2] Abdulagatov IM, Ragimov RM, Khamidov MA, et al. ALD coated polypropylene hernia meshes for prevention of mesh-related post-surgery complications: an experimental study in animals[J]. Biomed Mater, 2021, 17(1). doi: 10.1088/1748-605X/ac361e. PMID: 34731849.

[3] Sowards KJ, Liang MK. Hernia mesh: The good, the bad, and the ugly[J]. Am J Surg, 2022, 224(1 Pt A):177–178.

[4] Pizza F, D'Antonio D, Lucido FS, et al. Is absorbable mesh useful in preventing parastomal hernia after emergency surgery? The PARTHENOPE study[J]. Hernia, 2022, 26(2):507–516.

[5] Van Rooijen MMJ, Tollens T, Jørgensen LN, et al. Slowly resorbable biosynthetic mesh: 2-year results in VHWG grade 3 hernia repair [J]. Hernia, 2022, 26(1):131–138.

[6] Sivaraj D, Henn D, Fischer KS, et al. Reinforced Biologic Mesh Reduces Postoperative Complications Compared to Biologic Mesh after Ventral Hernia Repair[J]. Plast Reconstr Surg Glob Open, 2022, 10(2):e4083.

[7] 李航宇. 疝和腹壁外科相关基础研究现状及未来方向 [J]. 中国实用外科杂志，2021，41(1):85–88.

腹壁外科常用技术

第二部分介绍腹壁外科的主要技术，包括腹部切口相关的技术、造口技术及预防造口旁疝的关键问题、腹壁组织成分分离法、腹横肌松解术、渐进性气腹技术、肉毒素的应用、腹腔开放疗法与困难腹壁的处理、腹壁缺损相关的皮瓣技术。这些技术都立足于解剖学，并提出了一些新的解剖学观点。

第 4 章　腹部切口、肠造口相关外科技术

合适的切口选择可以方便手术的进行，方便手术后切口的关闭，有利于术后的愈合与恢复，减少并发症的发生。腹部切口的选择是腹部手术的基本功，经过正规住院医师培训的医生都可以掌握其操作，因此本章主要就其原理问题，以及一些长期被习惯性观念认为是正确的、容易被忽略的问题进行论述，以体现腹壁外科的特点。

第一节　腹壁肌力方向与腹部切口

腹部切口的选择与腹壁的肌力方向、血管神经的走行规律有关，合适的切口选择可以最大限度减少对腹壁功能的影响。

一、腹壁肌肉肌力方向的问题

选择合适的腹壁切口需要对腹壁解剖有深入的了解，同时理解腹壁肌肉形成的力学关系。腹壁扁肌的肌肉走向可以清晰反映其力的方向，由于腹直肌走向平行于身体的纵轴，并且有腱划存在，形态较为特殊，因此理解腹直肌的肌力方向是理解腹壁整体肌力方向的核心问题。由于腹直肌腱划结构的存在，必然对其作用力的方向产生影响，腹直肌收缩的力量作用于腱划，在腹直肌收缩的同时，腹壁的扁肌也在收缩，也对腱划产生牵拉，因此腹直肌的肌力方向相对于腹部而言，也是横向的肌力方向（图 4-1）。所以，腹前外侧壁整体的肌力方向为横向。

二、常见腹部手术切口

腹部切口是到达手术部位的通道，合适的切口可以达到良好的术中显露，此外合适的切口选择还可减少手术后的并发症，有利于切口的愈合。

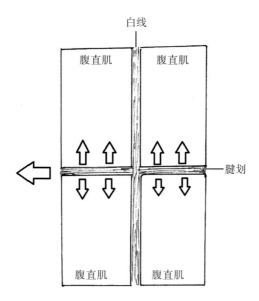

图 4-1　腹直肌收缩时，力量作用于腱划（小箭头所示），在腹壁其他肌肉等整体的作用下，腹直肌整体收缩的力量方向为横向（大箭头所示）

（一）切口选择的原则及常见的手术切口

腹壁切口的选择与多种因素有关,包括: 手术的目标、方案,患者的体型,手术者的偏好, 等等。对于定型的手术, 一般都有相对固定的手术切口,不定型的手术, 例如创伤或罕见病的手术, 腹壁切口选择即需要灵活选择。

1. 腹部切口选择的原则

腹部切口的选择需要遵循一定的原则,同时需要结合病情灵活处理。

（1）最佳的暴露,并易于延伸

腹部切口是进入腹腔的通道,切口需要对预计的操作范围或病变脏器组织有良好的显露作用,方便直视下进行手术操作。如手术中有需要,易于沿原来的切口方向延伸。

（2）可以安全关闭腹壁切口,尽可能小地影响腹壁功能和美观

腹部切口首先应满足手术的需要,然后考虑腹壁功能恢复和美观的需要,对腹壁功能的保护主要是尽量避免切断神经,避免术后肌肉的萎缩。在完成腹部手术后,腹壁被切开的部位可以安全地关闭。

2. 再次手术腹部切口的选择原则

再次手术时应参考原切口的情况选择合适的切口,原则上应避免在原

直切口的外侧做再次的切口，以避免新切口与原切口之间的组织缺血或失神经支配而萎缩，导致切口疝或切口裂开。

3. **常见腹部切口**

一般根据腹壁切口与躯体纵轴的方向关系分为直切口、横切口和斜切口（表4-1），这些切口适合不同的手术，并各有优缺点。

表 4-1　腹部切口的种类

种　类	切口名称	部　位
直切口	腹部正中切口	腹部正中线，经腹白线
	腹部旁正中切口	经腹部正中线侧 2cm（不切开腹直肌）
	经腹直肌切口	经腹直肌中部（切开腹直肌）
	腹直肌外缘切口	经半月线内侧 2cm（不切开腹直肌）
	经半月线切口	经过半月线
横切口	上腹部横切口	脐与剑突连线中点横向切开
	中腹部横切口	脐平面，或稍偏离脐平面横向切开
	下腹部横切口（Pfannenstiel 切口）	耻骨联合上 5cm 横向切开
	下腹部横切口（Chenney 切口）	紧贴耻骨横向切开
斜切口	肋缘下斜切口（Kocher 切口）	剑突与肋缘下 2cm
	麦氏切口（McBurney 切口）	垂直于脐与髂前上棘连线的中外 1/3 的麦氏点，其中切口的 1/3 位于该点以上，2/3 位于该点以下
	Rockey-Davis 切口	以麦氏点为中心，沿皮肤纹理做切口
	下腹部长斜切口	麦氏切口的延长
	第 12 肋切口	第 12 肋斜行至髂前上棘内侧

以上切口可以联合使用，例如腹部直切口和横切口联合使用等，当原计划的切口无法满足手术的需要时，需要延长切口，或另做切口。

（二）不同腹部切口的优缺点

在腹部直切口中，除腹部正中切口和旁正中切口不切断腹壁神经，其他的腹部直切口均切断腹壁神经，可引起肌肉的萎缩，影响腹壁功能，并较易出现腹壁疝，腹部斜切口有时也存在切断神经的问题。腹部横切口不切断腹壁神经，或切断较少的腹壁神经，由于肌肉去神经支配造成的萎缩风险较低，并且符合腹壁肌力的方向，理论上较少发生切口裂开和腹壁疝，同时疼痛较轻，因此目前一般认为腹部横切口优于直切口，但不同的学者从不同角度看待问题，有不同的结论，其优劣存在不同的观点。

三、腹部切口切开技术

目前的腹部外科中，腹部正中切口是最常用的切口之一，其他腹部切口因具有切断神经的缺点，较少常规使用，因此本章不做介绍。其他类型的切口中也只介绍目前常用的技术。腹部切口操作技术的要点是：准确定位，逐层切开，仔细止血，避免损伤腹部脏器。

（一）腹部正中切口操作技术

腹部正中切口经过的腹壁层次少，不切断腹壁神经，可以方便延长，方便探查腹腔左侧及右侧，在腹部外科中应用广泛。根据切口偏上腹部或下腹部，也常称为上腹部正中切口或下腹部正中切口。主要步骤如下：

·确认腹部正中线，沿腹部正中线切开皮肤，可以经脐部切开或绕脐部切开。

·切开腹白线。

·拨开腹膜外脂肪，提起腹膜以避免损伤腹腔内脏器，然后切开全部切口内的腹膜。

（二）下腹部横切口切开技术

下腹部横切口常用于妇科及盆腔手术，又称下腹部弧形切口。主要步骤如下：

·在耻骨结节上方 5cm 或两横指，或下腹部皮肤褶皱略上，横向切开皮肤，切口呈浅弧形弯向髂前上棘。

·切开腹白线，上至脐部，下至耻骨结节。

·提起并切开腹膜进入腹腔。

（三）麦氏切口切开技术

麦氏切口主要用于阑尾切除术，由于急性阑尾炎为常见的急腹症之一，因此该切口使用较多。切口位于脐与髂前上棘连线的中外 1/3 的麦氏点上，麦氏点上方占切口全长的 1/3，麦氏点下方占切口全长的 2/3。

· 定位切口，切开皮肤。

· 切开腹外斜肌腱膜，并用血管钳提起，并适当游离腹外斜肌腱膜。

· 沿肌肉纤维走向钝性牵开腹内斜肌、腹横肌，出血点予电凝止血，也有学者主张锐性切开腹内斜肌、腹横肌，保证切缘平整。

· 提起腹膜，确认无腹腔脏器组织被提起，切开腹膜，注意保护切口，避免切口被污染。

（四）肋缘下斜切口切开技术

肋缘下斜切口可以沿右侧肋缘或左侧切缘切开，其优点是显露良好，尤其是肥胖患者或肋角宽的患者，其缺点是切断肌肉，损伤较大，可能切断 1~2 根肋间神经，并且关腹较为费时。

· 沿肋缘下 2~3cm 切开皮肤，范围从腹部正中线到腋前线。

· 沿切口方向切开腹直肌前鞘，然后切开腹外斜肌腱膜。

· 切断腹直肌，妥善止血，然后切断腹内斜肌，即可显露位于腹内斜肌与腹横肌之间的第 8、第 9 肋间神经，可以切断第 8 肋间神经，尽量保留第 9 肋间神经。

· 切开腹直肌后鞘和腹膜，然后沿切口方向切开腹横肌和腹膜。

（五）第 12 肋切口切开技术

第 12 肋切口是泌尿外科或腹膜后手术常用的手术切口，主要用于肾、肾上腺和后腹膜肿瘤的手术，主要步骤如下：

· 患者侧卧位，术侧升高 30°~45°，膝关节和臀部弯曲。

· 切开第 12 肋至腹直肌外侧缘的皮肤，显露腹壁肌。

· 然后分别沿腹外斜肌、腹内斜肌、腹横肌肌肉纤维方向分离，进入腹膜后间隙。

（六）腹腔镜穿刺部位选择与技术

腹腔镜穿刺部位的问题主要是首个穿刺器的放置问题，目前没有标准的操作技术，具体的技术选择与术者的技术偏好和观点有关，所使用的气腹针和穿刺器有多个品牌的产品可以选择，操作技术上稍有不同，但其基本结构与操作原理相同，主要分为开放性进入和直接穿刺进入两种技术。开放性进入的技术为做与穿刺器直径适应的切口，并逐层切开；直接穿刺进入技术与开放手术技术相同，穿刺进入的主要技术要点如下。

·穿刺部位一般为脐部，或腹部正中线脐上或脐下，根据穿刺器的型号，切开适当的皮肤，脐部的切口为绕脐边缘的弧形切口，腹部正中线其他部位为直切口，一般长 1cm 或 0.5cm。

·用血管钳提起腹白线，切开，显露腹膜或腹膜外脂肪。

·距切口 5cm 各放一把巾钳，钳夹并提起腹壁，用气腹针（Veress 针）穿刺，避免穿刺过深损伤主动脉及腔静脉，有落空感后用充满生理盐水的注射器连接气腹针，拧开气腹针的开关，如液体顺利流入腹腔，说明穿刺成功，可接 CO_2 管与气腹机相连接。如有血液流出，说明穿刺进入血管，如流出肠液或气体，说明进入肠管，这种情况需在不同的位置重新置第 2 根气腹针。成功建立气腹后，探查损伤部位，根据损伤的情况进行处理，一般需要开腹处理的情况不多。

·注意观察气腹建立的过程和压力，当腹部鼓起，如压力超过 20mmHg，说明气腹针位于腹壁、脏器内或被大网膜包裹，需要调整气腹针位置。

·成功建立气腹后，拔出气腹针，用右手握住穿刺器头端，置入穿刺器，为避免损伤腹腔脏器或大血管，有学者主张将穿刺器向骶骨方向穿刺，穿刺腹膜后有明显的突破感，同时听到穿刺器安全装置发出的"咔哒"声，将 CO_2 气腹管连接在穿刺器上。

成功建立气腹后，用腹腔镜探查腹腔，并在直视下置入其他穿刺器。

（七）单孔腹腔镜手术切口技术

单孔腹腔镜技术需要经腹壁小切口置入专用的单孔腹腔镜手术专用端口，这种装置包括 3 个通道，分别置入腹腔镜镜头和操作器械。切口一般为经脐部的腹部正中切口，长 2~5cm，操作技术与开腹手术相同，开腹后置入切口牵开器，安装单孔腹腔镜手术专业的端口装置（port）（图 4-2）。

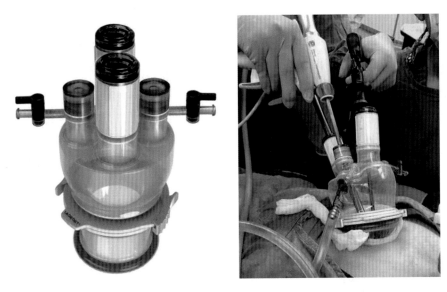

图 4-2 专用的单孔腹腔镜端口，可以同时置入腹腔镜镜头并操作器械

第二节 腹壁切口愈合与切口关闭技术

腹部切口的愈合分为三个阶段，分别为炎症阶段、纤维增生阶段和成熟阶段，其特点如表 4-2 所示。在切口愈合的过程中，切口完全愈合后的强度达到原来腹壁强度的 60%~80%。

表 4-2 腹部切口愈合的 3 个阶段 [1]

阶 段	时 间	特 点	切口强度	意 义
炎症阶段	术后 4~6d	机体清除切口周围的组织和细菌，为切口愈合作准备	无	依靠缝线的张力提供腹壁强度
纤维增生阶段	术后 4~21d（与炎症期重叠）	炎症细胞变成巨噬细胞，成纤维细胞聚集并产生黏多糖形成细胞基质，包括 I 型和 III 型胶原纤维等，伤口内有新生血管和肉芽组织形成	逐渐增加	逐渐由腹壁自身恢复提供腹壁强度，容易被不利因素影响
成熟阶段	术后 21d 至 1 年	I 型胶原代替 III 型胶原，正常情况下术后 60d 伤口强度达到峰值	强度不再增加，切口新生组织重塑	形成成熟的瘢痕组织

因此根据切口愈合的过程，切口的缝合关闭需要遵循一定的原则，以发挥缝线和组织的最大作用，避免切口裂开或切口疝的出现。从切口愈合的过程看，切口缝合后的最初 7d 内，切口对合完全依靠缝线及缝线把持组织的能力，缝线断裂、线结松动、组织撕裂都可能导致切口裂开，为保证切口的愈合，缝线发挥作用的时间至少要保持 60d。

一、切口缝合的关键因素

切口关闭的关键：缝合坚韧的腱膜或筋膜层，合理的边距和针距，合适的缝线选择。

（一）缝线因素

选择不可吸收的缝线或缓慢吸收的缝线[2]，避免缝线过早吸收失去对合切口的作用。缝线必须具有足够的强度，尽可能减少缝线断裂的风险，同时缝线必须具备足够的直径，避免对组织的切割作用。缝线作为异物引起的免疫反应，也可以影响肉芽组织的质量，更强烈的异物反应，导致更多的 III 型胶原纤维形成[3]，使肉芽组织更不成熟，从而在一定程度上影响愈合的质量，因此应选择异物反应轻的缝线。

（二）组织因素

关闭腹腔的缝合强调缝合筋膜或腱膜组织，避免单纯缝合肌肉组织，缝合在合适的边距范围内。

二、切口缝合技术

切口的缝合技术包括：边距，针距，连续缝合还是间断缝合，单层缝合还是多层缝合的问题，以及特殊情况下处理等问题。

（一）针距与边距

缝线消耗的长度（SL）定义为缝线的原始长度减去剩余的长度，切口的长度（SW）定义为关闭切口期间或关闭切口后皮肤切口的长度。连续缝合时，缝线消耗的长度与切口长度的比值与切口疝的发生具有很强的相关性，SL/SW 比值为 4~5 时切口疝发生的概率最小。连续缝合时，针距

10mm，边距 10mm，消耗缝线的长度约为切口长度的 4 倍以上[4]，可以最大限度发挥缝线的张力作用，但也有临床研究认为针距 5mm 和边距 5mm 的缝合可以加强关闭腹腔的强度及减少切口疝的发生[5]。目前关于短边距缝合的研究开始受到关注，动物实验也表明小边距的缝合组织血供上更具优势[6]，更有利于愈合，临床观察发现短边距的缝合术后住院时间较长，边距短[7]，恢复更快。如果将 5mm 的边距定义为小针距，大于 5mm 为大针距，目前对于小针距与大针距的优劣存在争议，多数观点仍主张大针距缝合，中华医学会的专家共识建议边距为 10mm 且针距 20mm[8]。

（二）单层缝合或多层缝合

腹膜对腹壁的强度几乎没有贡献，缝合关闭恢复期保持连续性即可。一般腹部正中切口的关闭主张一层关腹，即将腹膜、腹白线一起缝合关闭。对于非腹部正中切口，由于腹壁各组织成分发挥的作用存在差异，应根据肌肉筋膜或腱膜的层次分层缝合。

（三）连续缝合或间断缝合

一般认为连续缝合时，切口的张力可以均匀地分布在缝线上，比间断缝合关闭腹腔有更低的切口疝发生率，但连续缝合的缝线一处断裂后，整个切口即可裂开，而间断缝合一处或非相邻的几处缝线断裂不会出现切口裂开的问题，因此间断缝合也有其优势。目前关于连续缝合关闭腹腔或间断缝合关闭腹腔的优缺点有不同的观点，也与具体的病情和术者的习惯有关，可以根据实际情况灵活选用。

（四）腹部减张缝合

减张缝合是一种腹部切口的加强缝合关闭方法，用于有腹部切口裂开风险或愈合困难的情况，例如：咳嗽、腹水等腹内压增高的情况，或年老体弱、恶病质愈合困难的患者等。减张缝合一般用于腹部正中切口，在关闭切口时，一般先做减张缝合，暂不收紧打结，然后按常规方法关闭切口，最后收紧减张缝线，主要操作步骤如下：

·用大号的三角针穿 10 号粗线（或两根 7 号线，即双 7 号线）或钢丝，距切口 2~3cm 进针（图 4-3），从腹直肌后鞘前出针，使缝线位于腹直肌与腹直肌后鞘之间。

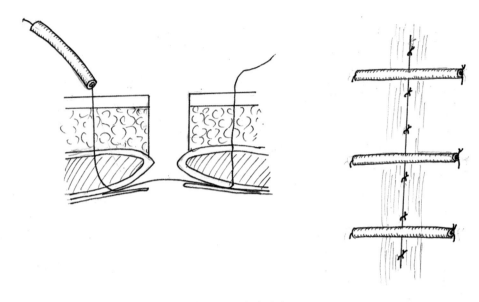

图 4-3　减张缝合

·从对侧腹直肌与腹直肌后鞘之间进针，距切口 2~3cm 出针，然后将一小段橡胶管套于缝线上，暂不收紧缝线。

·间隔 3~4cm 缝一针，一般缝 3~5 针。

·按常规方法缝合关闭切口，然后收紧减张缝线并打结，减张缝线应较常规关腹稍微收紧，但不要过紧，以免引起局部缺血，影响愈合。减张缝合的缝线一般于术后 2 周拆除。

目前有不同种类商品化的减张缝线，使操作简洁化，但对于减张缝合的意义存在争议，一般认为可以减少切口裂开的风险，但也有观点认为在规范缝合关闭腹腔的前提下，减张缝合并不能减少切口裂开的风险。

三、套管穿刺孔缝合

腹腔镜手术后穿刺孔的一般处理原则为：10mm 以上的穿刺孔需要缝合关闭其腱膜或筋膜，5mm 的穿刺孔一般不需要缝合。一般情况下采用普通的缝针即可缝合，弧度类似鱼钩的"鱼钩针"在小切口狭小空间操作更便利，也有学者采用特殊的缝合器进行缝合。

第三节　肠造口部位的选择与肠造口技术

肠造口分为临时转流粪便的临时性造口和永久性造口，临时性造口一般在术后 3 个月回纳，造口旁疝等并发症困扰并不是主要的问题。随着直肠癌生存期的延长，造口旁疝发生的风险越来越高，对患者的生活质量造成较大的影响，因此，对于永久性肠造口，造口部位的选择和造口技术是重要的问题之一。

一、肠造口部位的选择

常见的永久性肠造口为回肠造口与乙状结肠造口，以乙状结肠造口最为常见。目前造口常选择下腹部经腹直肌的部位，其优点是可利用腹直肌和腹直肌鞘的作用，减少造口旁疝的发生率。

二、肠造口的操作步骤

手术前需要对肠造口的部位进行定位，由于肠管难与腹壁真正愈合，因此手术的细节对最大限度减少造口旁疝具有重要的意义。

（一）合适的腹壁切口

由于腹壁组织有弹性回缩的特点，因此腹壁切口应小于肠管的直径，并根据肠管的直径进行修正。先切除直径 1cm 左右圆形皮肤及皮下组织，由于皮肤的弹性回缩，切口切开后实际的直径将增大，以能够恰好通过肠管为理想，一般乙状结肠造口以通过两横指为佳。然后以"十"字形切开腹直肌前鞘，钝性牵开腹直肌，再以"十"字形切开腹直肌后鞘，或直接切开腹膜（无腹直肌后鞘时）。

（二）肠管与腹壁的固定

将肠管经腹壁造口部位拉出，注意避免肠管扭转，并预留足够的长度供黏膜外翻缝合，一般要求肠管的切缘超出皮肤 3cm，然后将肠管与腹壁缝合固定，常见的方式如下。

1. 方法一

目前常见的一种固定肠管的方式为：先用 3-0 可吸收薇乔（Vicryl）缝

线缝合腹直肌前鞘和后鞘（或腹膜）并打结，均匀缝合 8 针，然后与肠管的浆肌层缝合。

2. 方法二

用 3-0 可吸收薇乔缝线将腹直肌后鞘（或腹膜）与肠管浆肌层缝合固定，然后用 3-0 可吸收薇乔缝线将腹直肌前鞘与肠管浆肌层缝合固定。

方法一缝合的缺点为：由于缝合腹直肌前鞘与后鞘打结后，打结的部位为点状，再与肠管缝合固定，接触部位的接触面积减少（图 4-4），不利于肠管与腹壁的愈着；此外，由于肠管难与腹壁愈着，随着缝线吸收后，肠管与腹壁愈着形成裂隙。方法二缝合同样存在可吸收缝线吸收分解后强度消失的问题，并且在缝合技术上相对方法一要困难，但腹壁与肠管的贴合度比方法一要紧密。

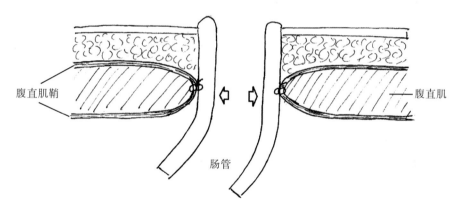

腹直肌鞘　　　腹直肌　　　肠管

图 4-4　腹壁与肠管的点状贴合（箭头所示）

3. 方法三

笔者主张使用不可吸收的普里灵缝线，缝合腹直肌前鞘、腹直肌、腹直肌后鞘，不打结，均匀缝 8 针；然后与肠管的浆肌层缝合。预防造口旁疝的关键是腹壁与肠管之间不裂开[9]。这种缝合方式的优点是肠管的浆肌层与腹壁的整个肌肉腱膜层为面状贴合[10]（图 4-5），组织贴合紧密，有利于肠管与腹壁的愈着，并且无缝线吸收后裂开的担忧。即使肠管与腹壁无法真正愈着，肠管与腹壁间也更为紧密，有利于预防造口旁疝的发生。

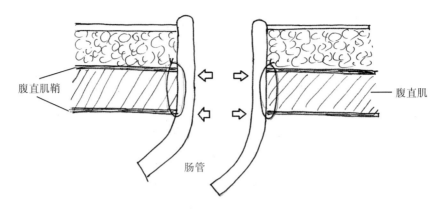

图 4-5　腹壁与肠管紧密的面贴合（箭头所示）

需要指出的是，造口旁疝发生的确切机制仍然不清，虽然在细节上做了最大的努力，但仍然不可能完全避免造口旁疝的发生风险，未来在预防造口旁疝方面，有的学者建议在腹膜前放置疝修补网片进行预防。

（三）黏膜外翻缝合

将肠管黏膜外翻与腹壁皮肤的皮下间断缝合，外翻后的肠管稍高于皮肤，避免肠液对皮肤的污染和腐蚀，有利于造口的护理。造口是手术切口感染的独立危险因素[11]，因此需注意避免造口对切口的污染，严格执行无菌操作。最后检查造口的血运，用食指检查造口是否通畅，然后贴造口袋。

三、腹膜外造口

腹膜外造口的主要不同步骤是将腹膜从腹壁游离出来，形成腹膜外间隙隧道，然后将肠管从这个隧道拖出腹壁进行造口，其他手术步骤与一般造口相同。有观点认为腹膜外造口可以减少造口旁疝的发生，但腹膜对腹壁的强度并无重要的贡献，腹壁强度主要依靠肌肉、腱膜和筋膜提供，因此腹膜外造口可以减少造口旁疝的发生缺乏理论依据。从实际疗效看，也有学者观察到腹膜外造口与一般造口在造口旁疝发生率上并无差异。腹膜外造口的目的是利用前腹壁腹膜由躯体感觉神经支配的特点，当造口因粪便的作用而膨胀时，腹膜可以感受到这种膨胀，有利于患者对造口的护理，经过生活习惯的调整和患者自身的训练，可以达到一定"可控"人工肛门的作用。

（谢肖俊，李　亮，洪楚原）

参考文献

[1]　尤里·W. 诺维茨基. 现代疝外科学：理论与技术 [M]. 陈杰，申英末，主译. 天津：天津科技翻译出版有限公司，2018：280–288.

[2]　Zolin SJ, Rosen MJ. Failure of Abdominal Wall Closure: Prevention and Management [J]. Surg Clin North Am, 2021, 101(5):875–888.

[3]　Ribeiro WG, Nascimento ACC, Ferreira LB, et al. Analysis of tissue inflammatory response, fibroplasia, and foreign body reaction between the polyglactin suture of abdominal aponeurosis in rats and the intraperitoneal implant of polypropylene, polypropylene/polyglecaprone and polyester/porcine collagen meshes [J]. Acta Cir Bras, 2021, 36(7):e360706.

[4]　Beeson S, Faulkner J, Acquista E, et al. Decreasing Incisional Hernia by Teaching 4∶1 Suture to Wound Length Ratio Early in Surgical Education [J]. J Surg Educ, 2021, 78(6):e169-e173.

[5]　William W. Hope, William S. Cob. 疝外科学 [M]. 唐建雄主译. 上海：上海科学技术出版社，2020：152–156.

[6]　Kushner BS, Arefanian S, McAllister J, et al. Examination of abdominal wall perfusion using varying suture techniques for midline abdominal laparotomy closure [J]. Surg Endosc, 2022, 36(6):3843–3851.

[7]　Lai LW, Roslani AC, Yan YW, et al. Comparison of post-operative pain in short versus long stitch technique for abdominal wall closure after elective laparotomy: a double-blind randomized controlled trial [J]. ANZ J Surg, 2021, 91(5):896–901.

[8]　楼文晖，王勇，王维斌，等. 腹壁切口缝合技术与缝合材料选择中国专家共识（2018版）[J]. 中国实用外科杂志，2019，39(1):6–10.

[9]　张剑. 造口旁疝的发生机制和预防注意事项 [J]. 中华疝和腹壁外科杂志(电子版)，2021，15(1):1–3.

[10]　Robert Bendavid. 腹外疝外科治疗 [M]. 郭仁宣，苏东明主译. 沈阳：辽宁科学技术出版社，2003：612–618.

[11]　Terada Y, Miyake T, Ueki T,et al. Incidence of surgical site infections with triclosan-coated monofilament versus multifilament sutures in elective colorectal surgery [J]. Surg Today, 2022, 52(4):652–659.

第5章 腹壁组织成分分离法与腹横肌松解术

腹壁组织成分分离法与腹横肌松解术是疝与腹壁外科重要的技术之一，在腹壁疝修补术和复杂腹壁缺损的修复上具有重要的应用价值，而理解腹壁肌肉腱膜的层面是理解以上技术的关键。

第一节 腹壁肌肉腱膜的层面关系

正确认识腹壁筋肉筋膜的层面对于腹壁整形和腹壁疝、腹壁缺损的修复手术有重要意义，但长期以来对于腹前外侧壁肌肉腱膜的层面关系没有深入研究，特别是腹直肌鞘的组成和层面问题，存在多种不同的观点，因此有必要从不同的角度综合分析梳理腹壁筋肉腱和膜的层面关系。腹壁3层扁肌之间的层面解剖关系明了，容易理解，但由于腹直肌鞘组研究观点的不同，导致腹直肌部位的层面存在多种理解。厘清腹直肌部位的层次问题对于理解腹壁解剖和在腹壁手术中有重要的指导意义。

一、腹直肌部位的层面问题

一般情况下，人体解剖学将腹壁的肌层分为3层，分别为3层扁肌的层次，从外向内分别为腹外斜肌、腹内斜肌和腹横肌。动物解剖学将哺乳动物的腹壁分为4层[1]，从外向内分别为腹外斜肌、腹内斜肌、腹直肌和腹横肌（图5-1）。动物解剖学明确说明腹直肌为腹壁的第3层肌肉，因此怎样理解腹直肌及腹直肌鞘的层面是核心问题。

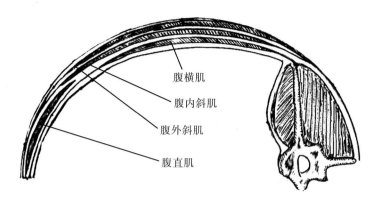

图 5-1　哺乳动物的腹壁肌结构图

（一）从腹壁的血管神经走行层面分析腹直肌的层面

从胚胎学的角度看，从单细胞到圆筒状的胚体，再到出生，人体的发育虽然经历了复杂的改变，但各个胚胎时期的解剖关系不变，在腹壁，可以从腹壁的血管和神经走行关系确定其层次关系。从胚胎学的角度看，腹内斜肌与腹横肌同源，而腹外斜肌在进化关系上出现较晚，是另外的一个层次。腹壁的血管和神经走行于腹内斜肌与腹横肌之间，因此腹壁的神经血管可以作为腹壁肌肉腱膜成分所处层面的依据之一。腹壁的血管和神经走行于腹内斜肌和腹横肌之间（图 5-2），并在走行的过程中发出分支。在

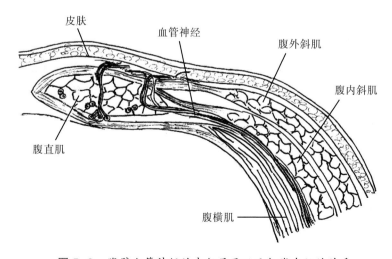

图 5-2　腹壁血管神经的走行层面以及与腹直肌的关系

腹直肌的边缘，可见这些血管进入腹直肌与腹直肌后鞘之间，位于腹直肌的后面，与腹内斜肌、腹横肌间血管同源的腹壁下动脉、腹壁下静脉和腹壁上动脉、腹壁上静脉也位于腹直肌和腹直肌后鞘之间的间隙，这些血管、神经再分支穿过腹直肌，滋养或支配腹直肌及相应区域的皮肤（图5-3），穿过腹直肌的神经受到力量强大的腹直肌的长期压迫，可以形成慢性病变，从而出现慢性疼痛。因此，可以认为腹直肌在胚胎学层面关系上与腹内斜肌相同，处于腹壁血管神经层面之上。

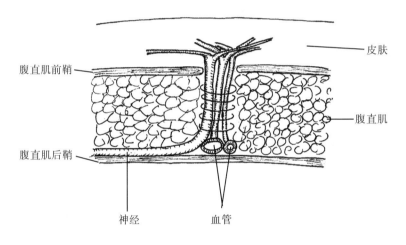

图 5-3　神经血管穿腹直肌部位的结构模式图

（二）从腹直肌鞘的组成分析腹直肌鞘的层次

关于腹直肌肌鞘的组成，有多种观点，最具代表性的两种观点：其一，腹内斜肌在腹直肌外缘分为两层腱膜，前面的腱膜与腹外斜肌腱膜组成前鞘，后面的腱膜与腹横肌腱膜组成后鞘；其二，腹壁的3层扁肌在腹直肌外缘部分为两层腱膜组织[2]，其中腹内斜肌的两层腱膜分别位于腹内斜肌的前面和后面，构成腹直肌前鞘和后鞘的组成成分（图5-4），腹外斜肌两层腱膜位于腹直肌的前面，参与组成腹直肌的前鞘，腹横肌的两层腱膜位于腹直肌的后面，参与组成腹直肌的后鞘，这些腱膜在腹直肌前鞘、腹直肌后鞘、腹直肌外缘融合，从而成为腹直肌前鞘、腹直肌后鞘和半月线。可见从腹直肌鞘组成的各种观点的角度来看，腹直肌与腹内斜肌处于相同的层面上。

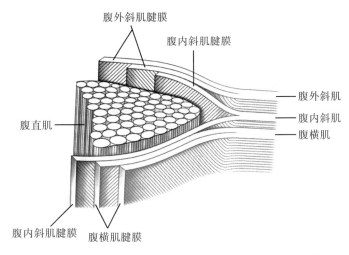

图 5-4 传统观点的腹壁扁肌腱膜与腹直肌鞘的组成

二、腹直肌后鞘的解剖辨析

一般的解剖学相关文献对腹直肌后鞘的解剖学描述为：腹直肌后鞘在脐部以下 4~5cm 处转到腹直肌前面，腹直肌后鞘形成弓状的游离缘，称为弓状线（arcuate line）或 Douglas 线。在弓状线以下，腹直肌无腹直肌后鞘覆盖，只有腹横筋膜和腹膜覆盖。在胚胎的发育过程中，各个胚层或层面可以发生折叠扭曲，但不会出现一个层面的组织转到另一个层面的情况，因此这种解剖学的解释无法得到胚胎学的解释，因此该解释不合理。

（一）弓状线与腹横肌腱膜的游离缘

在实际的手术中，可以见到弓状线位于脐部与耻骨联合的中间位置，与髂前上棘齐平或稍低，腹壁扁肌在腹股沟区形成游离缘（图 5-5），从这个解剖学关系看，弓状线是腹横肌腱膜的游离缘，在这个水平以下，没有腹横肌的存在，也就没有腹横肌腱膜形成的腹直肌后鞘。从腹直肌腱划的分布情况来看，在脐部与耻骨结节之间没有腱划存在（有的人存在不完整的腱划），其余的腱划都分布在剑突与脐部之间，脐部与耻骨联合之间的这段腹直肌段明显长于其他腹直肌段，这与人类从四足行走进化到直立行走中腹直肌这个部位的延长有关（图 5-6）。进化的这种变化也导致了腹横肌游离缘相对上移（图 5-7），腹直肌后壁缺乏腹横肌腱膜的覆盖，形成弓状线，影像学研究也发现脐部以下的前腹壁缺乏腹横肌的覆盖[3]，几乎为腹横肌筋膜延续和覆盖，也可作为活体解剖的佐证。

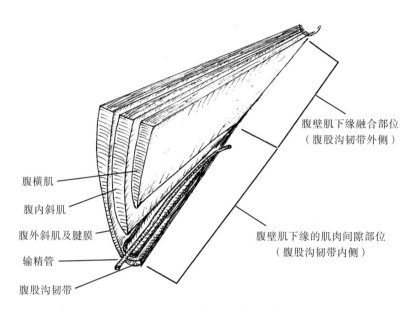

图 5-5　腹壁扁肌的游离缘

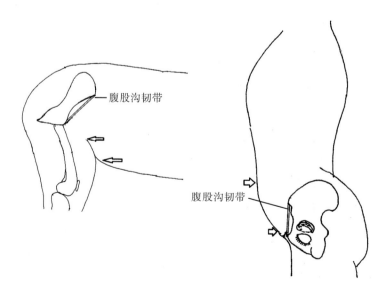

图 5-6　直立行走进化，导致脐部与耻骨联合之间的腹壁拉长（箭头所指部位）

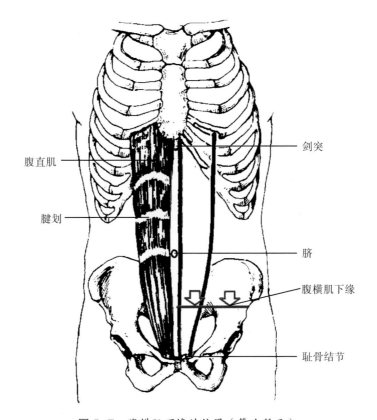

腹直肌

腱划

剑突

脐

腹横肌下缘

耻骨结节

图 5-7　腹横肌下缘的位置（箭头所示）

（二）腹内斜肌腱膜是否在腹直肌外缘分为两层

如果按照腹壁的 3 层扁肌都在腹直肌外侧缘形成前后两层腱膜，或腹内斜肌在腹直肌外缘形成两层腱膜的观点，Douglas 线以下的腹直肌后仍有腹内斜肌腱膜的覆盖，因此从理论分析的角度看，腹壁扁肌在腹直肌外缘分为两层腱膜的观点也存在矛盾。在人体的其他部位，也没有出现肌肉的腱膜分为两层的情况。从动物解剖学哺乳动物腹壁肌分为 4 层的角度看，结合人体腹壁解剖筋肉、腱膜、筋膜层次的角度分析，在腹直肌部位的层面从浅到深为腹外斜肌腱膜、腹内斜肌腱膜、腹直肌、腹横肌腱膜。腹外斜肌、腹内斜肌腱膜形成腹直肌前鞘，腹横肌的腱膜形成腹直肌后鞘。目前实际手术解剖中未发现腹壁扁肌的腱膜在腹直肌形成两层腱膜的情况，理论分析腹壁扁肌在腹直肌外缘形成两层腱膜的情况也不具合理性。从一例腹直肌萎缩的患者 CT 检查也可以看出这种层次关系（图 5-8 至图 5-12），由于腹直肌外侧的萎缩而清晰显示出腹直肌前鞘与腹直肌后鞘的解剖关系，可见腹直肌的前鞘由腹外斜肌和腹内斜肌的腱膜组成，腹直肌后鞘由腹横肌的腱膜组成。也有研究发现[4]，腹内斜肌主要与腹外斜肌组成腹直肌前鞘，腹内斜肌的腹直肌前鞘有一小的反折瓣（a small recurrent flap）参与腹直肌后鞘。

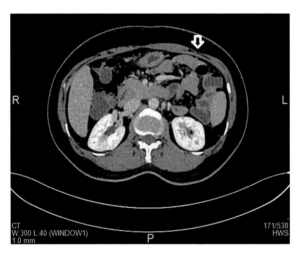

图 5-8　上腹部双侧腹直肌不对成，腹直肌部分区域信号缺失。箭头所示部位可见腹外斜肌与腹内斜肌的腱膜形成腹直肌前鞘，腹横肌的腱膜形成腹直肌后鞘，腹直肌前鞘与腹直肌后鞘并不融合

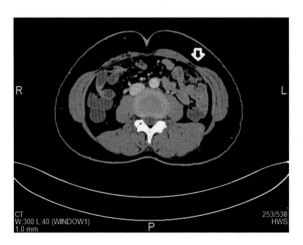

图 5-9　脐部水平，可见腹直肌萎缩，双侧腹直肌体积不对称，腹直肌前鞘与腹直肌后鞘的层面关系与图 5-8 相同

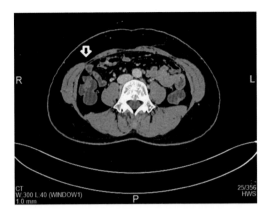

图 5-10　脐下水平，腹直肌萎缩，双侧腹直肌体积不对称，腹直肌前鞘与腹直肌后鞘的层面关系与图 5-8 相同

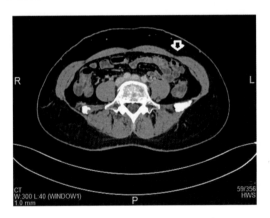

图 5-11　下腹部接近髂前上棘，可见腹直肌后鞘缺如

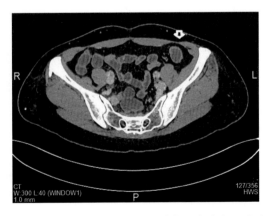

图 5-12　髂前上棘水平，腹外斜肌腱膜不可见（实际存在），腹内斜肌的腱膜组成腹直肌前鞘，腹直肌后鞘未见，可见髂前上棘腹横肌起始部

三、从腹壁肌的功能角度分析腹直肌鞘的组成

在腹壁的扁肌中，腹外斜肌、腹内斜肌更多与躯体的运动有关，腹横肌与呼吸运动有关。腹外斜肌、腹内斜肌与腹直肌组成功能组合体，对腹壁或躯体的运动发挥重要作用。腹直肌的腱划在解剖上与腹直肌前鞘愈着，将腹内斜肌、腹外斜肌在物理上联系起来，对发挥其功能整体作用起到关键连接的意义。腹直肌后鞘与腹直肌之间不愈着，无腱划存在，因此如果腹内斜肌的腱膜在腹直肌外缘分成前后两层，而后层组成后鞘不与腹直肌愈着形成腱划，与浅层具有不同的解剖存在矛盾之处。因为腹股沟区，也就是腹壁的下缘为腹壁扁肌的游离缘，与弓状线以下无腹直肌后鞘的情况结合分析，可以得出腹内斜肌的腱膜并不分为两层，分别从前后包裹腹直肌，而是全部位于腹直肌之前，腹横肌及其腱膜单独组成腹直肌后鞘，不与腹直肌愈着，可较为独立地发挥其在呼吸运动中的作用。因此腹外斜肌腱膜、腹内斜肌腱膜组成腹直肌的前鞘，与腹直肌的腱划愈着，成为一个整体，符合腹壁肌肉功能作用的原理。

四、腹直肌前鞘的组成

从以上的分析可清晰得出腹直肌前鞘由腹外斜肌与腹内斜肌的腱膜组成，腹内斜肌的腱膜与腹直肌的腱划愈着，腹外斜肌的腱膜覆盖于腹内斜肌的腱膜之上，在实际的解剖中，两层腱膜融合，无法分出层面关系。

五、尸体解剖学研究的局限性

近 20 年罕有腹直肌鞘研究的报道，目前报道的腹直肌鞘研究方法为平面撕裂法，即从外侧至内侧将腹外斜肌、腹内斜肌和腹横肌的腱膜撕开，观察其撕开的方向即层面，观察纤维撕开的形成，因此研究方法粗糙，难以得出精确可靠的结论。由于组织融合，显微观察也难以得出其层面关系。由于受腹内斜肌腱膜在腹直肌外缘分成两层包裹腹直肌的思维影响，并且腹壁扁肌的腱膜在腹直肌外缘愈着或粘连，无实际的层次存在，因而在平面撕裂法中，于 Douglas 线的部位，在撕裂的过程中直观视角上形成腹横肌的腱膜转移到腹直肌前的结果，但并非问题的本质。

六、腹白线的解剖

研究表明，腹白线主要分为3层（图 5-13），上层为斜行呈"十"字交叉的纤维结构，下层呈横行的纤维结构，最内侧还有一层不明显的不规则层，因此腹白线的上层与腹外斜肌、腹内斜肌的纤维走行相同，在白线部位斜行并呈"十"字交叉，腹白线的后层与腹横肌的走行相同，呈横行（图 5-14）。

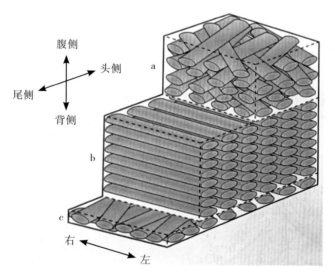

图 5-13 白线的纤维结构模式图。本图引自：刘金刚，李航宇. 图解疝手术的基础与要点 [M]. 沈阳：辽宁科学技术出版社，2019：109.

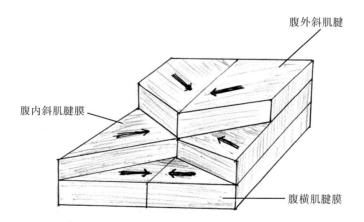

图 5-14 腹壁扁肌腱膜在白线的纤维交叉示意图

小　结

从胚胎发育角度、进化和功能的角度来分析，结合哺乳动物的腹壁解剖，可以得出腹壁的肌肉和腱膜分为4层，在腹直肌这个部位的层面关系为（图5-15）：①从前至后分别为腹外斜肌腱膜、腹内斜肌腱膜、腹直肌、腹横肌腱膜；②腹内斜肌腱膜全部位于腹直肌之前，与腹直肌腱划愈着，并与腹外斜肌腱膜融合并组成腹直肌前鞘；③腹横肌的腱膜单纯组成腹直肌后鞘。腹壁肌的层面关系有利于其发挥腹壁的功能，腹外斜肌、腹内斜肌、腹直肌通过腱膜和腱划的愈着，形成一个功能整体，主要发挥运动作用，腹横肌相对独立于这个功能整体，有利于发挥其呼吸运动的作用。腹壁肌这种解剖关系在腹壁手术中的肌肉腱膜松解术中有重要的指导意义，主要体现在腹壁组织结构分离法与腹横肌松解术上。

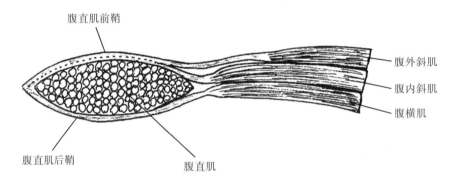

图 5-15　腹直肌部位腹壁肌肉腱膜的层次关系

第二节　腹壁组织成分分离法与腹横肌松解术

腹壁组织成分分离术与腹横肌松解术都可以实现腹壁肌肉腱膜层向中线延伸的目的，从而实现对腹腔的关闭，在复杂的腹壁疝和腹壁缺损的手术中具有重要的应用价值。

一、前组织分离技术（anterior components separation，ACS）：腹壁组织结构分离法

腹壁组织结构分离法（component separation technique，CST）是一种通过切开、分离腹壁肌肉腱膜的方法，形成肌瓣，延长腹壁肌肉腱膜，从而可以实现在腹壁中线关闭腹腔的技术。

（一）腹壁组织结构分离法的原理

腹壁组织结构分离法后，腹内斜肌及其腱膜与腹直肌腱划的愈着，形成了腹壁肌肉腱膜组织的核心，保持腹壁肌肉腱膜完整性，同时保持其血管神经的完整性，即可实现腹壁的基本功能。

· 腹外斜肌腱膜、腹内斜肌腱膜形成的腹直肌前鞘通过腱划与腹直肌紧密结合成为一个紧密的功能整体。由于腹外斜肌腱膜面积大，同时这种比较坚韧的腱膜整体结构也是软组织框架，形成对腹壁进一步延展的限制。通过在半月线外切断腹外斜肌腱膜，可以消除腹壁腱膜结构的限制，使腹壁得到延展，从而可以对拢腹壁中线，实现低张力或无张力的情况下关闭腹腔。

· 由于腹直肌后鞘为腹横肌的腱膜组成，联合切开腹横肌腱膜，也可以进一步接触腱膜组织对腹壁扩展限制。

· 腹壁的血管神经组织走行于腹内斜肌与腹横肌之间，在腹壁组织结构分离法的操作中，可以得到有效的保护，保证腹直肌的血管和神经支配[5]，不影响腹壁肌肉功能。

（二）腹壁组织结构分离法的操作步骤

腹壁组织结构分离法在腹部正中切口的条件下进行，手术的目标是延展腹壁，保留其基本层次关系和基本功能。

· 在腹外斜肌腱膜上游离皮肤，注意保护穿支血管，可以避免术后的皮肤局部坏死。

· 在半月线外侧 2cm 切开腹外斜肌腱膜（图 5-16）。

· 游离腹外斜肌腱膜与腹内斜肌之间的间隙，直至腋前线，可使腹壁松解。

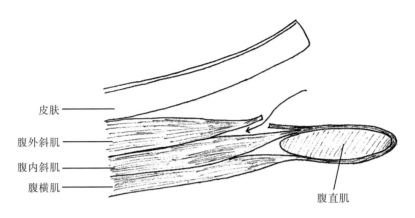

皮肤

腹外斜肌

腹内斜肌

腹横肌

腹直肌

图 5-16　切开腹外斜肌腱膜

·当一侧完成游离后，将腹直肌尝试拉向对侧，评估是否可以闭合切口。如可以对拢，就可缝合中线部位的切口；如无法对拢，可在对侧腹壁进行同样的操作。

·如需要进一步游离，可切开腹直肌后鞘；切开部位为中线外 0.5~1cm，在腹直肌后游离至半月线。

·腹外斜肌腱膜切开部位可以使用疝修补网片加强。

该技术也可以在腹腔镜下完成，进入和游离腹外斜肌与腹内斜肌的间隙后，在腹腔镜下于半月线外侧 2cm 切断腹外斜肌腱膜，可以避免对腹壁穿支血管的损伤。

（三）腹壁组织结构分离法的手术效果

手术效果：在腰部水平的单侧腹壁成分分离可使组织向中线推进 10~15cm，单侧上腹部可推进 5~8cm，单侧耻骨上区可推进 3~6cm[6]。腹壁组织结构分离法虽然可以达到顺利关闭腹腔或修复腹壁的目的，但术后常出现腹部的整体膨出以及出现白线疝的风险，但文献分析显示正确的腹壁组织结构分离法手术后腹部膨出和白线疝风险较低[7]。

（四）腹壁组织结构分离法的适应证及禁忌证

腹壁组织结构分离法适合于因腹腔脏器组织水肿等情况导致的关腹困难的情况，也可以作为切口疝、腹壁缺损的修补方法。由于在急重症、感染、腹壁污染等情况下，腹壁组织结构分离法的大面积游离，可能导致大面积的软组织感染，甚至坏死性筋膜炎，因此这种情况下采用腹壁组织结构分离法感染风险很高。在这种情况下，是采用腹壁组织结构分离法，还是采用临时开放腹腔的方法，存在较大的争议。

二、后组织分离技术：腹横肌松解术

腹横肌松解术（transversus abdominal muscle release，TAR）为一种肌肉腱膜松解术，本质上是腹壁组织结构分离法的一种，相对前面的腹壁组织结构分离法称为前组织分离技术，TAR 称为后组织分离法，两者都可以有效延伸腹壁的肌肉腱膜层，TAR 的意义在于可游离足够的肌后间隙。

（一）腹横肌松解术的原理

腹横肌的筋肉纤维及其腱膜组成腹壁肌肉腱膜层的最内层，在半月线部位与腹内斜腱膜融合或粘连。腹横肌是维持腹内压和腹壁张力重要的成分之一，在半月线外侧切断腹横肌（图 5-17），可以减轻对腹直肌、腹直肌后鞘的牵拉，有利于腹壁中线的对合及关闭，还可以将腹直肌后的间隙与腹横肌部位的腹膜前间隙联系起来，扩大空间，有利于疝修补网片的放置。

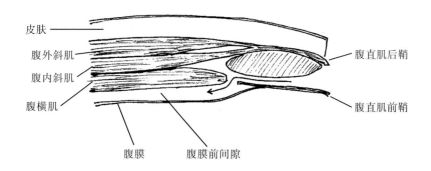

图 5-17　切开腹直肌后鞘，进入肌后间隙，然后切断腹横肌，进入腹膜前间隙

（二）腹横肌松解术的操作步骤

采用腹部正中切口，切开腹白线，可以进入腹腔或不进入腹腔，进入腹腔时注意分离粘连及保护腹腔脏器。

· 如进入腹腔，在腹白线外侧 0.5~1cm 切开腹直肌后鞘，或在疝囊外侧切开，进入腹直肌与腹直肌后鞘之间的间隙；如不进入腹腔，可直接进入腹直肌与腹直肌后鞘，游离范围到腹直肌外缘、半月线部位，见到进入腹直肌的血管和神经为止。

·在腹直肌外缘，再次切开腹直肌后鞘，注意保护神经血管，显露腹横肌。这一操作的本质是将腹横肌及其腱膜从半月线上游离出来，解除腹横肌对腹直肌的牵拉，然后切断腹横肌，以有利于腹直肌后鞘在中线部位的缝合，并进入到腹膜前间隙。

·扩大游离腹膜前间隙，根据手术的需要游离足够的范围，向上可游离到剑突上，向下可游离到耻骨后间隙，两侧可游离到腰方肌边缘。

最后关闭腹壁中线缺损，放置疝修补网片于游离的间隙中，并可放置引流管进行引流，以减少血清肿等并发症。腹横肌松解术也可以在腹腔镜下或机器人手术下 [8] 完成。

（二）腹横肌松解术的效果

腹横肌松解术可以使腹直肌向中线移动，提高中线部位缺损的关闭率，有利于腹壁缺损的闭合。腹横肌松解术后，腹壁的功能恢复较好 [9]，不牺牲生活质量 [10]。相对于 CST，TAR 没有广泛的组织游离，其感染率明显低于 CST[11]，因此在急诊手术上也可作为一个技术选择 [12]。将疝修补网片放置于腹直肌与腹直肌后鞘之间间隙的切口疝修补术为 Rives-Stoppa 肌后修补术，腹横肌横断术将腹膜前间隙与腹直肌后间隙相连续，扩大了疝修补网片的放置间隙，有利于巨大腹壁疝的修补。

（三）腹横肌松解术的适应证及禁忌证

Rives-Stoppa 肌后修补术无法达到修补要求，但无法采用腹壁组织成分分离法，例如肋缘下的切口疝等边缘腹壁切口疝、复发的腹壁切口疝、有腹壁成形术或腹壁组织成分分离术病史等情况，可采用腹横肌横断术。肋缘下切口疝手术中，经切口疝部位进腹，松解腹横肌，可以避免对腹白线的损伤 [13]。腹横肌横断术一般不宜与腹壁组织成分分离术联合使用，否则由于半月线部位过于薄弱易形成半月线疝。既往有腹膜前腹壁疝修补术或肌后修补术等腹壁成分分离困难的病例一般也不宜采用腹横肌横断术。

当遇到无法直接拉拢关闭腹壁或关闭腹壁后腹内压明显升高，腹壁组织成分分离法与腹横肌松解术都可以有效延长腹壁肌肉腱膜层，从而安全关闭腹壁缺损。关于这两种技术的对比研究较少，Sneiders 等认为腹横肌松解术比腹壁组织成分分离法更能有效地延长腹壁肌肉腱膜层[14]。

第三节　内镜腹壁组织成分分离术与腹横肌松解术

随着内镜或腹腔镜技术的发展，在内镜下进行腹壁组织成分分离术和腹横肌松解术是内镜下关闭大腹壁缺损的重要技术手段，可以达到更微创的目的。

一、内镜下组织成分分离法

内镜下组织成分分离法（endoscopic component separation，ECS）可以在微创的前提下完成腹壁组织成分分离法，作为内镜下腹壁切口疝修补的重要步骤或单纯作为腹壁切口疝的修补。

（一）体　位

患者取平卧位，双上肢收于躯干两侧。

（二）入　路

在靠近肋缘，第 11 肋肋间，半月线外侧，做长 2~4cm 的横切口，用拉钩牵开皮肤，暴露腹外斜肌，钝性分开腹外斜肌，可见其下的腹内斜肌，进入腹外斜肌与腹内斜肌之间的层面。

（三）间隙游离

用拉钩拉起腹外斜肌，用手指钝性游离腹外斜肌与腹内斜肌之间的间隙，向腹股沟方向置入球囊，充气扩张，游离出两肌肉间的间隙。

（四）放置套管

在切口部位放置一 12mm 的套管，充入 CO_2，维持压力在 12mmHg，探查建立的肌肉间隙空间的情况，在髂前上棘下方偏内侧在直视下置入一 5mm 套管，然后在两个套管中间的位置置入另一 12mm 套管（图 5-18）。

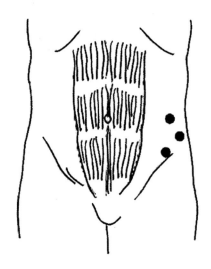

图 5-18　套管位置

（五）离断腹外斜肌及腹外斜肌腱膜

从肋缘下套管置入镜头，从中间的套管置入剪刀，剪开腹外斜肌腱膜（图 5-19），并向腹股沟方向离断腹外斜肌腱膜，内镜视野下见到黄色的脂肪为剪开腹外斜肌或腹外斜肌腱膜的标志。完成腹股沟方向游离后，将镜头从另一 12mm 套管置入，同法向头侧离断腹外斜肌腱膜。

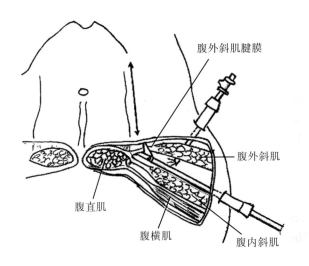

图 5-19　剪断腹外斜肌腱膜

（六）撤除器械

检查手术创面，严密止血，排出 CO_2，撤除器械。

同法进行另一侧的分离，然后在开放手术下进行腹壁切口疝修补，并缝合腹壁中线。

二、内镜腹横肌松解术

内镜（腹腔镜）下腹横肌松解术一般应用于内镜手术腹壁缺损关闭困难的情况，常用于全腹膜外 / 肌后修补的手术方式，以便将腹膜前间隙与腹直肌、腹直肌后鞘的间隙连通，并有利于在内镜下关闭腹壁缺损，具体原理及操作原则与开放手术相同。

（李　亮，邹湘才，江燕飞）

参考文献

[1] 雷治海 . 动物解剖学 [M]. 2 版 . 北京：科学出版社，2021：81-87.

[2] Susan Standring. 格氏解剖学（第 41 版）——临床实践的解剖学基础 [M]. 丁自海，刘树伟主译 . 济南：山东科学技术出版社，2017：1069-1082.

[3] Punekar IRA, Khouri JS, Catanzaro M, et al. Redefining the Rectus Sheath: Implications for Abdominal Wall Repair [J]. Plast Reconstr Surg, 2018, 141(2):473-479.

[4] van Wingerden JP, Ronchetti I, Sneiders D, et al. Anterior and posterior rectus abdominis sheath stiffness in relation to diastasis recti: Abdominal wall training or not? [J]. J Bodyw Mov Ther, 2020, 24(1):147-153.

[5] Cavalli M, Bruni PG, Lombardo F, et al. Original concepts in anatomy, abdominal-wall surgery, and component separation technique and strategy [J]. Hernia, 2020, 24(2):411-419.

[6] 尤里·W. 诺维茨基 . 现代疝外科学：理论与技术 [M]. 陈杰，申英末主译 . 天津：天津科技翻译出版有限公司，2018：109-114.

[7] Daes J, Oma E, Jorgensen LN. Changes in the abdominal wall after anterior, posterior, and combined component separation [J]. Hernia, 2022, 26(1):17-27.

[8] Dewulf M, Hiekkaranta JM, Mäkäräinen E, et al. Open versus robotic-assisted laparoscopic posterior component separation in complex abdominal wall repair [J]. BJS Open, 2022, 6(3):zrac057.

[9]   Oprea V, Toma M, Grad O, et al. Truncal function after abdominal wall reconstruction via transversus abdominis muscle release (TAR) for large incisional hernias: a prospective case-control study [J]. Hernia, 2022, 26(5):1285–1292. doi: 10.1007/s10029-022-02563-4. Epub ahead of print. PMID: 35018559.

[10] Christopher AN, Fowler C, Patel V, et al. Bilateral transversus abdominis release: Complex hernia repair without sacrificing quality of life [J]. Am J Surg, 2022, 223(2):250–256.

[11] Gala J, Nichat P, Bhandarwar A, et al. Single institute experiences in anterior and posterior component separation technique for the large ventral hernia: A retrospective review [J]. Asian J Surg, 2022, 45(3):854–859.

[12] Wegdam JA, Thoolen JMM, Nienhuijs SW, et al. Systematic review of transversus abdominis release in complex abdominal wall reconstruction [J]. Hernia, 2019, 23(1):5–15.

[13] San Miguel-Méndez C, López-Monclús J, Munoz-Rodriguez J, et al. Stepwise transversus abdominis muscle release for the treatment of complex bilateral subcostal incisional hernias [J]. Surgery, 2021, 170(4):1112–1119.

[14] Sneiders D, Yurtkap Y, Kroese LF, et al. Anatomical study comparing medialization after Rives-Stoppa, anterior component separation, and posterior component separation [J]. Surgery, 2019, 165(5):996–1002.

第6章 渐进性气腹技术与肉毒素在巨大腹壁疝术前准备中的应用

在巨大腹壁疝的治疗中，由于腹腔脏器的疝出，一部分的脏器疝出位于疝囊内，而不是位于有效的腹腔容积内，腹腔的容积缩小，导致脏器回纳时没有足够的容积可容纳全部的脏器，对腹壁疝手术造成较大的影响，因此术前需要做好充分的准备，以防止或减少并发症的发生。

第一节　腹腔容积损失引发的病理生理问题

腹壁肌肉、腱膜和筋膜是维持腹壁功能的主要因素，腹壁的主要功能为运动功能、维持适当腹腔压力与容积平衡的功能。当腹壁出现较大面积的局部缺损，或虽然缺损面积不大，但疝囊体积巨大，导致手术后腹腔难以容纳全部的脏器，从而导致相关的并发症，目前国内常称为腹壁功能不全（loss of domain、loss of abdominal domain 或 loss of intra-abdominal domain，LOD）。

一、腹壁功能不全的定义

腹壁功能不全定义为[1]：腹壁缺损或腹壁疝足够大，单纯关闭腹壁筋膜而不依靠其他技术，例如使用疝修补网片、腹壁成分分离法等，无法实现腹壁的修补，无法避免腹内压升高引起的并发症。因此腹壁功能不全的腹壁疝或腹壁缺损修补手术，需要专门的腹壁外科知识和技能，有其特殊性。

二、腹腔容积损失的病理解剖及病理生理改变

腹壁疝或腹壁缺损时，腹腔脏器膨出，导致腹腔内的容积相应减少，疝囊及疝出脏器在腹腔以外形成第二腹腔，随着时间的推移，第二腹腔的

体积越来越大，出现巨大腹壁疝。由于腹腔脏器的疝出，腹腔内压力降低，腹腔与胸腔的压力差减少，导致膈肌的呼吸运动减弱，降低了腹壁对呼吸的调节作用。同时由于腹腔脏器长期疝出，腹腔的容积已经适应了脏器疝出的状态，腹腔容积相对缩小，当把疝内容物回纳腹腔时，腹腔的容积不能即刻明显扩大，导致压力明显升高，出现腹腔或腹壁的顺应性无法维持适当腹腔容积和压力的状态，引起明显的病理生理改变，主要表现为呼吸循环的改变或衰竭，这种情况即为腹壁功能不全。

（一）循环改变

腹腔压力升高对腹腔血管产生明显的压迫，导致静脉回流减少，心脏前负荷减少，同时外周血管阻力增加，心脏排血的阻力增大，心脏后负荷增大，心脏发生适应性改变，总体上降低了心肌的收缩力。同时腹腔脏器的血液灌注降低，对肾脏的影响尤其明显，可引起肾功能不全，导致氮质血症，肾脏释放肾素等激素，进一步加重循环功能障碍。

（二）呼吸改变

由于腹腔压力升高，膈肌上升，导致肺活量减少，容易出现低氧血症和高碳酸血症，严重者可能出现呼吸功能衰竭。

腹壁功能不全的本质是手术后腹腔筋膜室综合征的临床结局，严重的腹腔筋膜室综合征将导致内脏血供停止等严重的病理生理改变，引起多器官功能衰竭，甚至死亡等严重手术后并发症。

三、腹壁功能不全对腹壁疝手术的影响

腹壁功能不全的情况下，如果不经过充分的准备，手术后出现病理性的腹腔高压概率很高，甚至出现腹腔筋膜室综合征或多器官功能衰竭，从而不得不再次手术取出疝修补网片，导致手术失败，或发展为多器官功能衰竭而有死亡的风险。

四、腹壁功能不全的计算方法及表述方式

由于腹壁功能不全无明确的定义，因此对其理解也存在差异，追溯其起源并结合其真正的意义，可以更好地理解腹壁功能不全的相关问题。

（一）"Loss of domian"的翻译问题

"Loss of domain"最早用于失地的英国农民，土地的失去，也就失去了土地相关的权利（the right of domain）。虽然 LOD 的定义存在争议，但其基本病因没有争议，即由于疝出的脏器形成第二腹腔，导致腹腔的容积缩小，其本质是一种特殊的病理解剖和病理生理状态，因此 LOD 以往曾翻译为"去腹腔化"。腹壁功能不全虽然是意译，侧重病理生理的角度，但不反映 LOD 的全面意义。腹壁疝修补手术是修复外科应侧重病理解剖的问题，同时也要重视相关的病理生理问题，笔者认为"loss of domain"应翻译为"腹腔容积损失"，既可反映疝内容物形成的第二腹腔导致腹腔容积的减少，也可以反映腹腔容积不足可能导致的病理生理问题。

（二）LOD 的计算方法

目前，LOD 用百分比表示，例如 LOD%=20%（图 6-1），根据影像学检查数据采用软件进行计算，方式有以下两种[2]。

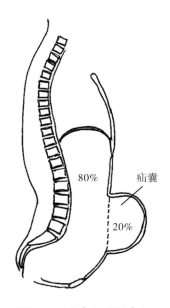

图 6-1　疝囊与腹腔容积

1. Sabbagh 法

为疝囊容积（hernia sac volume，HSV）与疝囊容积（HSV）+ 腹腔容

积（abdominal cavity volume，ASV）之和的比值，即 HSV/（HSV+ASV），其内涵为腹腔容积损失率，更符合 LOD 的真正意义。

2. Tanaka 法

为疝囊容积与腹腔容积的比值，即 HSV/ASV，其内涵为疝囊容积与现有腹腔容积的比率，使用 Tanaka 法计算时，当疝囊容积大于腹腔容积时，将出现超过 100% 的情况。

容纳腹腔脏器需要的理想空间为疝囊容积与腹腔容积之和，因此 Sabbagh 法更合理地反映 LOD 的病理解剖和病理生理问题，笔者推荐使用 Sabbagh 法作为计算方式。

（三）腹壁功能不全的诊断标准

目前各种报道的腹壁功能不全中，腹壁功能不全的值介于 10%~50%，以 20% 最为多见[3]，但没有指出具体的计算方式，因此 LOD ≥ 20% 为腹壁功能不全风险的参考标准。由于目前并没有标准的计算方式，HSV/（HSV+ASV）和 HSV/ASV 均为合理的计算方式，但计算结果应指出具体的计算方式。

第二节　渐进性气腹技术

渐进性气腹技术（progressive preoperative pneumoperitoneum，PPP）是巨大腹壁疝或伴有 LOD 的腹壁疝的术前准备措施，为腹壁外科必备的基础技术项目之一。

一、渐进性气腹技术的作用原理及目标

气腹技术最初用于肺结核的治疗，通过人工气腹技术抬高膈肌，以压迫肺结核空洞，促进结核空洞的塌陷与愈合。现代人工气腹技术主要用于腹腔镜技术。渐进的气腹技术在疝与腹壁外科有重要的应用，其原理为：通过逐渐增加腹腔的压力拉伸腹壁肌肉筋膜，增加腹壁的顺应性，脏器以渐进的方式回到腹腔，可以使腹壁疝患者的腹腔有更强的生理适应能力，减少术后心血管和呼吸系统的并发症。

（一）腹腔容积增加

通过逐渐增加腹腔内的气体量，可以逐渐拉伸腹壁，同时气腹还可以使膈肌抬升、盆底降低，从而增加腹腔的容积，增加腹壁的顺应性。

（二）呼吸功能改善

由于气腹对膈肌的顶托作用，使膈肌抬高，当气腹消除后，膈肌恢复到原来的位置，膈肌的舒张和收缩功能恢复，有利于术后呼吸功能的恢复。

（三）循环系统并发症风险降低

逐渐增加的气腹，可以使腹腔的循环系统适应较高腹腔压力的状况，当气腹消除后，虽然手术后腹腔脏器体积增加，但腹腔容积也增加，循环系统可以适应手术后的腹内压。

（四）减少腹腔粘连

气腹对腹腔和疝囊的扩张过程可以无损伤地松解粘连，或者粘连被气腹拉伸，在手术松解更加容易。

渐进性气腹技术的目标是恢复腹壁疝发生前腹腔的空间，单独的渐进性气腹技术，或与肉毒毒素结合 [4]，在不影响呼吸和循环的情况下使疝内容物回纳，达到无张力关闭腹腔的目的 [5]，从而顺利完成手术，还可减少手术时间，术后顺利恢复。通过目前的实践看，渐进性气腹技术可以达到以上目标，且并发症少，是一种简单、安全和有效的方法 [6]。

二、渐进性气腹的指征

所有 LOD 风险的腹壁疝，即 LOD ≥ 20% 的病例进行术前渐进性气腹技术较为安全，但需结合具体的病情进行评估，如没有达到 20% 的标准，但术后腹腔高压风险高，或基础的心肺功能差，难以耐受术后一般的腹腔压力升高等，也应进行术前渐进性气腹的准备。

三、渐进性气腹技术的操作

渐进性气腹技术可以住院进行，也可以在门诊置管后短暂观察，然后居家进行，一般用深静脉穿刺管留置腹腔内作为注气的通道。穿刺前嘱患者戒烟，并进行深静脉血栓风险评估及干预，进行呼吸、循环、肝脏、肾脏功能评估。进行渐进性气腹技术前行腹部 CT 检查，并计算 LOD。

·局麻，在超声引导下，在远离疝囊的部位穿刺置管。

·每天或隔天往腹腔内注气，一般为空气，注射量根据患者的耐受情况调整，一般每次为 300~500mL。有的学者在第一次腹腔注气前，留置导尿管和鼻胃管，以观察尿量及防止胃内容物反流。第一次注气后应行腹部平片检查，确认气腹是否成功。

·人工气腹期间，予腹带捆扎腹部，同时通过吹气球或呼吸功能训练器进行呼吸锻炼。

渐进性人工气腹一般持续 2~3 周的时间，人工气腹期间注意观察患者的生命征、呼吸情况，有无腹痛、腹胀、腹膜刺激征、皮下气肿等征象。出现以下征象时需要终止人工气腹[7]：①不可耐受的主观症状，如腹痛、肩背部疼痛、腹胀、纳差等；②呼吸循环不稳定，尿量减少；③动脉血气分析提示低氧血症或二氧化碳潴留；④严重皮下气肿。人工气腹完成后需复查腹部 CT 片，以评估气腹的效果。

四、渐进性气腹技术的并发症

渐进性气腹的并发症包括穿刺并发症和气腹引起的并发症两方面。穿刺并发症包括穿刺点出血、感染或腹腔脏器损伤等，损伤肠管可能引起肠穿孔，引起腹膜炎，但超声引导下穿刺，损伤的概率很低。气腹可以对呼吸和循环产生影响，引起呼吸加快、呼吸费力，但严重的呼吸循环障碍罕见。气腹还可能引起皮下气肿、纵隔气肿、气胸[8]等并发症。一般通过观察，及时干预，必要时终止人工气腹，不至于造成严重的并发症和后果。

第三节　肉毒素的应用

肉毒素是一种神经毒素，从肉毒杆菌中分离纯化而来，有 8 种血清型，临床常用为 A 型肉毒素。肉毒素最早应用于眼睑痉挛和斜视，目前广泛应用于肌肉相关疾病，近年应用于复杂腹壁疝的术前准备，一般与渐进性气腹技术联合用于 LOD 的病例，并呈现出较好的应用前景。

一、肉毒素在 LOD 术前准备中的作用原理及适应证

肉毒素对神经的阻断起到化学性去神经支配的作用，使腹壁肌肉张力降低，腹壁松弛和顺应性增加，从而有利于腹壁的修复或重建。肉毒素注射技术用于腹壁功能不全或复杂腹壁疝[9]的术前准备，因此实施前需要对腹壁进行评估，但其适应证没有一致认可的标准，一般与渐进性气腹技术相同，有时与渐进性气腹技术联合应用[10]。

二、肉毒素的注射技术

由于徒手注射技术难以保证将药物注射到正确的层次，一般要求在超声引导下将药物注射到腹壁 3 层扁肌的表面。

药物准备：肉毒素 300U，生理盐水 150mL，将药物溶于生理盐水中。

物品准备：消毒剂，腰椎穿刺针，超声检查仪。

注射位置（图 6-2）：左右侧肋弓下，左右侧腋前线平脐部（根据体型的不同可稍低或稍高）位置，左右侧下腹部，使注射部位均匀分布。

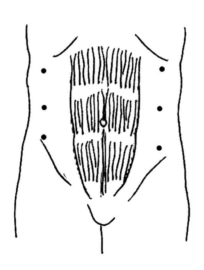

图 6-2　注射部位

注射层次：分别在腹横肌、腹内斜肌、腹外斜肌表面注射。

注射量：每个部位注射 25mL。

操作步骤：患者取侧卧位，腹部皮肤消毒后，将高频超声探头套于无菌塑料套内，涂抹耦合剂，在超声下辨认腹壁的层次，按以上要求将肉毒

素注射到上述部位，先注射腹横肌表面，然后注射到腹内斜肌、腹外斜肌的表面。注射完一侧腹壁后，变换体位，注射另一侧。

三、肉毒素的安全性及不良反应

腹壁具有辅助呼吸的功能，腹壁肌肉瘫痪理论上对呼吸会产生影响，但膈肌和肺的呼吸代偿能力很强，对无呼吸系统疾病的情况下，不良反应较小，目前尚无相关的严重不良反应的报道。偶有注射部位感染、出血的情况，很少出现严重的注射相关并发症。

四、肉毒素应用效果

注射肉毒素后腹壁肌肉的松弛效果在不同的研究中报道的腹壁延长长度不同。Timmer 等的研究为单侧腹壁延长 3.2cm[11]，Jacombs 等的研究为平均延长 4.7 ± 0.22cm[12]。腹壁松弛使腹壁缺损面积缩小，有利于腹壁的修复，有利于术后腹壁的愈合，减少复发，减少术后疼痛，使复杂的腹壁缺损的治疗更为安全有效，并且由于肉毒素引起的并发症发生率低，初步临床实践效果明显。由于肉毒素在腹壁外科中的应用时间不长，因此尚需要更多的临床实践去积累足够多的经验，并制订标准化的方案[13]，目前对其应用应保持谨慎的态度。

（李　亮，江志鹏，邹湘才）

参考文献

[1] Toma M, Oprea V, Grad ON, et al. Incisional Hernias with Loss of Abdominal Domain: A New Look to an Older Issue or the Elephant in the Living Room. Literature Review [J]. Chirurgia (Bucur), 2022, 117(1):5–13.

[2] Parker SG, Halligan S, Liang MK, et al. Definitions for Loss of Domain: An International Delphi Consensus of Expert Surgeons [J]. World J Surg, 2020, 44(4):1070–1078.

[3] Parker SG, Halligan S, Blackburn S, et al. What Exactly is Meant by "Loss of Domain" for Ventral Hernia? Systematic Review of Definitions [J]. World J Surg, 2019, 43(2):396–404.

[4] Elstner KE, Moollan Y, Chen E, et al. Preoperative Progressive Pneumoperitoneum

Revisited [J]. Front Surg, 2021, 8:754543.

[5]　Tashkandi A, Bueno-Lledó J, Durtette-Guzylack J, et al. Adjunct botox to preoperative progressive pneumoperitoneum for incisional hernia with loss of domain: no additional effect but may improve outcomes [J]. Hernia, 2021, 25(6): 1507–1517.

[6]　Cunha LAC, Cançado ARS, Silveira CAB, et al. Management of complex hernias with loss of domain using daily and fractioned preoperative progressive pneumoperitoneum: a retrospective single-center cohort study [J]. Hernia, 2021, 25(6):1499–1505.

[7]　江志鹏，邹湘才，李亮，等 . 腹股沟疝手术策略与技巧 [M]. 广州：广东科学技术出版社，2021：138–143.

[8]　de la Fuente AñóA, Valdés de AncaÁ, Milián Goicoechea H, et al. Iatrogenic pneumothorax after preoperative progressive pneumoperitoneum [J]. Cir Esp (Engl Ed), 2021, 99(9):693–694.

[9]　Mandujano CC, Lima DL, Alcabes A, et al. Preoperative botulinum A toxin as an adjunct for abdominal wall reconstruction: a single-center early experience at an Academic Center in New York [J]. Rev Col Bras Cir, 2022, 49:e20213152.

[10]　Tang FX, Ma N, Xie XX, et al. Preoperative Progressive Pneumoperitoneum and Botulinum Toxin Type A in Patients With Large Parastomal Hernia [J]. Front Surg, 2021, 8:683612.

[11]　Timmer AS, Claessen JJM, Atema JJ, et al. A systematic review and meta-analysis of technical aspects and clinical outcomes of botulinum toxin prior to abdominal wall reconstruction [J]. Hernia, 2021, 25(6):1413–1425.

[12]　Jacombs A, Elstner K, Rodriguez-Acevedo O, et al. Seven years of preoperative BTA abdominal wall preparation and the Macquarie system for surgical management of complex ventral hernia [J]. Hernia, 2022, 26(1):109–121.

[13]　Seretis F, Chrysikos D, Samolis A, et al. Botulinum Toxin in the Surgical Treatment of Complex Abdominal Hernias: A Surgical Anatomy Approach, Current Evidence and Outcomes [J]. In Vivo, 2021, 35(4):1913–1920.

第 7 章　腹腔开放疗法与困难腹壁的处理

腹腔开放疗法是控制性损伤的重要治疗方法之一，其基本的治疗理念都是为了避免腹腔筋膜室综合征及"死亡三角"形成，消除严重的病理生理状态，从而使患者从危重症状态中恢复过来。困难腹壁是腹腔开放疗法的原因之一，在机体恢复后，需要遵循一定的步骤和原则对腹壁进行修复。

第一节　腹部外科的控制性损伤

由于腹腔脏器组织水肿或腹壁回缩、腹壁缺损，导致关闭腹腔时产生腹腔高压的状态，从而引起内脏血液灌注减少或停止、呼吸困难等严重并发症，称为困难腹壁（difficult abdominal wall）。困难腹壁的初步处理与腹腔开放疗法、控制性损伤等措施综合密切相关。控制性损伤（damage control, DC）理念是首先抢救对生命影响最大的创伤，而不做确定性的手术，待病情稳定后再做确定性的手术。

一、控制性损伤的核心目标

在重症医学中，酸中毒、凝血功能障碍和低体温被称为"死亡三角"或"死亡三联征"，在这种病理生理状态下，患者有较高的死亡率。随着对复苏知识的深入研究，发现在创伤中避免形成死亡三角对抢救患者生命至关重要。控制性损伤措施的病理生理基础就是避免和纠正死亡三角的形成。

二、控制性损伤的主要措施

在腹部外科中，控制性损伤的原则除了在外伤中应用外，在严重的腹部感染、吻合口漏（瘘）、急性重症胰腺炎等疾病中也有应用，主要措施如下。

第一阶段：适当输注晶体液，按 1∶1∶1 的比例输入红细胞、新鲜血浆和血小板，同时改善低体温。

第二阶段：初步手术，处理消化道穿孔、修补脏器破裂、结扎出血血管，清除腹腔污染，肠造口行临时转流，但不做确定性的手术，可以临时开放腹腔或临时关腹。

第三阶段：送 ICU 复苏，纠正死亡三联征，注意控制补液量，减轻脏器水肿。

第四阶段：患者生理状态恢复时再次手术，探查有无合并伤，行损伤组织切除等，并争取确定性手术，切除损伤或病变的脏器或组织，一般不做修复性的手术，如肠吻合等，并临时缝合关腹。

第五阶段：计划性腹壁疝或确定性关腹。

第二节　腹腔开放疗法

腹腔开放疗法（open abdomen，OA）是外科重症医学的一个重要治疗手段，在腹部创伤和外科重症中时有应用，是控制性损伤后续的重要治疗方法之一，可采用 Bogota 袋、疝修补网片、负压封闭引流装置（图 7-1）等缝合于切口的边缘或贴合于腹壁皮肤上，临时关闭腹腔，也可以只拉拢皮肤，不缝合肌肉筋膜组织，创造有利于纠正腹腔不利病理生理的条件，有利于促进机体的进一步恢复。

一、腹腔开放的病理生理

腹腔开放情况下，腹腔内压力下降，组织血供恢复，这一阶段的主要病理生理问题如下。

（一）体液平衡及蛋白质丢失

由于组织水肿，同时由于腹腔的开放，水分蒸发增多；另一方面，由于创伤，组织出现毛细血管通透性增加，或毛细血管渗漏综合征，大量液体渗出到组织间隙和腹腔，这些渗出液含有较高浓度的蛋白质，每升的渗出液含氮量为 2~4.6g[1]，导致机体蛋白质的丢失。

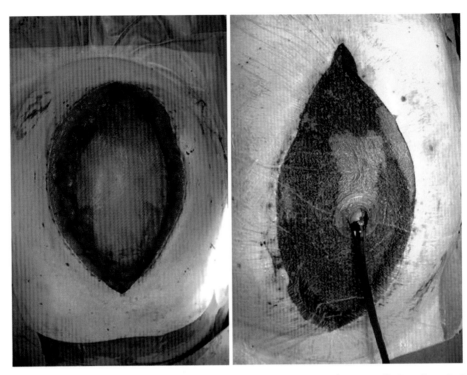

图 7-1　腹腔开放疗法的负压封闭引流。首先在腹腔内放置带细孔的薄膜，然后放置海绵并紧贴薄膜，避免漏气，最后在薄膜上剪出小缺损，贴紧引流管（具体的操作可参阅产品说明书）

（二）胃肠功能障碍与脓毒血症

创伤还可引起胃肠动力障碍、胃肠道麻痹，影响消化吸收。有的患者还合并严重的腹腔感染、肠瘘（空气瘘），因此往往合并脓毒血症或多器官功能障碍，病情危重。

腹腔开放疗法除应注意腹腔伤口的管理、液体管理、腹内压监测外和营养支持，还需注意感染的治疗并防止多器官功能衰竭。

二、腹腔开放的腹腔管理技术

采用 Bogota 袋、疝修补网片是以往腹腔开放期间重要的遮蔽腹腔脏器的措施之一，但在腹腔开放期间，负压封闭引流术（vacuum sealing drainage，VSD）优于单纯的 Bogota 袋覆盖[2]，已成为目前的主流技术之一。在腹腔开放疗法中，VSD 又称为负压辅助临时关腹技术，将多孔的聚乙烯薄膜覆盖在腹腔最内侧，其上覆盖泡沫海绵和引流管，最外一层贴薄膜封闭，将引流管接负压，可以将腹腔的渗出液吸引出来，有效减轻腹腔水肿，同时也封闭了腹腔，可有效预防腹腔感染。在此过程中，需要监测腹内压。

三、腹腔开放的液体管理

腹腔开放的情况下，腹腔脏器水肿明显，同时腹腔渗出也明显，液体管理相对复杂，原则上应采取目标导向的液体管理策略，在最初的 6h 内液体复苏达到以下目标 [3]：①中心静脉压 8~12mmHg；②平均动脉压（MAP）≥ 60mmHg；③尿量 ≥ 0.5mL/（kg·h）；④中心静脉血氧饱和度（ScVO₂）≥ 70% 或混合静脉血饱和度（SVO₂）≥ 65%。首先可以使用晶体液输注，在此基础上，可以选择胶体液、白蛋白和血浆，但应避免输液过多引起脏器明显水肿。

四、腹腔开放疗法的营养支持治疗

由于腹腔开放疗法持续时间较长，多数在 3~10d，营养支持治疗也是重要的措施之一，早期开始肠内营养支持可以降低死亡率 [4]，建议在 24~48h 内尽快开始肠内营养支持。腹腔开放疗法在多数情况下是一种疾病的危重状态，患者处于特殊的代谢状态，营养支持治疗应尽量做到精准，避免代谢并发症的发生而加重病情。

（一）热量供给

腹腔开放疗法的患者处于持续炎症的免疫抑制和分解代谢的状态，持续出现蛋白质分解、脂肪分解，患者营养状态极差。营养支持治疗可以改善高分解代谢，改善免疫功能。虽然患者处于持续的蛋白质分解状态，难以利用外源性蛋白质，但一般主张供应足够的蛋白质，蛋白质供应量为 1.5~2.5g/（kg·d）[3]。为减轻炎症反应，可使用 ω–3 多不饱和脂肪酸等药理营养素。由于代谢改变明显、组织水肿等因素，通过体重估算热量需求的准确性较差，因此以间接代谢测定仪测定静息热量需求最为理想，以精准指导营养处方制定。

（二）营养支持方式

研究表明，相对于肠外营养支持，肠内营养支持可以降低死亡率[5]。原则上所有腹腔开放者都需要进行肠内营养支持治疗[6]，以鼻空肠管为首选，能量不足部分肠外营养支持补充，但研究表明[7]，肠内营养支持可提供机体能量需求一半的作用，但联合使用肠外营养并没有使患者受益。虽然如此，在避免过度喂养的前提下，联合使用肠外营养也没有增加相应的风险，可提供足够的营养底物，笔者主张联合应用肠内与肠外营养支持治疗。腹腔开放的情况下，患者存在肠外瘘、肠空气瘘的问题，但不影响肠内营养的实施，必要时可采取肠液回输技术。腹腔开放的情况下，容易出现肠内营养支持治疗喂养不耐受的问题，尤其是实施的早期，表现为腹泻或肠瘘排出大量液体，因此肠内营养支持治疗由小剂量开始，从 10mL/h[8]，甚至更低的剂量开始，逐渐增加到 20mL/h，最终达到 100~200mL/h 小时后，维持稳定的输注速度。

第三节　困难腹壁的处理

当患者的病理生理恢复后，需要进一步对困难腹壁进行处理，主要的步骤为临时关腹（腹腔开放疗法）、计划性腹壁疝或确定性关腹、腹壁重建。

一、临时关腹

以上腹腔开放疗法采用 Bogota 袋、疝修补网片、负压封闭引流等技术，对腹腔进行临时遮蔽的措施，即为临时性关腹，因此腹腔开放疗法并非将腹腔敞开在空气中。

二、计划性腹壁疝或确定性关腹

如果患者的低体温、凝血功能障碍和酸中毒已纠正，病因已控制，膀胱内测压，持续腹内压 15~20mmHg，气道峰压升高到 10cmH$_2$O，可以进行确定性关腹或计划性腹壁疝。一般在临时关腹后 8d 内进行腹腔关闭，原则上应以最小的生理干扰关闭腹腔，最理想的情况是可以直接进行确定性的腹壁关闭，缝合肌肉腱膜及皮肤，如无法闭合肌肉腱膜层，可先缝合皮肤，或使用可吸收疝修补网片或脱细胞支架补片修补，然后在其上植皮，形成计划性腹壁疝（planned ventral hernia，PVH），再行二次修补术。

（一）手术关键问题

进行暂时性腹腔关闭时需要注意其特殊的病理及病理生理问题，以有利于患者恢复，避免出现新的并发症。

1. 放置空肠营养管

留置空肠营养管有利于术后肠内营养支持治疗，有利于患者的恢复，可留置鼻空肠营养管，如预计术后营养支持治疗时间长于 4 周，可术中留置经腹壁的空肠营养管。

2. 尽量保留大网膜

大网膜可以包裹病变部位，使病变局限化，也可以隔离肠管与疝修补网片的接触，有助于保护肠管。

3. 注意临时造口的位置

不推荐在腹腔瘘形成的包裹性团块中插管引流，临时性肠造口是理想的选择。永久性的肠造口提倡经过腹直肌，以利用腹直肌的作用，减少造口旁疝的发生，临时性的肠造口在腹直肌旁造口，为随后的闭合腹腔保留腹直肌筋膜层。

4. 避免强行关闭腹腔

关腹前测量气道峰压和膀胱压，如无法达到关腹的要求，不要强行缝合肌肉筋膜，计划性腹壁疝是明智的选择。

5. 皮瓣与腹壁成分分离术

由于重症状态下，腹壁水肿严重，容易出现感染，引起大面积的组织坏死，一般不主张游离皮瓣或行腹壁成分分离术进行腹腔关闭。虽然目前有的学者尝试采用以上办法关腹，并取得成功，但仍应谨慎评估和实施。

6. 避免使用一般合成非可吸收疝修补网片关闭腹腔

腹腔开放的情况下，切口为Ⅱ类或Ⅲ类切口，感染风险高，不具备放置合成非可吸收疝修补网片的条件，不应使用合成非可吸收疝修补网片急诊修补。

（二）操作要点

暂时性关腹与一般腹壁切口的关闭技术相同，注意缝合的针距和边距，尽量不采用多股编织型缝线，以减少切口感染风险。如需要植皮，建议与皮肤外科等相应专科医生合作完成。

三、腹壁重建

确定性腹壁修复一般在手术后 3~6 个月进行 [9]，也有学者主张在术后 6~12 个月后进行 [10]。对于计划性腹壁疝需要进行腹壁重建，但计划性腹壁疝与一般的腹壁切口疝不同，不能将腹壁切口疝的手术理念简单移植到计划性腹部疝中。计划性腹壁疝一般不存在腹壁切口疝的腹壁成分缺损或回缩的问题，多数可通过缝合修补恢复正常的腹壁解剖和功能，因此一般直接缝合修补即可，有些特殊情况，如腹壁缺损明显，或其他因素导致单纯缝合存在较大张力或导致腹腔高压，需要采用疝修补网片或腹壁成分分离法进行修补。

（李　亮，陈映群，洪楚原）

参考文献

[1] Chabot E, Nirula R. Open abdomen critical care management principles: resuscitation, fluid balance, nutrition, and ventilator management [J]. Trauma Surg Acute Care Open, 2017, 2(1):e000063.

[2] Rencüzoğulları A, Dalcı K, Eray İC, et al. Comparison of early surgical alternatives in the management of open abdomen: a randomized controlled study [J]. Ulus Travma Acil Cerrahi Derg, 2015, 21(3):168–174.

[3] 任建安，赵允召. 腹腔开放疗法 [M]. 北京：科学出版社，2017：69–76.

[4] Li X, Wei J, Zhang Y, et al. Open abdomen treatment for complicated intra-abdominal infection patients with gastrointestinal fistula can reduce the mortality [J]. Medicine (Baltimore), 2020, 99(16):e19692.

[5] Goh EL, Chidambaram S, Segaran E, et al. A meta-analysis of the outcomes following enteral vs parenteral nutrition in the open abdomen in trauma patients [J]. J Crit Care, 2020, 56:42–48.

[6] Guillen B, Cassaro S. Traumatic Open Abdomen [M]. StatPearls [Internet]. Treasure

Island (FL): StatPearls Publishing, 2020. PMID: 29262207.

[7]　Yandell R, Wang S, Bautz P, et al. A retrospective evaluation of nutrition support in relation to clinical outcomes in critically ill patients with an open abdomen [J]. Aust Crit Care, 2019, 32(3):237–242.

[8]　马云丽, 罗娟, 叶向红. 腹腔开放患者肠内营养支持的研究进展 [J]. 护士进修杂志, 2020, 35(9):789–792.

[9]　Khansa I, Janis JE. Management of skin and subcutaneous tissue in complex open abdominal wall reconstruction[J]. Hernia, 2017, 22(2):293–301.

[10]　张连阳, 谭嘉鑫. 渐进性关腹术：一种新的暂时性腹腔关闭术后早期确定性腹壁关闭技术 [J]. 中华疝和腹壁外科杂志 (电子版), 2020, 14(3):218–223.

第8章　腹壁缺损修补常用皮瓣技术

当腹壁缺损严重，腹壁肌肉、腱膜、皮肤无法实现腹腔关闭时，需要使用皮瓣技术，这种情况一般为复杂的腹壁缺损，包括巨大腹壁疝伴腹壁功能不全、腹壁感染、创伤引起的腹壁缺损、腹壁肿瘤切除术、腹腔开放疗法等。因此，疝与腹壁外科医生应对皮瓣知识有基本的了解。

一、皮瓣的类型

皮瓣（skin flap）是带有自身血液供应、包含皮肤组织的活的组织块。皮瓣技术一般属于整形外科专业或骨科专业，疝与腹壁外科医生一般并不掌握皮瓣技术，但应对其有所了解，以便更好地设计手术并进行多学科合作。目前对皮瓣的分类缺乏统一的标准，皮瓣的命名与解剖结构、血供类型和术式关联，常见的皮瓣命名如下。

（一）皮　瓣

皮瓣结构包含皮肤和皮下组织（浅筋膜）。广义上皮瓣是各种皮瓣的总称，狭义上是一种皮肤组织皮瓣，如无特别说明，一般所指的皮瓣为狭义上的皮瓣。

（二）筋膜皮瓣

在皮瓣层次结构的基础上，包含深筋膜结构。

（三）真皮下血管网皮瓣

只有皮肤和真皮血管网，不含皮下组织（浅筋膜）。

（四）复合皮瓣

复合皮瓣包含两种或两种以上组织结构的移植体，例如：包含肌肉与皮瓣的肌皮瓣，包含骨、肌肉与皮瓣的骨皮瓣等。

　　在腹壁缺损的修复中，常用的皮瓣类型为皮瓣及肌皮瓣。穿支皮瓣是常用的皮瓣之一，指由穿支动静脉供应的岛状皮瓣，穿支血管是指穿过深筋膜进入皮下组织和皮肤的营养动脉，腹壁下动脉穿支皮瓣是常用的皮瓣之一。

二、常用于腹壁修复的皮瓣

　　从技术角度来看，目前常用的皮瓣技术包括局部推进皮瓣、带蒂皮瓣和游离皮瓣。局部推进皮瓣采用邻近皮瓣的推进技术，延长皮瓣的覆盖范围，实现对邻近创面的皮瓣覆盖，在腹壁缺损修复中应用较少。带蒂皮瓣为带有供应血管与回流静脉的皮瓣，不离断血管蒂，转移到需要覆盖的部位。游离皮瓣需要将血管蒂离断，通过显微外科技术将血管蒂与局部的血管吻合，重建血供与静脉回流。带蒂皮瓣与游离皮瓣在腹部缺损中应用较多。

　　由于解剖学的关系，大腿来源的带蒂皮瓣常用于腹壁的修复，为皮瓣的主要供应区，特别适用于下腹部缺损的修复，包括股前外侧皮瓣和股前内侧皮瓣。大腿也是肌皮瓣的重要来源区域，例如股直肌肌皮瓣和阔筋膜张肌肌皮瓣。

（一）股前外侧皮瓣

　　股前外侧皮瓣（anterolateral thigh flap）是以旋股外侧动脉降支为血管蒂的大腿外侧部皮瓣，可以带蒂转移，也可以游离移植。旋股外侧动脉起自股深动脉或股动脉，动脉发出后分为升支、横支和降支（图 8-1），其中降支最粗大，行程最长。降支在股直肌与股外侧肌之间行向外下方，在体表的投影为：髂前上棘至髌骨外侧缘连线的中点与腹股沟韧带中点的连线，这一连线的外 2/3 为降支的体表投影。降支继续下行，分为内侧支与外侧支，外侧支营养股外侧肌及股前外侧部皮肤。降支多数有两支静脉伴行，股外侧皮神经是该皮瓣的主要感觉神经。股前外侧皮瓣上界可达阔筋膜张肌的远端，下界至髌骨上 7cm，内侧达股直肌内侧缘，外侧至股外侧肌肌间隙或略大，皮瓣可设计成椭圆形、菱形或半月形，面积在 15cm×25cm 以内。

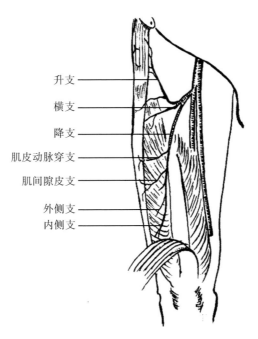

升支
横支
降支
肌皮动脉穿支
肌间隙皮支
外侧支
内侧支

图 8-1　股外侧动脉及分支

（二）股前内侧皮瓣

股前内侧皮瓣（anteromedial thigh flap）的血管蒂不恒定，可能来自股动脉发出的股浅动脉或旋髂外动脉的内侧支，也可直接发自股动脉，供应动脉位于股三角内，易于解剖。静脉与动脉伴行，皮瓣的感觉神经为股内侧神经和股中间神经的皮支。由于股前内侧皮瓣的动脉不恒定，多作为股浅外侧皮瓣的替代。髂前上棘与股骨内侧髁连线的中点为血管穿出点，该点与腹股沟韧带中点的连线为血管蒂的体表投影。皮瓣的范围与股三角相当，以股直肌、缝匠肌、股内侧肌构成的三角为基准，可向周围相应扩大皮瓣的范围。

（三）股直肌肌皮瓣

股直肌是股四头肌的一部分，具有屈大腿和伸小腿的作用，切除后由于下肢其他肌肉的代偿作用，对功能影响不大。股直肌的营养血管为旋股外侧动脉的分支，主要血管为降支的股直肌支，沿股直肌边缘下行，在距腹股沟韧带下方约 8cm 进入股直肌的中上 1/3，同时股神经的分支随血管一起进入肌肉，血管恒定，旋股外侧动脉的横支、升支也发出分支营养股直肌，但横支和升支不恒定，有时可能缺如其中的一支（图 8-2 和图 8-3）。股直肌肌皮瓣（rectus femoris myocutaneous flap）的外界为股外侧肌的内侧缘，内界为股内侧肌和缝匠肌的内侧缘，大小约 7cm×40cm，可以允许股直肌肌皮瓣有较大的旋转度，以填补缺损，修补邻近缺损，其旋转带蒂肌皮瓣可达到肋缘下[1]，也常用于腹壁缺损的修补。

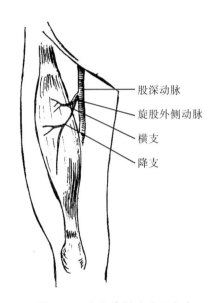

图 8-2　旋股外侧动脉及分支

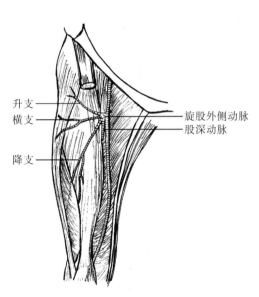

图 8-3　旋股外侧动脉及分支

（四）阔筋膜张肌肌皮瓣

阔筋膜张肌肌皮瓣(tensor fascia latae myocutaneous flap)位于大腿外侧，属于肌筋膜复合皮瓣，其肌腹短，肌腱长，皮瓣面积大，可覆盖大范围的缺损，在腹壁缺损的修补中具有重要意义。阔筋膜张肌位于大腿外侧，起于髂嵴前部外侧唇，向下延续为髂胫束，止于胫骨外侧髁，全肌包含在阔筋膜的两层之间。阔筋膜张肌主要的营养血管为旋股外侧动脉升支，血管蒂长 5cm，在股直肌后面，在股直肌与股外侧肌之间，髂前上棘下 8cm 处进入阔筋膜张肌。肌皮瓣的静脉与动脉伴行，支配神经为胸 12 脊神经外侧支和股外侧皮神经。阔筋膜张肌肌皮瓣的分为较大，在髂嵴上 2cm 至膝上 5cm 的范围，通过带蒂肌皮瓣的旋转，可以覆盖较大范围的腹壁[2]，是较好的腹壁修补自体组织。

除了大腿的皮瓣或肌皮瓣外，后胸壁可提供背阔肌肌皮瓣、肩胛／肩胛旁筋膜皮瓣、胸背动脉穿支皮瓣，可以作为带蒂皮瓣转移到上腹部或侧腹部。

三、皮瓣外科的要点

临床上将腹壁缺损分为 3 类，分别是[3]：Ⅰ型，仅涉及皮肤及部分皮下组织缺损；Ⅱ型，以腹壁肌肉筋膜（腱膜）缺损为主，皮肤的完整性依然存在；Ⅲ型，全层腹壁缺失。Ⅲ型多见于腹壁肿瘤切除或严重的腹部外伤，一部分病例需要使用皮瓣或肌皮瓣进行修复。在腹壁缺损的修复中，单纯的皮瓣重建难以维持腹壁的强度，容易出现腹壁膨出和腹壁疝复发，因此一般需要同时修补腹壁的肌肉腱膜缺损或采用疝修补网片桥接缺损来加强，可以采用合成疝修补网片或生物补片。皮瓣的设计、切取、转移或移植需要与整形外科、骨科或显微外科医生协作进行，手术后需要重点观察皮瓣的活力。

（一）皮瓣的选择原则

皮瓣的选择应遵循由简到繁、根据移植的方式选择皮瓣的原则。根据腹壁缺损的部位、面积、创面情况，选择合适的皮瓣，如需要重建腹壁缺损部位的功能，可以选择带有神经支配肌皮瓣。皮瓣的选择也需要考虑供皮区的情况，炎症或放射治疗后的部位不适合作为供皮区，切除皮瓣后对供皮区功能影响大的部位也不是理想供皮区。

（二）受皮区的处理

受皮区无感染和污染，以避免感染导致皮瓣坏死。当受皮区感染时，可采用持续冲洗的负压封闭引流技术（vacuum sealing drainage，VSD）清除感染及污染物质。血供充足是皮瓣成活的关键，旋转的带蒂皮瓣可以无张力地覆盖缺损范围，游离的带蒂皮瓣可以与内乳动脉及静脉、腹壁上动脉及静脉、腹壁下动脉及静脉等血管进行吻合，如无合适的血管进行吻合，即需要进行血管移植，在目前的技术条件下，游离皮瓣移植是安全可行的方法[4]，与带蒂皮瓣相比并没有增加并发症[5]。在进行器官移植无法关闭腹腔的情况下，可以同时进行同种异体的腹壁移植，可以扩张腹腔的容积，适应供体器官的体积，避免在器官移植的情况下开放腹腔引起的严重并发症[6]。

（三）暂时性关腹

在腹腔开放疗法暂时性关腹时，由于还需要后期进行确定性的修复，一般不采用皮瓣技术，可以采用脱细胞支架补片（生物补片）关闭腹壁肌肉腱膜缺损，并在其上植皮的方法。后期的确定性腹壁修复时，可以考虑结合皮瓣技术进行修补。

小　结

腹壁的皮肤、肌肉和腱膜具有较多的富余，当出现急诊情况无法关腹时，可以采用暂时性关腹的技术关闭腹腔，以后再进行确定性的修补。在复杂腹壁缺损的重建中，使用皮瓣技术有时难以避免，通常情况下皮瓣来自大腿和背部，一般需要疝与腹壁外科医生与整形外科、骨科或显微外科医生协作完成。

（李　亮，郭远清）

参考文献

[1] 侯春林，顾玉东.皮瓣外科学 [M].3 版.上海：上海科学技术出版社，2019：622-624.

[2] Shih PK. Feasibility of pedicled anterolateral thigh flap with tensor fascia lata and vastus lateralis for difficult abdominal wall closure [J]. Hernia, 2019, 23(4):749-755.

[3] 中华医学会疝与腹壁外科学组，中国医疗保健国际交流促进会临床实用技术分会腹壁修复与重建外科学组.腹壁缺损修复与重建中国专家共识（2019 版）[J].中国实用外科杂志，2019，39（2）：101-109.

[4] Bauder A, Othman S, Asaad M, et al. Microvascular Free Tissue Transfer for Reconstruction of Complex Abdominal Wall Defects [J]. Plast Reconstr Surg, 2022, 149(1):74e-78e.

[5] DI Summa PG, Watfa W, Campisi C, et al. Free Versus Pedicled Anterolateral Thigh Flap for Abdominal Wall Reconstruction [J]. Anticancer Res, 2019, 39(12):6759-6768.

[6] 尤里・W. 诺维茨基.现代疝外科学：理论与技术 [M].陈杰，申英末主译.天津：天津科技翻译出版有限公司，2018：251-257.

第三部分

腹壁切口疝及造口旁疝

　　腹壁疝包括腹壁切口疝和原发性腹壁疝。腹壁切口疝是腹壁外科最主要的病种，造口旁疝也是腹壁切口疝的一种特殊类型。这一部分对腹壁切口疝及造口旁疝的相关问题进行全面论述，包括病情评估、手术原则、各种手术方式及术式选择，以及特殊情况下的手术问题等。

第 9 章　腹壁切口疝概述

腹壁疝分为原发性腹壁疝与继发性腹壁疝。继发性腹壁疝为继发于腹部手术后的腹壁疝，即腹壁切口疝，简称切口疝；与之对应，原发性腹壁疝即为与手术无关的腹壁疝，例如白线疝等。腹壁切口疝是腹壁外科的主要病种之一，病变复杂程度差异大，病因多样，但目前对其详细的发病过程仍然存在很多不明确之处。

一、腹壁切口疝的流行病学及病因

对于腹壁切口疝的发生率，目前尚缺乏大规模的临床调查数据，开放手术的腹壁切口疝发生率为 15%~22%[1]。Mäkäräinen 等的研究发现 Hartmann 手术造口旁疝与切口疝的发生率分别为 15%~46% 和 5%~38%[2]，腹腔镜手术脐部切口疝的发生率为 3.9%[3]，减孔腹腔镜手术（单孔 +1）脐部切口疝的发生率为 6.0%[4]。单孔腹腔镜技术（single-port laparoscopy）并没有降低切口疝的发生率，研究发现其切口疝发生率为 7.2%[5]。对腹主动脉瘤开腹手术 5 年的随访研究发现切口疝的发生率为 14.3%[6]。腹壁切口疝与多种因素有关，但腹壁切口疝的基础研究不足，具体的病因未明，主要因素如下。

（一）切口因素

腹壁切口疝与切口本身及患者自身的因素有关，也与外科操作技术和并发症等因素有关。

1. 切口类型

腹壁切口疝与切口的类型有关，也与手术次数及手术时长有关。由于腹壁总的肌力为横向，一般认为腹壁横切口比腹壁纵切口裂开的概率小，再次手术比第一次手术切口裂开的概率大。腹腔镜手术的穿刺孔或小切口、单孔腹腔镜手术，手术后出现腹壁切口疝的概率较开放手术低，肠造口手术即有较高比例的造口旁疝发生率。既往开腹手术病史也是腹壁切口疝的

病因之一 [7]，手术时间与腹腔镜手术脐部切口疝的发病率有关 [8]。

2. 切口关闭技术

正确的切口关闭技术切口裂开的概率可以降至最小，关闭切口时强调缝合腹壁筋膜、腱膜、合适的边距和针距以及缝线选择等，并强调缝线长度与切口长度 4∶1 的要求，可以有效减少切口疝的发生 [9]。

3. 切口并发症

切口感染虽然发生在皮肤或皮下，但可影响肌肉腱膜层的愈合，切口感染时，出现切口裂开或切口疝的并发症比正常愈合的切口要高。

（二）腹内压增高

各种原因导致腹内压升高可在术后短期内出现或切口愈合后逐渐出现腹壁切口疝，例如：肥胖患者腹内压增高是切口疝的高危因素；手术后腹腔脏器严重水肿，也可引起腹内压的增高，导致切口裂开；手术后剧烈咳嗽，引起腹内压增高可导致缝线断裂、组织撕裂，或慢性咳嗽引起的腹内压升高，也可导致切口裂开；便秘、前列腺增生尿潴留等导致腹内压增高，也可能引起腹壁切口疝。

（三）营养不良、贫血

营养不良导致切口愈合困难，或者筋膜腱膜质量差，被缝线切割而裂开，也可能导致腹壁切口疝。贫血导致组织愈合困难，也有较高的腹壁切口疝风险。

（四）其他因素

糖尿病患者的切口疝比例较一般患者高；胶原代谢异常者，例如马方综合征患者，腹壁切口疝发生的比例较一般人群高。由于马方综合征常出现腹主动脉瘤，或腹主动脉瘤存在胶原代谢异常的风险高，因此腹主动脉手术后切口疝风险高。为此，有学者研究发现在关腹时预防性放置疝修补网片可有效降低切口疝的发生率 [10]。

由于缺乏对腹壁切口疝确切机制的研究、患者的个体差异及外科医生操作技术的差异，研究难以标准化，因此目前仍然缺乏高质量的基础研究数据，腹壁切口疝具体病因仍不明确。

二、腹壁切口疝的病理生理

由于腹壁切口疝的疝出，改变了腹部的结构，也改变了腹壁和机体的功能，对机体生理产生不同程度的影响，主要体现在对呼吸的影响上。

（一）腹壁切口疝引起的病理生理改变

在呼吸生理上，膈肌和腹壁肌组成一个功能系统，在这个系统中，腹壁肌充当固定者，膈肌充当运动者。腹壁肌的收缩，腹内压增高，膈肌上移，有利于呼气，然后膈肌收缩，牵拉下6对肋骨，使胸腔在垂直方向、前后方向、左右方向的直径增加，胸腔扩张，有利于吸气。在呼吸中，膈肌、肋弓和腹肌组成呼吸壁，胸壁的运动主要由于膈肌的收缩和舒张，吸气时腹部脏器被推向腹前壁，然后腹肌收缩，开始呼气。在腹壁肌中，腹横肌发挥拮抗膈肌的作用，因此在腹壁肌中起主要呼吸运动作用的为腹横肌。当腹壁切口疝形成时，腹腔内脏疝出，形成第二腹腔，由腹壁肌收缩导致内脏上升和腹内压升高的作用减弱，膈肌上升幅度降低，呼吸作用减弱。由于腹腔压力的降低，对腹部脏器和血管的压力也降低，也可引起循环系统的改变。由于腹壁扁肌与背部的浅肌群（背阔肌、斜方肌）和深部肌群（长、短棘肌）共同参与维护脊柱的整体平衡和躯干的运动。当出现腹壁切口疝时，维持脊柱稳定的平衡力量被打破，对脊柱产生慢性影响，可能引腰痛等不适，由于疝出脏器的牵拉作用，也可对脊柱产生慢性影响。此外，由于腹壁切口疝的出现，腹部脏器失去了完整腹壁的保护，导致腹部脏器更容易被损伤。

（二）腹壁切口疝修补术后的病理生理

由于通常使用的合成疝修补网片没有肌肉的收缩和舒张功能，但腹壁切口疝修补术后，腹壁的功能有不同程度恢复，恢复的程度与腹壁缺损的大小有关。小面积的腹壁缺损修补后对腹壁的生理影响不大，但大面积的腹壁缺损，虽然手术后恢复了腹壁的连续性，可以恢复呼吸肌的功能[11]，但手术后疝修补网片形成无收缩舒张功能的腹壁对呼吸仍然有一定程度的影响，但具体的影响程度缺乏研究，因此理论上，带神经血管蒂的肌肉筋膜组织移植对恢复腹壁的连续性和功能最有利。当腹壁疝体积大，手术回纳疝内容物并修补后，可造成腹腔容积不足，腹腔压力升高，对呼吸和循环产生严重的影响，可出现腹腔筋膜室综合征或多器官功能衰竭，因此术前需要进行渐进性气腹技术、肉毒素注射、呼吸锻炼等术前准备。

三、腹壁切口疝的分型

腹壁切口疝一般表现为切口部位的可复性包块，有时由于疝内容物体积较大，形成巨大腹壁切口疝而难以回纳，有时也可能出现腹腔脏器嵌顿或坏死的情况，一般较易进行诊断。对腹壁切口疝的诊断，应做到尽量准确的分类或分型，腹壁切口疝有多种分类分型方法，常见方式为根据腹壁切口疝的大小进行分型和根据腹壁切口疝的部位进行分型。

（一）根据腹壁切口疝的大小进行分型

欧洲疝学会按切口疝最大的径线（d）将腹壁切口疝分为 4 型，国内的指南也采用同样的分类原则[12]，分别为：d < 4cm 为小切口疝，4 ≤ d < 8cm 为中切口疝，8 ≤ d < 12cm 为大切口疝，d ≥ 12cm 为巨大切口疝或不管切口疝的直径多少 LOD ≥ 20% 为巨大切口疝。

（二）根据腹壁切口疝的部位和大小进行分型

欧洲疝学会根据腹壁切口疝的部位、大小以及是否复发制定了较为复杂的分型系统，将腹壁分为中线区（以 M 表示）和侧腹区（以 L 表示），中线区的范围为：上界为剑突，下界为耻骨，两侧为腹直肌鞘外侧缘。侧腹区为中线区以外的腹壁，包括腹前外侧壁和腹后壁部位区域，上界为肋弓，下界为腹股沟区，内侧界为腹直肌鞘外侧缘，外侧界为腰区。

1. 部　位

根据腹壁切口疝在中线区的位置，分为 5 个亚类（图 9-1），分别为：

M1（剑突下切口疝），剑突至剑突下 3cm；

M2（上腹部切口疝）剑突下 3cm 至脐上 3cm；

M3（脐部切口疝），脐上 3cm 至脐下 3cm；

M4（脐下切口疝），脐下 3cm 至耻骨上 3cm；

M5（耻骨上切口疝），耻骨上 3cm 至耻骨。

治疗困难的程度从难到易分别为：M1，M5，M3，M2，M4。出现切口疝部位超越 1 个以上分型的部位，以治疗最困难的分类为主，但 2 个单独的腹壁切口疝应有 2 个分型。

侧腹区的腹壁切口疝可分为 4 类，分别为：

L1（肋缘下切口疝），肋弓边缘至脐水平线上 3cm；

L2（胁腹部切口疝），脐水平线上下 3cm；

L3（髂部切口疝），脐下 3cm 水平线至腹股沟区；

L4（腰部切口疝），腋前线的背侧部。

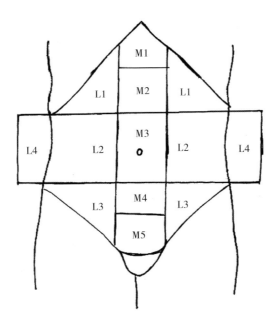

图 9-1 欧洲疝学会根据腹壁切口疝位置的分类。说明：L4 位于侧腹壁，在腹前壁无法观察到，所以本图的 L4 位于腹部之外

2. 大 小

由于腹壁肌层的总肌力方向为横向，因此以腹壁切口疝的宽度（以 W 表示）作为主要的标准，同时兼顾长度（以 L 表示）。宽度分为 3 个亚类，分别是：$W1 < 4cm$，$4cm \leqslant W2 < 10cm$，$W3 > 10cm$。长度定义为腹壁疝缺损最头端至最尾端的距离（cm），不作分类，多发疝以最头端疝缺损的上缘至最尾端疝缺损的下缘的距离为准。

3. 复 发

不强调复发的次数，无论复发次数多少，均归类为复发疝，区别于原发疝，按复发疝的治疗原则处理。

虽然目前的腹壁切口疝分类逐渐向细化和深入的方向发展，有利于对腹壁切口疝进行分型，有利于学科交流和科学研究的标准化，也有利于影像学与外科的交流语言标准化[13]，但仍然无法完全反映腹壁切口疝的病因、病理生理等问题。

四、腹壁切口疝的诊断与评估

根据腹部手术病史及临床表现，腹壁切口疝的诊断并不难，但应注意病理性肥胖患者腹壁缺损及疝出的包块可能被皮下脂肪所掩盖，需要采用CT等影像学手段进行诊断。腹壁切口疝的病情差异大，手术方式多样，手术前需要对病情进行全面评估，以选择合适的手术方式。

（一）腹壁解剖的评估

腹壁解剖的评估是手术方式选择的基础，一般采用CT进行评估，直观显示腹壁肌层、腱膜缺损的情况（图9-2），CT可以进行冠状面及矢状面的重建（图9-3），方便进行腹壁缺损部位的评估。侧卧位CT检查可以有效地对疝囊进行检查，测量缺损的径线与术中测量具有很好的相关性[14]，从而准确计算LOD。MR检查也可用于腹壁切口疝的检查和评估，其优势为具有更好的软组织分辨能力并可显示疝修补网片。

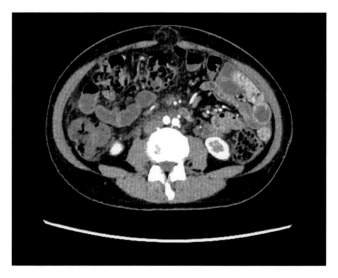

图9-2 典型的腹壁中线切口疝CT影像，可见腹壁缺损及疝囊

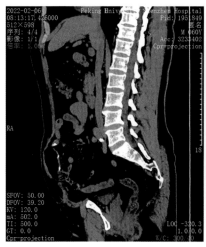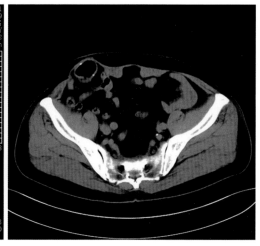

图 9-3　右下腹部腹壁切口疝的矢状面及横断面 CT 影像

（二）病理生理的评估

腹壁切口疝的病例生理评估主要是诊断巨大腹壁切口疝或存在 LOD，可能引起手术中手术后腹腔高压，甚至腹腔筋膜室综合征的可能。应注意未达到巨大腹壁切口疝或 LOD 诊断标准，但可能引起术中术后腹内高压的情况，如老年人、慢性阻塞性肺疾病、心功能不全等。对于这类病例，术前应进行渐进性气腹技术或注射肉毒素、呼吸锻炼等进行术前准备。

（三）身体状态的评估

手术前对身体状况进行全面评估，了解心脏、肺脏、肝脏、肾脏等脏器及血液的功能，并做好充分的术前准备。

五、腹壁切口疝的治疗原则

腹壁切口疝的手术方式根据疝的大小、部位和是否存在 LOD 进行选择，基本的原则为：①小型腹壁切口疝，直接进行修补，一般无须使用疝修补网片，其他的腹壁切口疝建议采用疝修补网片进行修补；②巨大腹壁切口疝，存在 LOD 或术中术后腹腔高压风险的病例，术前需要进行渐进性气腹术或肉毒素注射等充分的术前准备。对于采用开放技术或腹腔镜技术的问题，可以根据术者的熟悉程度和具体的病情灵活选择。

（一）疝修补网片的大小

疝修补网片的大小问题存在不同的标准，也有不少的争议，目前尚未完全达成一致。

1. 理念的来源

疝修补网片尺寸大小的理念来源于热气球的修补，热气球修补时以拉普拉斯定律为计算方法，主要原则为[15]：为保持疝修补网片的稳定，疝修补网片覆盖范围从疝修补网片的边缘到缺损边缘的距离为缺损直径的一半为合适，覆盖范围从疝修补网片的边缘到缺损边缘为缺损的直径为最佳（图9-4）。例如10cm的腹壁缺损，疝修补网片需要覆盖缺损外5cm，则直径20cm的疝修补网片为合适，如覆盖缺损外10cm，即直径30cm的疝修补网片为最佳。

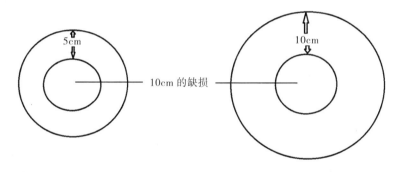

图9-4 根据拉普拉斯定律的疝修补网片大小与疝缺损的关系

2. 5cm 原则

由于腹腔的空间不可能无限大，从而限制了疝修补网片的大小，因此完全根据计算来选择疝修补网片并不现实，目前通用的原则为疝修补网片至少需要超过缺损边缘5cm，也有学者主张疝修补网片超过缺损边缘3~5cm，即可有效进行腹壁切口疝修补。

3. 16∶1 或 4∶1 原则

2018年的欧洲疝指南根据疝修补网片与腹壁缺损的面积之比作为确定疝修补网片的依据，疝修补网片与缺损的面积之比为16∶1或疝修补网片与缺损半径之比为4∶1，可以达到最佳的修补效果[16]。如果根据疝修补网片与缺损面积16∶1或半径比4∶1的原则，半径为10cm的腹壁缺损需要

40cm 半径的疝修补网片，即直径 80cm 的疝修补网片，很显然在实际的腹腔内面积显得过大。

4. 疝修补理念改变导致的争议

疝修补网片大小确定原则的前提是根据不缝合缺损、单纯使用疝修补网片加强腹壁的方法来确定，即桥接法的修补的原则，目前腹壁切口疝的修补原则提倡缝合腹壁肌肉腱膜层关闭缺损，缝合后是否仍适合这些原则存在较大的争议。

目前无一致的疝修补网片大小的标准，并且腹壁切口疝修补已经由网片的桥接发展到腹壁修补后用网片进行加强的理念，出现了理疗的不适应的问题，在这种情况下，笔者认为疝修补网片超出腹壁缺损边缘 5cm 的原则最有实用价值，可在 5cm 原则的基础上根据实际的情况进行调整。

（二）缺损的关闭问题

早期的腹壁切口疝修补术并不强调缺损的关闭，用疝修补网片桥接在腹壁缺损上以达到无张力修补的目的，疝修补网片的 5cm 原则也是在这种手术思路下的产物，目前的腹壁切口疝修补术强调解剖重建[17]，尽量进行腹壁缺损缝合，在自身组织修补的基础上，然后再放置疝修补网片进行加强修补，以达到修复腹壁功能和加强腹壁的作用等。由于腹壁的张力是维持腹内压的基础，因此也有人称这种关闭缺损的修补为"低张力修补"。开放手术直接缝合缺损的肌肉、腱膜或筋膜即可，腹腔镜下的手术可以采用穿刺缝合器进行缝合（图 9-5），或在腹腔镜下用持针器缝合，由于腹腔镜下持针器缝合操作困难，一般建议采用倒刺线或鱼骨线进行缝合。目前机器人手术在国内开始推广，机器人手术在缺损关闭上较腹腔镜技术具有优势[18]。腹腔镜下手术缝合腹壁缺损的主要问题是将腹膜缝合在一起，光滑的腹膜能否真正愈合是目前争议的问题。

（三）腹壁组织结构分离法与腹横肌松解术的应用

在择期手术中，当腹壁缺损无法关闭时，可以采用腹壁组织结构分离法进行腹壁缺损的关闭，恢复筋肉和腱膜层的连续性。腹壁组织成分分离后，可以采用疝修补网片放置在肌后或腹膜前间隙，然后关闭腹壁缺损，有的术者在腹外斜肌腱膜切开部位覆盖疝修补网片，起到加强腹壁切开部位的

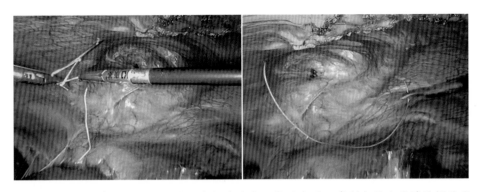

图 9-5 用腹壁穿刺缝合器从腹腔内拉出缝线，然后在同一穿刺部位向腹壁缺损的另一侧同法操作，可见缝线跨越腹壁缺损，全部缝合完成后，降低腹内压，在体外收紧缝线并打结

作用，而不再使用疝修补网片加强腹壁缺损部位。一般不提倡在急诊手术中采用腹壁组织结构分离法，原因为：腹壁组织结构分离法大面积的组织游离创面，增加了感染的风险，可能出现大面积的感染和组织坏死。腹横肌松解术可用于肌后间隙的游离，以游离出足够大的间隙放置疝修补网片。

（四）疝修补网片的放置层次问题

在腹壁切口疝的修补手术中，疝修补网片可以放在腹壁肌层的前面（肌前，Onlay）、肌肉间（肌间，Inlay）、肌层的后面（肌后，Underlay）以及腹腔内（Intraperitoneal），肌层后放置网片又有腹膜前间隙（Preperitoneal）和腹直肌与后鞘之间间隙（retromuscular）的不同，腹直肌与腹直肌后鞘间隙放置疝修补网片的手术称为 Rives-Stoppa 手术或 Rives-Stoppa 肌后修补术（图 9-6），采用腹横肌松解术可见腹膜前间隙与腹直肌后间隙连通，扩大疝修补网片的放置空间。Inlay 的方式为在缺损间桥接疝修补网片，因不符合目前的修补原则，目前已无使用，肌肉前放置疝修补网片的术式称为 Chevrel 手术，目前应用较少，多数疝修补网片为肌肉后和腹腔内方式。由于与内脏直接接触，在腹腔内需放置防粘连网片，以避免对空腔脏器的侵蚀作用。虽然目前防粘连疝修补网片被广泛应用，但腹腔内放置疝修补网片进行腹壁切口疝修补仍可见肠瘘、粘连等报道，即使新的防粘连疝修补网片不断被开发出来，目前还没有不可争辩的证据证明其长远疗效[19]。

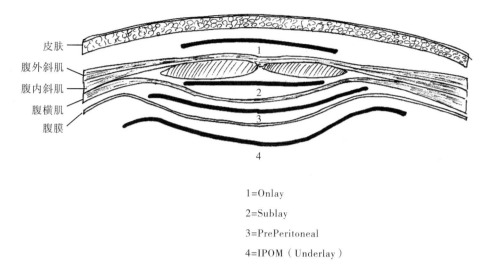

1=Onlay

2=Sublay

3=PrePeritoneal

4=IPOM（Underlay）

图 9-6　疝修补网片的放置层面

（五）脱细胞支架补片（生物补片）的应用

脱细胞支架补片（生物补片）利用的是其再生医学作用，要求至少补片的一面放置于血运丰富的组织表面，例如肌肉。由于腹膜并非血运丰富的组织，并且腹膜起到组织屏障的作用，不利于干细胞的迁入，因此不应将脱细胞支架补片放置于腹腔内，否则脱细胞支架补片将逐渐被分解吸收，达不到修补的目的。脱细胞支架补片应用于腹壁切口疝手术的时间不长，一项研究发现其一年复发率达 10.3%[20]，不同品牌的脱细胞支架补片其再生医学作用差异很大，因此目前阶段采用脱细胞支架补片进行择期腹壁切口疝手术应在全面评估后再实施。

（六）疝修补网片的固定

疝修补网片的固定方式与其放置的层面有关，放置于腹腔内的疝修补网片，固定的要求除了固定疝修补网片外，还要预防腹腔脏器疝入网片与腹壁之间，放置于腹腔内以外的层面，将网片固定于腹壁即可。一般将疝修补网片的 4 个角和 4 个边的中点，共 8 个点，用不可吸收缝线固定于腹壁，一般采用腹壁穿刺缝合器进行缝合固定，也有学者单纯固定疝修补网片的 4 个角，共 4 个点。对于腹腔内放置网片，还需要用固定器沿网片的边缘及网片内固定网片一圈。外缘要求 2 个固定器间的间隔为 1cm，也有建议疝钉数量 = 补片面积（cm^2）/4[21]，即每 4cm^2 补片用固定疝钉一枚，开放手术可以用不吸收缝线连续缝合固定。网片内的固定主要起使网片紧密贴合腹壁的作用，固定无具体的要求，可参考外缘的固定原则。

（七）腹壁多余皮肤的处理

由于腹壁缺损被修补后，疝囊部位的皮肤显得多余，一般不明显的多余皮肤无须处理，组织可以逐渐重塑而恢复正常或接近正常的外形，明显的多余皮肤，形成折叠或明显的褶皱，可以切除多余的皮肤。

（八）完全腹膜外腹壁切口疝修补术

近年来，增强视野的完全腹膜外疝修补术（enhanced-view totally extraperitoneal，eTEP）技术[22]受到学者关注，通过游离腹膜前间隙，创造腹膜前空间进行缺损关闭和放置疝修补网片，从而达到修补的目的，由于避免疝修补网片放置于腹腔内的并发症等问题，可以使用非防粘连的疝修补网片。eTEP 在技术上难度较大，技术的关键是在腹膜外筋膜（腹膜外脂肪）与腹壁肌肉腱膜层之间的疏松结缔组织间进行游离（图 9-7），合适的适应证选择是重要的疗效基础[23]，采用机器人技术比腹腔镜技术在 eTEP 上更具优势[24]。

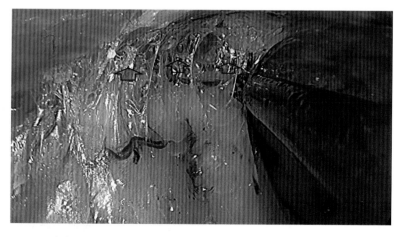

图 9-7　eTEP 手术的游离层面为腹膜外筋膜（腹膜外脂肪）与腹壁肌肉腱膜层间絮状的结缔组织（箭头所示）

（九）复合（杂交）技术

对于复杂的腹壁切口疝，可以充分利用开放技术和腹腔镜技术的优势联合进行手术修补，这种手术方式称为复合技术或杂交技术，在巨大的腹壁疝中较单纯的腹腔镜手术或开腹手术更具优势[25]，更有利于在切除疝囊的情况下闭合腹壁缺损[26]。需注意杂交技术是有序和有计划地将腔镜技术与常规的手术技术进行相结合[27]，而不是腔镜手术操作困难的情况下转为开腹手术。杂交技术也可用腹腔镜技术在开放式的肌后修补术中进行间隙游离，例如内镜辅助小切口腹壁切口疝肌后修补术，利用内镜技术进行肌后间隙游离，有助于在小的切口下完成大范围的腹膜前间隙的游离。

六、腹壁切口疝修补术后再次腹部手术

腹壁切口疝修补术后，尤其是使用疝修补网片修补后，因腹部疾病，例如胃肠肿瘤、胆道结石等情况，需要再次手术治疗时，将遇到可能破坏原来修补后腹壁的问题，也可能存在胃肠道内容物的潜在污染问题。在这种情况下，有时可以通过巧妙布置套管的位置，通过腹腔镜技术，避免对修补后腹壁的破坏，但有时为了治疗疾病，无法避免不切开疝修补网片的问题。目前缺乏这一类型的临床病例报道和研究，但从目前有限的经验来看，手术后出现腹壁切口疝和感染的机会不高。此外，腹壁切口疝腹腔内修补术的疝修补网片，对腹腔肿瘤的腹膜种植转移有何影响也缺乏参考资料，需要更多的研究和临床病例观察。

七、生育期妇女的腹壁切口疝修补术

对于生育期妇女，如果没有妊娠的计划，可以按一般人群的治疗原则进行治疗，但如果计划妊娠，又要求行腹壁切口疝修补术，即对医生及患者本人都是一个医疗选择上的难题。目前无权威的指南可以参考，从理论上分析，存在以下问题。

（一）合成的疝修补网片是否适合使用？

由于合成疝修补网片无法随着妊娠期腹腔腹壁的变化而伸展，因此不适合使用，所以对于需要使用大面积疝修补网片进行腹壁切口疝修补术的病例不适合手术治疗，但具体多大的腹壁切口疝适合手术，以及使用多大

面积的疝修补网片才不影响妊娠时腹壁的扩张并无标准。

（二）脱细胞支架补片（生物补片）是否适合使用？

脱细胞支架补片（生物补片）的意义为再生形成新的筋膜组织，从而达到腹壁切口疝修补的作用，但再生的组织是否可以随着妊娠期腹腔腹壁的变化而变化并无可参考的临床研究，另外再生的筋膜组织能否经受妊娠期间的腹内高压也缺乏依据。

（三）单纯缝合修补或腹壁组织成分分离法是否合适？

对于小型腹壁切口疝，可单纯缝合修补，对于中型及中型以上的腹壁切口疝，原则上需要使用疝修补网片进行修补，但如果患者坚持要求行单纯缝合修补术，可以在患者知情同意的前提下实施，但由于妊娠后腹内压升高，腹壁切口疝的复发率升高。腹壁组织成分分离法可以实现腹壁缺损的关闭，可作为不使用疝修补网片下实现腹壁切口疝修补术，但在妊娠期间的腹内压升高，是否对手术后的腹壁产生影响，是否导致腹壁切口疝的复发率增高，目前也缺乏可参考的研究和临床案例。

目前关于妊娠与腹壁切口疝修补术的研究很少，丹麦的一项研究表明 [28]：腹壁切口疝修补术后，妊娠可以使复发率增高，但不增加慢性疼痛。但研究没有对腹壁切口疝手术的具体问题，例如腹壁切口疝的大小、疝修补网片的大小及类型进行说明，也没有明确说明腹壁切口疝修补术后是否对妊娠有影响。总之，妊娠对腹壁切口疝手术后的复发产生影响，腹壁切口疝修补术后对妊娠的具体影响也缺乏研究，为避免争议及相关的并发症，笔者建议在妊娠结束后再择期手术。

目前腹壁切口疝手术治疗的框架性原则明确，即尽量关闭腹壁缺损恢复腹壁功能和必要时使用疝修补网片进行腹壁加强，但相关的细节仍没有统一的推荐意见，也存在争议，因此具体的治疗方案应在原则的基础上个体化处理。

（李　亮，邹湘才，江燕飞）

参考文献

[1] Hope WW, Tuma F. Incisional Hernia [M]. Treasure Island (FL): StatPearls Publishing, 2022. PMID: 28613766.

[2] Mäkäräinen E, Rautio T, Rintala J, et al. Incidence of parastomal and incisional hernia following emergency surgery for Hinchey Ⅲ－Ⅳ diverticulitis: A systematic review [J]. Scand J Surg, 2022, 111(2):14574969221107276.

[3] Tomioka K, Aoki T, Watanabe M, et al. Increased Transumbilical Incision Complication Rates With Laparoscopic Colorectal Resection: A Single-center Propensity Score-matched Cohort Study [J]. Anticancer Res, 2022, 42(2):1115–1121.

[4] Tschann P, Lechner D, Girotti PNC, et al. Incidence and risk factors for umbilical incisional hernia after reduced port colorectal surgery (SIL＋1 additional port)-is an umbilical midline approach really a problem? [J]. Langenbecks Arch Surg, 2022, 407(3):1241–1249.

[5] Tewari S, Chambers LM, Yao M, et al. Evaluation of the Effect of Closure Technique on Incidence of Incisional Hernia after Single-Port Laparoscopy in Gynecologic Oncology Surgery [J]. J Minim Invasive Gynecol, 2022,29(6):791–802.e1.

[6] Besancenot A, Salomon du Mont L, Lejay A, et al. Risk Factors of Long-Term Incisional Hernia after Open Surgery for Abdominal Aortic Aneurysm: A Bicentric Study [J]. Ann Vasc Surg, 2022, 83:62–69.

[7] 郭晨晨，邵翔宇，程韬，等．腹壁切口疝的发生及其预防措施 [J]. 中华疝和腹壁外科杂志 (电子版)，2020，14(2):97–101.

[8] Hiraki M, Tanaka T, Azama S, et al. Risk factors of incisional hernia at the umbilical specimen extraction site in patients with laparoscopic colorectal cancer surgery [J]. Ann Coloproctol, 2022 Jun 21. doi: 10.3393/ac.2022.00213.0030. Epub ahead of print. PMID: 35726377.

[9] Beeson S, Faulkner J, Acquista E, et al. Decreasing Incisional Hernia by Teaching 4∶1 Suture to Wound Length Ratio Early in Surgical Education [J]. J Surg Educ, 2021, 78(6):e169-e173.

[10] Dewulf M, Muysoms F, Vierendeels T, et al. Prevention of Incisional Hernias by Prophylactic Mesh-augmented Reinforcement of Midline Laparotomies for Abdominal Aortic Aneurysm Treatment 5-year Follow-up of a Randomized Controlled Trial [J]. Ann Surg, 2022 Jun 28. doi: 10.1097/SLA.0000000000005545. Epub ahead of print. PMID: 35762612.

[11] Paulo DNS, DA-Silva AL, Paulo LNL, et al. Maximum inspiratory and expiratory pressures in the pre and postoperative periods of patients with incisional abdominal

hernia corrected by Lázaro da Silva technique [J]. Rev Col Bras Cir, 2020, 47:e20202430.

[12] 中华医学会外科学分会疝与腹壁外科学组，中国医师协会外科医师分会疝和腹壁外科医师委员会 . 腹壁切口疝诊断和治疗指南 (2018 年版)[J]. 中华外科杂志，2018，56(7):499–502.

[13] Aluja-Jaramillo F, Cifuentes-Sandoval S, Gutiérrez FR, et al. Pre- and postsurgical imaging findings of abdominal wall hernias based on the European Hernia Society (EHS) classification [J]. Abdom Radiol (NY), 2021, 46(11):5055–5071.

[14] 龚翔，潘振宇，王帆，等 . CT3D 技术在腹壁切口疝术前评价中的应用 [J]. 中华疝和腹壁外科杂志 (电子版)，2021，15(03):252–254.

[15] Feliciano Crovella, Giovanni Bartone, Landino Fei. 切口疝 [M]. 申英末，陈杰主译 . 北京：人民军医出版社，2011：93-99.

[16] Bittner R, Bain K, Bansal VK, et al. Update of Guidelines for laparoscopic treatment of ventral and incisional abdominal wall hernias [International Endohernia Society (IEHS)]-Part A [J]. Surg Endosc, 2019, 33(10):3069–3139.

[17] Gómez-Menchero J, Balla A, Fernández Carazo A, et al. Primary closure of the midline abdominal wall defect during laparoscopic ventral hernia repair: analysis of risk factors for failure and outcomes at 5 years follow-up [J]. Surg Endosc. 2022 Jun 21. doi: 10.1007/s00464-022-09374-9. Epub ahead of print. PMID: 35729405.

[18] 李健文，乐飞 . 腹腔镜腹壁切口疝修补术的现状和展望 [J]. 中国普通外科杂志，2021，30(4):375–379.

[19] Soare AM, Cârţu D, Nechita SL, et al. Complications of Intraperitoneal Mesh Techniques for Incisional Hernia—A Systematic Review [J]. Chirurgia (Bucur), 2021, 116(6 Suppl):S36–S42.

[20] Vauclair E, Bert M, Facy O, et al. What results can be expected one year after complex incisional hernia repair with biosynthetic mesh? [J]. J Visc Surg, 2021, 158(2):111–117.

[21] 王平 , 黄永刚 . 腹腔镜疝与腹壁外科手术缝合技术与缝合材料选择中国专家共识（2021 版）解读——切口疝修补 [J]. 外科理论与实践 , 2021, 26(5):390–393.

[22] Belyansky I, Daes J, Radu VG, et al. A novel approach using the enhanced-view totally extraperitoneal (eTEP) technique for laparoscopic retromuscular hernia repair[J].Surg Endosc, 2018, 32(3): 1525–1532.

[23] Mitura K, Romańczuk M, Kisielewski K, et al. eTEP-RS for incisional hernias in a non-robotic center. Is laparoscopy enough to perform a durable MIS repair of the abdominal wall defect? [J] Surg Endosc, 2022, 9:1–9.

[24] Lima DL, Berk R, Cavazzola LT, et al. Learning Curve of Robotic Enhanced-View

Extraperitoneal Approach for Ventral Hernia Repairs [J]. J Laparoendosc Adv Surg Tech A, 2022 Jun 23. doi: 10.1089/lap.2022.0270. Epub ahead of print. PMID: 35736784.

[25] Yang S, Wang MG, Nie YS, et al. Outcomes and complications of open, laparoscopic, and hybrid giant ventral hernia repair [J]. World J Clin Cases, 2022, 10(1):51–61.

[26] Melland-Smith M, Khan U, Smith L, et al. Comparison of two fascial defect closure methods for laparoscopic incisional hernia repair [J]. Hernia, 2022, 26(3):945–951.

[27] 杨天佑，谢佳明，吴浩荣，等．杂交技术治疗腹壁复杂切口疝的临床疗效 [J]. 中华疝和腹壁外科杂志 (电子版)，2020，14(2):113–116.

[28] Oma E, Jensen KK, Jorgensen LN, et al. Incisional hernia repair in women of childbearing age: A nationwide propensity-score matched study [J]. Scand J Surg, 2020, 109(4):295–300.

第 10 章 腹壁切口疝的肌前修补术

腹壁切口疝的肌前修补术即 Onlay 技术，1979 年由 Chevrel 发明，又称为 Chevrel 手术，其特点为在腹壁肌前面放置疝修补网片进行腹壁切口疝修补。

一、手术原理

1979 年 Chevrel 报道认为：腹壁切口疝的修补手术主要的目是对腹白线的重建[1]，其理论是建立在当时腹直肌及腹白线的强度研究的基础上。Chevrel 的理论主要有以下两点。

（一）腹直肌鞘的强度

腹直肌的前鞘强度强于后鞘，弓状线以上的前鞘强于弓状线以下的前鞘，虽然 Chevrel 手术目前已经较为少用，但对腹直肌鞘强度的观察符合腹壁解剖的特点（参见本书第 5 章 "腹壁组织成分分离法与腹横肌松解术"），腹直肌前鞘由腹外斜肌与腹内斜肌的腱膜组成，纤维呈 "十字交叉" 分布，比单纯由腹横肌腱膜组成的腹直肌后强度要高。

（二）腹白线的强度

在脐部以上，腹白线较宽，而脐部以下腹白线不明显，在有的腹部手术中，两侧腹直肌融合在一起而无明显的腹白线。脐部以上的腹白线强度比脐部以下的腹白线弱，与脐以上的白线较宽有关，与腹白线的解剖特点也相一致。

因此，Chevrel 手术的原理为：在中线腹壁切口疝中，腹白线被破坏，用强韧的腹直肌前鞘重建腹白线是理想的方式，再用疝修补网片加强腹直肌前鞘可以有效地修补中线腹壁切口疝（图 10-1）。

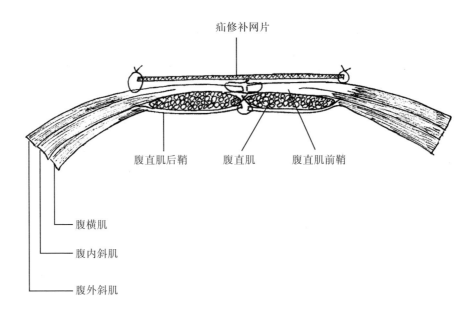

图 10-1 Chevrel 手术效果图

二、手术的技术要点

在疝囊部位切开腹壁后，缝合腹直肌前鞘以重建腹白线是关键的步骤，同时也关闭腹壁中线部位的缺损，疝修补网片的意义为加强腹壁的作用，因此腹白线的重建方式具有重要意义，需要根据缺损和腹直肌前鞘是否完整等具体解剖情况决定恢复腹白线的方式。

（一）直接关闭腹壁缺损

如腹壁缺损可以直接缝合关闭，直接缝合关闭腹壁缺损，缝合的进针及出针部位均在腹直肌前鞘，为了重建兼顾的腹白线，可重叠缝合腹直肌前鞘。

（二）腹直肌前鞘减张切开后重建腹白线

如腹壁缺损无法直接关闭，关闭腹直肌后鞘或腹膜后，可在腹直肌前鞘上做 2~3 排减张切口，每个减张切口长 2~3cm，然后将两侧腹直肌前鞘重叠缝合以重建腹白线。

（三）腹直肌前鞘翻转重建腹白线

如腹直肌前鞘缺损较多，关闭腹直肌后鞘或腹膜后，可将腹直肌前鞘向内侧翻转，重叠缝合重建腹白线。

完成腹白线重建后，将疝修补网片覆盖在腹直肌前鞘上，并缝合固定，固定的部位为疝修补网片的四边，同时需要将疝修补网片的中间缝合固定在腹壁中线上。目前没有关于疝修补网片覆盖范围的一致建议，一般参考5cm 原则，覆盖范围超出修补后缺损范围 5cm（包括腹直肌前鞘减张切开部位）。根据创面的大小，放置 2~4 根负压引流管。

三、手术后的治疗

手术后一般需要禁食至肠功能恢复，手术后给予常规的监护、补液和疼痛管理等处理。

四、手术相关问题

Chevrel 手术需要游离较大范围的皮瓣，存在皮瓣缺血坏死的问题，因此在游离的过程中注意保护皮瓣的穿支血管，保护脐血供。由于皮瓣的游离范围大，因此血清肿的风险较高，血清肿的发生率为 21%[2]，一般建议留置负压引流管，以避免皮下液体积聚。负压引流有助于血清肿的预防和控制，但拔除时间并无明确的规定，一般在术后 48h 后拔除。有的术者结合腹壁组织结构分离法关闭腹壁中线，然后将疝修补网片覆盖在肌肉腱膜上，可以修补更大的腹壁切口疝，但同时也游离了更大范围的皮瓣。手术后腹部包裹腹带 2 个月，以减少复发的风险。

五、治疗效果

Chevrel 手术相对简洁，规范的手术可以保证较好的疗效[3]，在复发率等并发症上与其他术式没有差异，但皮肤或切口的并发症可能影响到疝修补网片，例如切口脂肪液化或感染等。反对 Chevrel 手术的主要依据也是基于感染等角度，但其短期和长远疗效仍然非常令人满意[4]，在当今的疝与腹壁外科中仍是腹壁切口疝可选择的术式之一。当出现切口并发症或疝修补网片有关的感染时，可以通过持续负压冲洗引流技术（VSD）进行治疗。

六、适应证与禁忌证

Chevrel 手术是安全的手术方式[5]，适合一般的中型、大型和巨大腹壁中线切口疝，但明显消瘦皮下脂肪（浅筋膜）薄者，皮肤容易被疝修补网片腐蚀，一般不主张进行 Chevrel 手术。Chevrel 手术疝修补网片不与内脏接触，疝修补网片相关的并发症风险小，并且不通过腹壁的薄弱层次，降低了因腹部疾病需要再次手术的难度。

（江燕飞，李　亮）

参考文献

[1]　Chevrel JP. Traitement des grandes éventrations médianes par plastie en paletot et prothèse [The treatment of large midline incisional hernias by "overcoat" plasty and prothesis (author's transl)] [French] [J]. Nouv Presse Med, 1979,8(9):695–696.

[2]　Hodgman EI, Watson MJ. Revisiting the Anterior Rectus Sheath Repair for Incisional Hernia: A 10-Year Experience [J]. World J Surg, 2017, 41(3):713–721.

[3]　Köckerling F. What Do We Know About the Chevrel Technique in Ventral Incisional Hernia Repair? [J]. Front Surg, 2019, 6:15.

[4]　Alemanno G, Bruscino A, Martellucci J, et al. Chevrel technique for ventral incisional hernia. Is it still an effective procedure? [J]. Minerva Chir, 2020, 75(5):286–291.

[5]　Haskins IN, Voeller GR, Stoikes NF, et al. Onlay with Adhesive Use Compared with Sublay Mesh Placement in Ventral Hernia Repair: Was Chevrel Right? An Americas Hernia Society Quality Collaborative Analysis [J]. J Am Coll Surg, 2017, 224(5):962–970.

第 11 章　腹壁切口疝的肌后修补术

Rives-Stoppa 手术或 Rives-Stoppa 肌后修补术是一种将疝修补网片放置于腹直肌与腹直肌后鞘之间的腹壁疝切口修补方式。在弓状线下疝修补网片位于腹膜、腹横筋膜与腹直肌之间。腹横肌松解术拓展了肌后间隙的空间，同时有利于腹壁中线部位缺损的关闭，可以认为是 Reves-Stoppa 手术的拓展。

第一节　Rives-Stoppa 手术

一、Rives-Stoppa 手术原理

Rives-Stoppa 手术借鉴了腹股沟疝 Stoppa 手术的理念，并针对腹壁切口疝的特点进行了改进。腹股沟疝的 Stoppa 手术主要用于复杂的病例，以巨大的疝修补网片加强内脏囊而达到修补的目的，其理论建立在拉普拉斯定律的基础上，即在密闭的空间里，液体向各个方向的压强是相等的，因此手术强调腹壁的加强而非缺损的修补。

（一）手术原理

由于腹直肌与腹直肌后鞘之间没有腱划存在，是一个良好的放置疝修补网片的密闭间隙，将疝修补网片夹在腹壁间，同时利用腹腔的压力，有利于疝修补网片的展平及与周围组织结合，从而对腹壁中线切口疝进行有效的修补（图 11-1）。

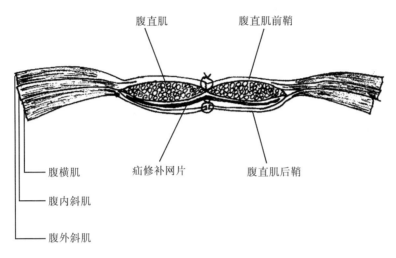

图 11-1　Rives-Stoppa 手术示意图

（二）与腹股沟疝 Stoppa 手术理念的不同点

Rives-Stoppa 手术适应证为腹壁中线切口疝，从解剖的角度看，腹直肌与腹直肌后鞘的间隙空间有限，因此可放置疝修补网片的大小也有一定的限制，此后由于腹横肌松解术的提出而拓展了疝修补网片放置的空间。此外 Rives-Stoppa 手术与腹股沟疝 Stoppa 手术的不同点为：Rives-Stoppa 手术强调腹壁缺损的关闭，而腹股沟疝 Stoppa 手术不强调缺损的关闭。

二、Rives-Stoppa 手术技术要点

经腹部正中切口，逐层切开，进入腹腔并探查，分离与腹前壁的粘连，然后关闭或回纳疝囊。

（一）间隙游离

切开腹直肌鞘，显露腹直肌与腹直肌后鞘之间的间隙，然后扩大游离缺损部位头侧及足侧 5~8cm，用手指深入腹直肌与腹直肌后鞘之间，游离腹直肌与腹直肌后鞘之间的间隙，同法处理对侧腹直肌与腹直肌后鞘之间的间隙。由于腹直肌后鞘附着于剑突后方，可切开其附着点，进行间隙游离，在弓状线下无腹直肌后鞘，可游离腹壁及腹横筋膜，必要时可进入耻骨后间隙。

（二）腹直肌后鞘缝合

缝合腹直肌后鞘，如缺损部位过大，则不必强行缝合，可用疝囊或腹膜隔离疝修补网片与内脏，但腹壁缺损的腹直肌及腹直肌前鞘的部位需要缝合关闭。

（三）放置和固定疝修补网片

测量腹壁缺损与间隙的大小，修剪为适当大小的尺寸，放置展平后进行固定，一般采用腹壁穿刺缝合器进行固定，固定的部位为疝修补网片的 4 个角，如疝修补网片面积较大，还可固定疝修补网片左右边两边的中点位置。

（四）腹直肌前鞘缝合

一般无须缝合腹直肌，缝合腹直肌前鞘重建腹白线。

由于腹直肌与腹直肌后鞘之间的间隙为潜在的间隙，手术后渗出及血清肿的风险较低，一般无须放置引流管。最后缝合皮肤及皮下组织。

三、术后治疗

手术后一般需要禁食至肠功能恢复，手术后给予常规的监护、补液和疼痛管理等处理。

四、Rives-Stoppa 手术相关问题

由于 Rives-Stoppa 手术的网片放置在一个有边界（双侧半月线之间）的间隙中，网片的移位可能性较低，关于是否需要固定疝修补网片存在争议，固定的方法选择也有多种，例如不可吸收线固定、可吸收线固定或黏合剂固定等，具体的方式取决于手术医生的观点及技术偏好。鉴于腹壁穿刺缝合固定的方式存在增加术后慢性疼痛的风险，笔者建议采用可吸收线固定疝修补网片，既可在疝修补网片与机体融合前起到固定作用，又可在缝线被吸收后消除产生术后慢性疼痛的一个因素。

五、治疗效果

Rives-Stoppa 手术是目前疝与腹壁外科标准的腹壁切口疝修补技术之一，这种手术方式可避免疝修补网片与内脏的接触，与 Chevrel 手术相比，

疝修补网片相对于体表位置更深，感染风险更低[1]。Rives-Stoppa 手术经受了将近 50 年的临床实践考验[2]，手术效果好，并发症发生率低。Rives-Stoppa 手术可以实现腹壁的分层重建，有利于解剖和功能的恢复[3]，Molina 等认为可作为儿童腹壁疝的有用术式选择之一[4]。

六、适应证与禁忌证

Rives-Stoppa 手术适用于腹壁中线切口疝的修补，即使是复杂的病例，也有很好的治疗效果，但不适合侧腹壁切口疝的修补，腹直肌与腹直肌后鞘间隙创建困难的情况也不适合 Rives-Stoppa 手术，例如腹直肌肌皮瓣重建乳腺的女性患者。

七、腹横肌松解术的应用

腹横肌松解术是在 Reves-Stoppa 手术的基础上发展而来，解决了 Rives-Stoppa 手术适应证的不足，并得到广泛认可，其基本的操作是在腹直肌与腹直肌后鞘的间隙游离完成后，切断腹横肌并游离腹膜前间隙（具体操作参见本书第 5 章"腹壁组织成分分离法与腹横肌松解术"）。腹横肌松解术拓展了腹壁切口疝的适应证，Reves-Stoppa 手术结合腹横肌松解术适合大多数的腹壁切口疝。

第二节　内镜辅助小切口开放式腹壁切口疝肌后修补术

由于开放的肌后手术切口长，有一定的切口并发症，利用小切口，结合腹腔镜技术，可以不进入腹腔，并顺利完成腹膜前间隙或肌后间隙的游离，这种术式被称为"开放小切口 Sublay 技术"（mini/less open Sublay，MILOS），属于杂交技术的一种。MILOS 与开放手术的原理相同，腹壁切口疝的修补要求相同。

一、MILOS 的手术技术要点

MILOS 手术的特点是在开放手术的基础上，用内镜技术进行辅助，综合了开放技术与内镜技术的优势。

（一）切　口

根据腹壁切口疝的面积，在疝囊的中心做一长 2~12cm 的切口，游离疝囊。

（二）腹腔探查

在疝囊做一小切口，将腹腔镜置入腹腔进行探查，可适当松解腹腔粘连，在内镜下确认腹壁缺损的边缘，并钳夹提起腹壁缺损边缘。

（三）腹膜前间隙或肌后间隙游离

在腹壁缺损边缘游离腹膜，初步游离腹膜前间隙，如腹膜难以游离，可游离腹直肌与腹直肌后鞘之间的间隙，然后用腹横肌松解术进入腹膜前间隙。用拉钩拉起腹壁，置入腹腔镜，在腹腔镜的视野下游离足够范围的腹膜前间隙。

（四）疝修补网片置入

将大小适当的疝修补网片置入腹膜前间隙，在腹腔镜视野下展平，并适当固定。对于缺损边缘位于耻骨或剑突下的腹壁切口疝，疝修补网片应置入剑突胸骨上或耻骨联合上缘下 5cm。

（五）关闭腹壁缺损

缝合关闭腹壁缺损，以重建腹壁，切除多余皮肤，缝合皮肤。

MILOS 手术的术后治疗与 Rives-Stoppa 手术相同。

二、MILOS 技术的总体评价

MILOS 技术是 Rives-Stoppa 手术在技术上的改良，其理念与 Rives-Stoppa 手术相同，并可结合腹横肌松解术，拓展手术的适应证。相对于开放技术，腹腔镜下游离腹膜前间隙的视野更佳，相对于腹腔镜技术，卫生经济学效益较高，技术更易于掌握。

三、eMILOS

在 MILOS 技术中，在完成部分肌后间隙游离后，缝合腹壁缺损，置入套管，利用腹腔镜进行更大范围的游离，缝合其余的腹壁缺损，放置固定疝修补网片，这种手术方式中，腹腔镜技术类似于反向 TEP 或拓展 TEP 技术（eTEP），因此称为 eMILOS 技术，也属于杂交技术的一种。

（李　亮，江燕飞）

参考文献

[1] Strâmbu V, Radu P, Brătucu M, et al. Rives technique, a gold standard for incisional hernias—our experience [J]. Chirurgia (Bucur), 2013, 108(1):46–50.

[2] Hartog FPJD, Sneiders D, Darwish EF, et al. Favorable Outcomes After Retro-Rectus (Rives-Stoppa) Mesh Repair as Treatment for Noncomplex Ventral Abdominal Wall Hernia, a Systematic Review and Meta-analysis [J]. Ann Surg, 2022, 276(1):55–65.

[3] 李航宇. 从生物力学的角度重新解读腹壁重建 [J]. 中国实用外科杂志，2021，41（4）：379–383.

[4] Molina Caballero AY, Pérez Martínez A, Goñi Orayen C. Abdominal hernia repair using the Rives-Stoppa technique: an abdominal reconstruction [J]. Cir Pediatr, 2021, 34(3):164–167.

第 12 章　腹壁切口疝腹腔内修补术

在腹腔内放置防粘连疝修补网片进行腹壁切口疝修补的方法为腹壁切口疝腹腔内修补术（intraperitoneal onlay mesh，IPOM）。腹腔内放置疝修补网片的技术操作简洁，因此 IPOM 成为腹腔镜下修补的主流术式之一。

一、IPOM 的原理

IPOM 手术的原理为采用疝修补网片在腹腔内加强腹壁，从而达到修补腹壁切口疝的作用。IPOM 手术采用防粘连疝修补网片，具有防粘连的可吸收涂层，涂层可隔离合成疝修补网片与内脏的接触，2 周内涂层可完全被分解吸收，并被新生的腹膜取代，这一过程被称为腹膜化。由于合成疝修补网片被新生的腹膜包裹，因此也有观点认为 IPOM 本质上也属于腹腔镜下的 Sublay 手术[1]。IPOM 经历了两个发展阶段。

（一）桥接法 IPOM

开始阶段的 IPOM 手术不关闭腹壁缺损，而是将足够大的疝修补网片放置在腹壁以加强缺损，这种方式称为桥接法（bridging repair）（图 12-1）。目前 IPOM 手术的部分原则，例如疝修补网片大小的 5cm 原则等，均来源于桥接法 IPOM。

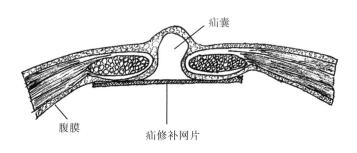

图 12-1　桥接法 IPOM

（二）加强法 IPOM

目前的 IPOM 手术主张关闭腹壁缺损后再放置疝修补网片，这种方式称加强法（augmentation repair）（图 12-2），也称为 IPOM-Plug。从桥接法到加强法 IPOM，来源于桥接法 IPOM 的一些理念存在不适应的问题，例如如何确定疝修补网片的大小仍然需要更多的研究。

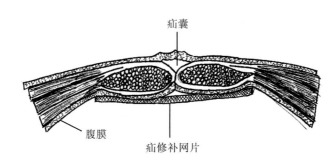

图 12-2　加强法 IPOM

桥接法只是单纯修复了腹壁，并且血清肿和疝修补网片膨出等并发症发生率高，而加强法可以起到加强腹壁和修补腹壁功能的双重作用，可以减少术后疝修补网片膨出的风险[2]，因此目前的腹腔内腹壁切口疝修补多采用加强法，但仍然有文献支持桥接法的疗效[3]。

二、开放 IPOM-Plug

患者平卧位，一般经原切口切开进入腹腔，游离腹腔粘连，要求至少完全松解前腹壁预计疝修补网片范围的粘连，然后开始修补。

（一）选择合适大小的疝修补网片

测量疝修补网片的大小，由于关闭腹壁后无法再观察疝修补网片是否展平，因此测量时注意拉拢两侧腹壁缺损（即模拟关闭腹壁缺损后的情况），选择合适大小的防粘连疝修补网片。

（二）固定疝修补网片

在疝修补网片的 4 个角上缝上 2-0 的普理灵缝线，采用经腹壁穿刺缝合器悬吊固定的方法固定，再用 2-0 的普理灵缝线将疝修补网片的 4 个边与腹壁缝合固定,一般采用连续缝合,缝合的针距为 1cm。

(三)缝合腹壁缺损

用标准关闭腹壁切口的方法关闭腹壁缺损以重建腹壁,然后缝合皮肤及皮下组织。

开放 IPOM-Plug 手术操作简洁,可以方便地修补腹壁缺损,手术的关键是选择合适尺寸的疝修补网片,并使网片在关闭腹腔后可以很好地展平,以有利于腹膜化。

三、腹腔镜 IPOM-Plug

腹腔镜 IPOM-Plug 与开放手术的原则相同,只是换成了腹腔镜下的视角和操作方式,一般采用 30º 或 45º 镜。

(一)手术体位

患者平卧位,根据需要调成头高、头低、左侧或右侧位。

(二)套管穿刺部位的布局及穿刺

套管穿刺部位的布置原则为:远离缺损部位与疝修补网片计划覆盖的部位,一般距离腹壁缺损边缘 10cm,一般采用 3 个穿刺套管(图 12-3)。观察孔采用 10~12mm 的套管,以有利于疝修补网片置入腹腔,另外采用 2

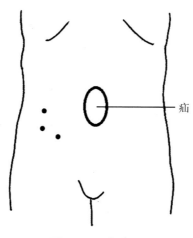

图 12-3 套管位置

个 5mm 的套管，3 个套管呈三角形分布，并保持一定距离，正对腹壁缺损区域，如有必要可根据需要增加套管。因腹壁切口疝常有腹腔粘连，为安全起见，第一个套管的置入建议采用直视下切开腹壁置入，然后在腹腔镜的监视下置入另外 2 个套管。

（三）粘连分离

先对腹腔进行全面的探查，确定缺损的部位及隐蔽的缺损部位，然后分离腹腔脏器与腹壁的粘连。在疝修补网片覆盖区域的所有粘连及韧带等组织都应该分离，分离过程中应特别注意避免肠管损伤，一般建议采用剪刀进行锐性分离，即所谓的"冷分离"。如果采用电刀或超声刀进行分离，即所谓的"热分离"，应注意电外科设备对肠管的热损伤，注意保持与肠管足够的距离。

（四）缺损的测量

缺损的测量包括明显的腹壁缺损和腹腔镜探查发现的隐蔽缺损（隐匿疝），测量时将气腹的压力降至 6~10mmHg。测量腹壁缺损的横径和纵径或测量缺损关闭后腹壁缺损的长度，目前的测量有两种方式，测量腹壁缺损的横径和纵径又有内测量与外测量两种方式。

1. 外测量

用标记笔画出腹壁缺损的位置，然后在腹腔镜的指示下标记出隐蔽缺损的位置，测量缺损应延伸到隐蔽缺损的位置。

2. 内测量

内侧可用测量尺或缝线测量缺损的横径和纵径，一般认为内测量较外测量更加准确。

一般建议疝修补网片完全覆盖原手术切口及其以外的区域，由于腹壁切口疝可能只占切口的一部分，为减少手术后切口其他部位形成腹壁切口疝，因此测量腹壁缺损的横径或纵径最好包括原来的切口长度。

（五）腹腔镜下腹壁缺损关闭技术

腹壁缺损关闭的技术主要有 3 种，分别为腹壁穿刺缝合器缝合法、腹腔镜下缝合法及杂交技术（开放缝合）。

1.腹壁穿刺器缝合法

腹壁穿刺缝合器，又称"钩线针"或"钩针"，可以将缝线导入腹腔内，再钩出来，完成腹壁缝合。在皮肤上做一 2mm 的小切口，用腹壁穿刺缝合钩住 2-0 普里灵缝线，从腹壁缺损的一侧肌肉筋膜穿出，用无损伤抓钳抓住缝线，退出腹壁穿刺缝合器，然后在将穿刺缝合器从腹壁缺损的另一侧穿出，钩住缝线并带出腹壁，同法缝合缺损的其他部位，最后降低气腹压力至 6~8mmHg，收紧缝线并打结，完成腹壁缺损关闭。

2.腹腔镜下缝合法

腹腔镜下直接缝合腹壁缺损操作较为困难，需要熟练的腹腔镜下缝合技术，采用倒刺线或鱼骨线可以更方便地缝合，同时降低气腹压力至 6~8mmHg。江志鹏等报道的立体缝合术 [4]，采用序贯缝合疝囊和肌肉筋膜缺损的方法，可以减轻缝合时的张力，有利于巨大腹壁缺损在腹腔镜技术下关闭。具体的操作为：首先用 1-0 的鱼骨线在疝囊底部（腹腔镜视野下为疝囊顶部）缝合疝囊，针距 3~5cm，然后收紧缝线，缝合后的部分疝组织对拢，然后同法缝合 2~3 次，收紧缝线后腹壁的肌肉筋膜缺损边缘逐渐靠近，最后缝合筋肉筋膜组关闭缺损。目前机器人手术开始逐渐推广，机器人手术下的缝合比腹腔镜下更易操作。

3.杂交技术

当腹腔镜下完成腹腔粘连分离后，在开放手术下缝合腹壁缺损，然后再在腹腔镜下放置和固定疝修补网片，在操作上更为简易，同时可以切除疝囊部位多余的皮肤。

腹壁穿刺器缝合法和腹腔镜下缝合法主要的问题是将腹膜一起缝合在腹壁缺损部位，因此腹膜组织能否真正地愈着在一起仍然是目前主要担心的问题，但这种方法已经经历了较长时间的临床实践考验。一项 5 年的随访研究证实腹腔镜下缝合的可靠疗效 [5]，因此可以作为腹壁缺损有效的关闭方式之一。而杂交技术可以切除腹膜后进行缝合，可以达到更高质量的愈合。一般缺损的横径 ≤ 10cm 的腹壁缺损可以直接缝合关闭，如巨大的缺损无法关闭，可采用腹壁组织成分分离法关闭腹壁缺损。

（六）疝修补网片的放置和固定

疝修补网片需要覆盖缺损边缘以外 5cm 的区域，因此有时需要对疝修补网片做适当修剪，并对疝修补网片进行标记，以便在腹腔内辨别其正面、反向及轴向，可以用标记笔或缝线进行标记。

1. 预置悬吊固定缝线

在疝修补网片的四个角、四边的中点及中央预置 2-0 的普理灵缝线，然后将疝修补网片卷成烟卷样，注意防粘连面卷在里面，以免置入过程中受到损坏。

2. 疝修补网片的固定

疝修补网片置入腹腔后，注意辨认其正反面及方向，调整其位置，如果疝修补网片的边缘位于结肠或耻骨联合后，应游离腹膜外间隙，将疝修补网片放在腹膜前间隙间。用腹壁穿刺缝合器将疝修补网片预置的缝线拉出腹壁，缝合固定在腹壁上，这种固定方式为悬吊固定。然后用疝修补网片固定器进行双圈固定，第一圈距疝修补网片边缘 2~4mm，固定间隔 1.5cm 固定，第二圈与第一圈之间的距离及固定间隔无具体要求，目的是使疝修补网片紧贴腹壁。

固定疝修补网片的方式多样，有的术者单纯使用固定器固定，而不做悬吊固定。疝修补网片固定的关键为展平、边缘不卷曲[6]，以有利于腹膜化，并可避免出现积液、感染、皱缩等问题。

（七）缝合穿刺孔

直径 10mm 及以上的套管穿刺孔要求缝合，根据手术情况，考虑是否留置引流管。

四、手术后的治疗

由于涉及腹腔粘连的松解，一般需要禁食至肠功能恢复，手术后给予常规的监护、补液和疼痛管理等处理。

五、IPOM-Plug 手术相关问题

IPOM-Plug 手术的主要相关问题包括手术技术问题与手术理念两方面的问题。

（一）IPOM-Plug 手术关键技术

IPOM-Plug 手术的关键技术为腹壁缺损的关闭，尤其是腹腔镜下腹壁

缺损的关闭，具体操作可以根据术者的熟练程度、技术偏好、设备条件进行选择，巨大腹壁缺损关闭可采用杂交技术进行[7]。疝修补网片可以有多种方式，或者这些方式的组合，例如悬吊固定、固定器固定、缝合固定、黏合固定等，但由于正常的腹壁具有一定的张力，腹壁切口疝修补后可能比正常腹壁具有更大的张力，因此不建议单纯采用黏合固定。单独使用可吸收的固定器固定疝修补网片有较高的复发风险，应避免单独使用可吸收的固定器[8]。在开放手术中也可以采用固定器固定，但疗效与缝合固定没有差别[9]，并且需要更高的费用。

（二）IPOM-Plug 手术理念问题

关闭腹壁缺损在目前腹壁切口疝修补术中普遍被接受，但如何确定疝修补网片的大小是一个有争议的问题。目前根据腹壁缺损的大小或根据腹壁缺损关闭后再确定疝修补网片的大小两种方法都在临床上使用，没有达成一致共识。

六、IPOM-Plug 治疗效果

IPOM-Plug 治疗效果好，复发率低，主要的并发症包括血清肿、术后慢性腹痛等，严重的并发症为手术中肠管损伤、肠瘘等，但严重并发症少见。对于开放手术与腹腔镜手术的优劣目前尚没有定论，一般认为腹腔镜手术可以改善患者的生活质量[10]，因此其开展的比例在增多。

七、IPOM-Plug 适应证与禁忌证

IPOM-Plug 是目前腹壁切口疝修补的主流技术之一，适用于各种类型的腹壁切口疝，一般无明确的禁忌证，估计腹腔粘连严重，难以分离者为相对的禁忌证，但与开放技术结合的杂交技术可以拓展其适应证。

（邹湘才，李　亮，洪楚原）

参考文献

[1] 曹桢，刘子文.腹腔内补片植入修补术的历史、现状与展望[J].腹腔镜外科杂志，2022，27（2）：143-145,150.

[2] Suwa K, Okamoto T, Yanaga K. Is fascial defect closure with intraperitoneal onlay mesh superior to standard intraperitoneal onlay mesh for laparoscopic repair of large incisional hernia? [J]. Asian J Endosc Surg, 2018, 11(4):378–384.

[3] Ali F, Sandblom G, Wikner A, et al. Laparoscopic ventral and incisional hernia repair using intraperitoneal onlay mesh with peritoneal bridging [J]. Hernia, 2022, 26(2):635–646.

[4] 江志鹏，周太成，曾兵，等. 一种切口疝缝合的创新技术——"立体"缝合 [J]. 中国实用外科, 2021, 41(2): 160–162.

[5] Gómez-Menchero J, Balla A, Fernández Carazo A, et al. Primary closure of the midline abdominal wall defect during laparoscopic ventral hernia repair: analysis of risk factors for failure and outcomes at 5 years follow-up [J]. Surg Endosc, 2022 Jun 21. doi: 10.1007/s00464-022-09374-9. Epub ahead of print. PMID: 35729405.

[6] 郭志伟，魏士博，李航宇. 腹腔镜下腹壁切口疝修补术中补片的固定方式与技巧 [J]. 腹腔镜外科杂志, 2019, 24(10):725–727.

[7] Toffolo Pasquini M, Medina P, Mata LA, et al. Laparoscopic ventral hernia repair: does IPOM plus allow to increase the indications in larger defects? [J]. Hernia, 2022, 26(2):525–532.

[8] Piccoli M, Pecchini F, Vetrone G, et al. Predictive factors of recurrence for laparoscopic repair of primary and incisional ventral hernias with single mesh from a multicenter study [J]. Sci Rep, 2022, 12(1):4215.

[9] Langenbach MR, Enz D. Mesh fixation in open IPOM procedure with tackers or sutures? A randomized clinical trial with preliminary results [J]. Hernia, 2020, 24(1):79–84.

[10] Saijo F, Tokumura H, Narushima Y, et al. The quality of life after laparoscopic ventral and incisional hernia repair with closure and non-closure of fascial defect [J]. Surg Today, 2019, 49(11):942–947.

第13章　腹腔镜全腹膜外腹壁切口疝修补术

　　借鉴腹股沟疝腹腔镜手术的经验，腹壁切口疝也可实现全腹膜外修补术，这种手术操作较为困难，但可以实现腹腔镜下使用非防粘连疝修补网片进行腹壁切口疝修补术，在避免疝修补网片与腹腔脏器接触的同时也为患者节约了医疗费用的支出。

一、手术原理

　　腹腔镜下的腹壁切口疝腹膜外修补术（endoscopic sublay repair，ESR）手术原理与开放的 Sublay 手术相同，采用腹腔镜技术手段，同时结合腹腔下的腹横肌松解术，游离腹膜前间隙及腹直肌与腹直肌后鞘之间的间隙，然后缝合缺损修复腹壁，并放置和固定疝修补网片进行加强。目前腹腔镜全腹膜外腹壁切口疝修补术没有统一的名称，根据是否进入腹腔，可分为经腹腔全腹膜外腹壁切口疝修补术（TAPP，或 transabdominal sublay，TAS）和完全腹膜外腹壁切口疝修补术（TEP，或 totally extraperitoneal sublay，TES），由于这种手术理念来源于腹股沟疝手术，因此又称拓展TAPP（extended TAPP，eTAPP）或拓展 TEP（extended TEP，eTEP）。对于腹壁中线切口疝，在腹腔镜下，也可实现完全的腹直肌与腹直肌后鞘之间的间隙游离，这种技术可称为完全内镜下肌后修补术[1]。腹壁肌层内侧的腹膜包裹内脏，形成一个完整的内脏囊，向后可达后腹膜，向上达膈肌后，向下达盆底，手术中完全沿腹膜进行分离、形成的一个完整内脏囊的技术称为全内脏囊分离技术（totally visceral sac separation，TVS）[2]。腹腔镜全内脏囊技术对操作技术要求高，并需要足够的耐心，游离腹膜的过程中的阻隔就是脐孔与疝环，与这个部位的腹膜与腹壁结合筋膜有关。

二、eTAPP

　　患者采取平卧位，套管穿刺位置也采用三孔法，原则上远离缺损部位，进入腹腔后首先探查腹腔，观察缺损的位置。

（一）松解粘连

松解与腹壁的粘连，要求至少需要游离拟放置疝修补网片区域的腹壁粘连。

（二）切开腹膜、游离腹膜前间隙

距缺损边缘至少 5cm 切开腹膜，见到腹膜外脂肪（腹膜外筋膜）后进行腹膜游离，游离范围为缺损周围至少 5cm，由于腹直肌后鞘与腹膜之间的间隙有时不明显，应注意细致分离，如无法分离，或者估计腹壁缺损难以直接关闭，可行腹横肌松解术。

（三）关闭腹壁缺损

游离出疝囊后（图 13-1），将气腹压力降到 6~8mmHg，用倒刺线或鱼骨线缝合关闭腹壁缺损（图 13-2）。

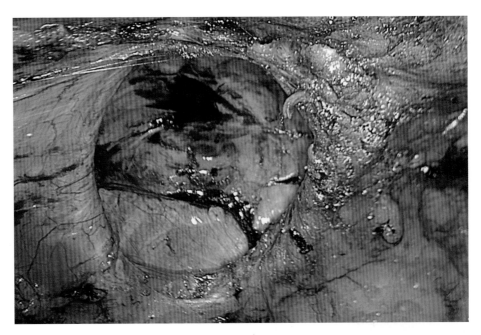

图 13-1　游离腹膜前间隙后见腹壁缺损。本图片由香港大学深圳医院胃肠外科刘剑文提供

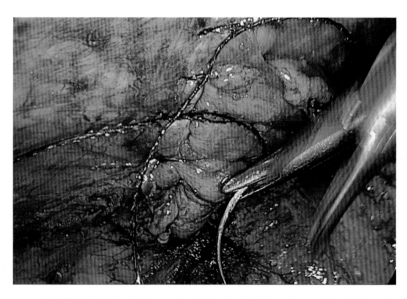

图 13-2　用倒刺线缝合腹壁缺损。本图片由香港大学深圳医院胃肠外科刘剑文提供

（四）放置疝修补网片

测量腹壁缺损的长度（图 13-3），将合适大小的疝修补网片放置在腹膜前间隙，固定并展平（图 13-4），固定点尽量少，达到疝修补网片展平的要求即可。

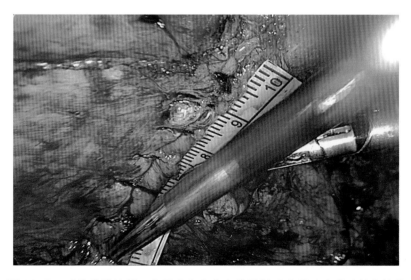

图 13-3　测量腹壁缺损。本图片由香港大学深圳医院胃肠外科刘剑文提供

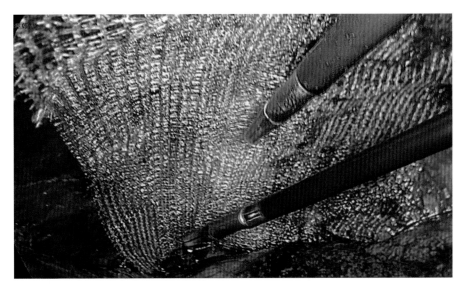

图 13-4　放置疝修补网片。本图片由香港大学深圳医院胃肠外科刘剑文提供

（五）缝合腹膜

用可吸收缝线缝合切开的腹膜。

（六）缝合套管穿刺孔

排出 CO_2，撤除器械，根据操作过程决定是否放置引流管，最后将 10mm 及以上的穿刺孔用可吸收缝线缝合。

三、eTEP

腹壁切口疝的 TEP 手术不进入腹腔，套管直接进入腹膜外间隙，其他操作与腹壁切口的 TAPP 手术相似，但应避免靠近腹膜使用电凝，以免热损伤透过腹膜损伤腹腔脏器。

四、手术后的治疗

根据手术、麻醉和患者的身体状况决定监护与吸氧的时间，腹壁切口疝 TAPP 手术进入腹腔并进行粘连松解等操作，可以适当禁食、补液，腹壁切口疝 TEP 手术不进入腹腔，对腹腔干扰少，可以不禁食或缩短禁食时间。

五、治疗效果

腹腔镜腹壁切口疝全腹膜外修补术是一项安全可靠的技术 [3]，治疗效果与其他术式相似 [4]，并且无须使用昂贵的防粘连疝修补网片，具有较好的成本效益比 [5]。由于技术上的困难，最初这种技术并没有得到广泛推广 [6]，目前由于腹腔镜技术的发展及机器人手术逐渐增多，使操作的难度下降，这项技术开始得到重视。

六、适应证与禁忌证

由于腹腔镜下游离腹膜前间隙的操作技术要求高，操作困难，谨慎的适应证选择是疗效的保证，尤其是对于操作困难的 eTEP [7]。腹腔镜全腹膜外腹壁切口疝修补术一般用于缺损不大的腹壁切口疝，如小型或中型的腹壁切口疝 [8]，但也有学者尝试用于巨大腹壁切口疝并取得初步成功。目前无明确的适应证和禁忌证，以下情况一般避免使用腹腔镜下腹壁切口疝全腹膜外修补术，包括：复发的腹壁切口疝需要取出原疝修补网片，或者腹膜前间隙被破坏、游离困难等。利用机器人手术设备，可以拓展手术适应证，适用于较为困难情况下的手术。

（陈金元，李　亮，江燕飞）

参考文献

[1] 李炳根 . 内镜下全内脏囊分离技术：腹壁疝微创创新理念 [J]. 中华消化外科杂志，2019,18（11）：1022–1026.

[2] 汤睿，蒋会勇，吴卫东，等 . 腹壁疝的内镜下 Sublay 修补 [J]. 腹腔镜外科杂志，2020，25(7):484–486.

[3] Li B, Qin C, Bittner R. Totally endoscopic sublay (TES) repair for midline ventral hernia: surgical technique and preliminary results [J]. Surg Endosc, 2020, 34(4):1543–1550.

[4] Li J, Wang Y, Wu L. The Comparison of eTEP and IPOM in Ventral and Incisional Hernia Repair: A Systematic Review and Meta-analysis [J]. Surg Laparosc Endosc Percutan Tech, 2022, 32(2):252–258.

[5] Li B, Qin C, Yu J, et al. Totally endoscopic sublay (TES) repair for lateral abdominal wall hernias: technique and first results [J]. Hernia, 2021,25(2):523–533.

[6]   Capitano S. Totally extraperitoneal approach for ventral hernia [J]. Surg Endosc, 2018, 32(3):1585.

[7]   Baig SJ, Priya P. Extended totally extraperitoneal repair (eTEP) for ventral hernias: Short-term results from a single centre [J]. J Minim Access Surg, 2019, 15(3):198−203.

[8]   Tang R, Jiang H, Wu W, et al. A preliminary multicenter evaluation of endoscopic sublay repair for ventral hernia from China [J]. BMC Surg, 2020, 20(1):233.

第 14 章　腹壁切口疝经典手术的发展及术式选择

腹壁切口疝的手术从单纯缝合修补开始，一直没有太多的改变，直到实用的疝修补网片发明以后，腹壁切口疝的各种术式才开始出现，并迅速推广。腹腔镜技术、机器人手术的应用，对腹壁切口疝修补术的理念改变也起到了越来越重要的作用。

一、经典术式的发展

与腹股沟疝修补术一样，总体而言，腹股沟疝修补术的理念对腹壁切口疝修补术的理念有很大的影响，手术方式借鉴了腹股沟疝的技术，或为腹股沟疝手术技术的拓展，现代的腹壁切口疝手术方式多样，也存在多种修补理念，但各种理念有其不同的特点和应用价值，并且需要注意腹壁切口疝并不等同于腹股沟疝，不能将腹股沟疝的手术理念简单平移到腹壁切口疝。

（一）肌前修补术

Chevrel 手术立足于腹白线的修补，在理念上，为充分修复坚韧的自体组织，并用疝修补网片进行加强，本质上仍然是一种"修复 + 加强"的理念。1990 年 Ramirez 团队报道了腹壁组织成分分离法，又称前组织分离法，通过腹壁肌肉层面的分离，使得肌肉组织层能够向腹部中线推移，从而实现关闭腹腔的目的。腹壁组织成分分离法（CST）结合 Chevrel 手术，可以拓展其适应证，适用于较大的腹壁切口疝。由于 Chevrel 手术的疝修补网片直接放置于皮下，切口脂肪液化或感染等并发症直接影响到疝修补网片，具有相对高的感染风险。Chevrel 手术基于对腹白线的研究，主要的目的为修补腹白线，并用疝修补网片进行加强，Chevrel 进行长达 20 年的随访证明了其疗效。目前 Chevrel 手术开展较少，但在一些特殊的病例中，仍然有其适应证，例如不适合进入腹腔的病例或病情严重不适合进行复杂手术的病例。

（二）肌后修补术

1965 年，Rene-Stoppa 将一张巨大的疝修补网片放置于腹膜前间隙修补双侧腹股沟疝，其原理是，在腹内压的作用下，疝修补网片可以夹在腹膜前间隙，进而与组织融合。此后手术经改进用于腹壁切口疝的治疗。1966 年，Jean Rives 将疝修补网片放置于腹直肌与腹直肌后鞘之间，用于腹壁切口疝的修补，现在这种手术被称为 Rives-Stoppa 手术，此后的学者也进行了细微的改进和完善。Rives-Stoppa 手术为肌后修补术，出现较 Chevrel 手术早，但在疝修补网片的放置层面上较 Chevrel 手术更为合理，是目前开放手术的主要术式之一。2006 年，腹横肌松解术被提出并实践，拓展了 Rives-Stoppa 手术的腹膜前间隙，使手术适应证得到扩大，Rives-Stoppa 手术结合腹横肌横断术（TAR），适用于大的腹壁切口疝。

（三）从修补到修复

1991 年，Toy 和 Smoot 报道了 IPOM 治疗腹股沟疝，1993 年，LeBlanc 和 Booth 将 IPOM 用于腹壁切口疝的治疗。IPOM 手术最早的理念为桥接修补手术，即不关闭腹壁缺损，直接用疝修补网片对缺损进行桥接修补，这种理念是基于借鉴腹股沟疝无张力修补术的原理，但在腹壁切口疝这种修补手术后疝修补网片膨出的风险较高，并且由于没有修复腹壁肌肉腱膜的缺损，腹壁的功能无法完全恢复。现在的 IPOM 手术强调关闭腹壁缺损，恢复腹壁肌肉腱膜层的完整性，再用疝修补网片进行加强，从而达到恢复腹壁的功能和修补的目的，这种手术方式称为 IPOM-Plug。可以认为 IPOM-Plug 手术是一种修复手术，而不是单纯的修补手术。由于正常的腹腔压力是腹腔维持正常生理的基础，修复后的腹壁也应具有一定的张力，因此可以认为从桥接法 IPOM 到 IPOM-Plug 为从"无张力修补术"向"低张力修补术"的发展。虽然提倡 IPOM-Plug，但当腹壁缺损太大，各种方法都无法关闭腹壁缺损时，桥接法 IPOM 仍然是无奈的选择之一。

（四）新工具的应用及杂交技术

当腹腔镜技术已经非常成熟时，腹腔镜下的全腹膜外修补术，即 eTAPP 与 eTEP，也可以认为在腹腔镜下完成的 Rives-Stoppa 手术的可行性明显增加。在开放的 Rives-Stoppa 手术中，可以做小切口进入腹膜前间隙，利用腹腔镜进行腹膜前间隙的游离。腹腔镜技术下还可完成腹壁组织成分分离法或腹横肌松解术，开放手术与腹腔镜技术的联合应用的杂交技术，在复杂腹壁切口疝的修补上也是重要的方法之一。机器人手术设备的推广，使以上手术在技术上更加易行。

在目前的各种术式中，没有权威的标准去确认哪种方式最优，目前在临床上开展的主流术式主要为 Rives-Stoppa 手术与 IPOM-Plug 手术[1]，主要使用合成疝修补网片，腹壁组织成分分离法及腹横肌横断术作为关闭大的腹壁缺损的主要方法，尤其在复杂的腹壁切口疝及复杂腹壁缺损中有重要的意义。近年新的技术主要体现在[2]：腹腔镜及机器人微创外科技术，完全腹膜前间隙修补术，新的肌肉腱膜释放技术（腹横肌松解术）。受推广因素和发展规律的影响，这些技术在各地发展并不平衡。由于腹腔内修补手术的固有缺点不可避免，腹腔镜腹膜前修补术有增多的趋势[3]。

二、经典手术方式的选择

目前的腹壁切口疝手术方式各有特点（表14-1），但无金标准的术式[4]，腹壁切口疝治疗的基本理念为：尽量做到腹壁修复 + 疝修补网片加强，修复的方法可以采用直接缝合、腹壁组织成分分离法、腹横肌松解术或肌皮瓣修补等，如无法做大腹壁修复，只能使用疝修补网片进行桥接修补。

手术方式的选择主要是根据腹壁缺损情况、患者身体状况、技术与设备条件等因素综合分析，选择最适合患者的手术方式或技术组合，选择合适的疝修补网片，在保证患者满意度和生活质量的同时，降低复发率和术后并发症的发生率。对于小型的腹壁切口疝，一般单纯缝合修补即可，但小型腹壁切口疝当存在导致腹壁切口疝复发的高危因素时，例如腹内压高、慢性咳嗽、便秘等，仍需考虑使用疝修补网片进行修补。

表 14-1　各种腹壁切口疝修补技术的特点及适应证

名　称	特　点	适应证
Chevrel	腹白线修复	腹壁中线切口疝
Rives-Stoppa	疝修补网片位于腹直肌与腹直肌后鞘之间	腹壁中线切口疝，结合 TAR 技术，可以拓宽适应证
IPOM-Bridge	疝修补网片桥接修补	无法关闭腹壁缺损的腹壁切口疝
IPOM-Plug	腹壁修复 + 疝修补网片加强	多数的腹壁切口疝
eTAPP 与 eTEP	技术要求高	小型或中型的腹壁切口疝，技术熟练者可以放宽适应证
CST	延长腹壁肌肉腱膜层	关闭腹壁缺损，与其他技术联合修补腹壁切口疝，患者拒绝植入疝修补网片时，可采用该技术进行修补
TAR	延长腹壁肌肉腱膜层，扩大腹膜前间隙空间	关闭腹壁缺损，与其他技术联合修补腹壁切口疝

三、肌皮瓣修补术

肌皮瓣修补术一般用于复杂的腹壁缺损，较少用于择期的腹壁切口疝手术，肌皮瓣修补术的优点是可以移植带有肌肉收缩功能的自体组织，从而恢复腹壁的功能。因此有观点认为在巨大的腹壁切口疝上有优势。移植的肌皮瓣是否有神经支配对肌肉功能的发挥非常重要，带蒂的肌皮瓣不离断血管和神经，可以发挥神经肌肉的作用，而游离肌皮瓣由于离断了神经和血管，手术后能否重建神经支配存在争议，如果无法重建肌肉的神经支配，肌肉可能出现萎缩而无法发挥或完全发挥肌肉的功能。

（李　亮，邹湘才，江燕飞）

参考文献

[1]　乐飞，李建文. 微创腹壁切口疝的术式进展、争议和展望 [J]. 外科理论与实践，2020, 25(3): 198-201.

[2]　Bittner R, Bain K, Bansal VK, et al. Update of Guidelines for laparoscopic treatment

of ventral and incisional abdominal wall hernias (International Endohernia Society (IEHS)): Part B [J]. Surg Endosc, 2019, 33(11):3511–3549.

[3]　Köckerling F, Hoffmann H, Mayer F, et al. What are the trends in incisional hernia repair? Real-world data over 10 years from the Herniamed registry [J]. Hernia, 2021, 25(2):255–265.

[4]　黄鹤光，林荣贵 . 腹壁疝的规范化治疗 [J]. 中国普外基础与临床杂志，2018，25(12):1413–1415.

第 15 章　特殊部位腹壁切口疝的治疗

　　根据腹壁切口疝位于腹部的区域，腹壁切口疝可分为 3 类，分别是 [1]：前腹壁中央区域切口疝，如脐上或脐下的切口疝；前腹壁边缘区域的切口疝，如剑突下、耻骨上的腹壁切口疝；侧腹壁或背部的切口疝。前腹壁边缘、侧腹壁的腹壁切口疝也称为特殊部位的腹壁切口疝，或笼统称为边缘部位的腹壁切口疝，主要为剑突下、肋骨边缘、耻骨上、侧腹壁 4 个区域，分别称为剑突下腹壁切口疝、肋缘下腹壁切口疝、耻骨上腹壁切口疝和侧腹壁切口疝，其特点为邻近骨性结构。边缘性腹壁切口疝的治疗原则与一般的腹壁切口疝相同，手术的基本要求是尽量关闭缺损、放置适当大小的疝修补网片并固定，与一般的腹壁切口疝手术不同之处是邻近骨性结构而导致的疝修补网片固定方式需要结合具体的解剖特点进行考虑。从局部解剖对手术的影响来看，也可以分为上腹部边缘腹壁切口疝与下腹部边缘腹壁切口疝，上腹部边缘腹壁切口疝的手术主要受肋骨下缘和剑突的影响，下腹部边缘腹壁切口疝的手术主要受耻骨的影响。

第一节　上腹部边缘腹壁切口疝

　　上腹部边缘腹壁切口疝手术主要受肋骨下缘和剑突的影响，同时手术部位邻近心肺，有手术损伤的风险，因此两者有共同的手术特点。

一、剑突下腹壁切口疝

　　剑突下腹壁切口疝常简称为剑突下疝，但需注意与剑突下的原发性白线疝鉴别。剑突下疝常出现于上腹部正中切口，有时也可发生于胸骨正中切口或腹腔镜手术的套管穿刺孔，表现为剑突下切口部位的腹壁缺损及可复性包块。

（一）剑突下疝的解剖问题

由于在剑突这个部位，腹直肌附着于骨性的结构，可能导致缝合腹白线时腹直肌内移对合困难[2]，从而出现术后裂开形成剑突下疝。剑突为胸骨的游离末端，膈肌、腹直肌后鞘、腹白线分别附着于胸骨和剑突。剑突下疝一般出现于剑突的尖部。根据欧洲疝学会的分类，发生于剑突下 3cm以内的腹壁中线切口疝为 M1 型腹壁切口疝，因此剑突下疝一般为 M1 型腹壁切口疝。目前无明确的剑突下疝定义，实际在临床上，将腹壁缺损到达剑突的腹壁切口疝均称为剑突下疝，有些腹部手术为增加显露而切除剑突，但发生在这个部位的腹壁切口疝仍可称为剑突下疝。

（二）剑突下疝的开放修补术

开放的剑突下疝手术治疗一般采用肌后修补术，手术的主要原则为：游离足够的肌后间隙，放置合适大小的疝修补网片，并重建腹白线。

1. 游离肌后间隙

一般经原切口入路，由于腹直肌后鞘附着于剑突下，影响肌后间隙的游离，因此常需切断腹直肌后鞘附着点，以游离足够的肌后间隙。游离腹膜与膈肌的肌后间隙时，一般沿胸骨后进行游离，但需注意避免损伤心脏。如有必要，也可行腹横肌松解术，进入腹膜前间隙。

2. 缝合腹直肌后鞘或腹膜

缝合两侧腹直肌后鞘，如腹直肌后鞘无法无张力对拢缝合，可以单纯缝合腹膜。

3. 放置疝修补网片

根据疝修补网片超出缺损边缘 5cm 的原则放置疝修补网片，并缝合固定于腹直肌后鞘，或悬吊固定。

4. 重建腹白线

缝合重建腹白线，如由于腹壁缺损，两侧腹直肌边缘无张力对拢困难，可不必强行缝合，最后缝合皮肤及皮下组织。

（三）剑突下疝的腹腔镜修补术

剑突下疝的腹腔镜手术一般采用 IPOM-Plug 手术或 IPOM 手术，手术的基本原则为：尽量在腹腔镜下关闭腹壁缺损，放置适当大小的疝修补网片，并用合适的方式进行固定。

1. 套管位置

患者体位为平卧位，一般放置 3 个套管，其中 1 个为 10~12mm，一般在上腹部中线置入观察孔套管，在观察孔两侧布置操作孔。

2. 松解腹腔粘连

探查腹腔，松解腹腔粘连，必要时可离断镰状韧带，向上达膈肌水平。在粘连松解时要注意横结肠的位置[3]，避免损伤。

3. 缝合关闭腹壁缺损

尽量在腹腔镜下缝合关闭腹壁缺损，因这个部位腹直肌附着于骨性结构的原因，如无法缝合，可不必强行缝合。

4. 放置疝修补网片并固定

采用防粘连补片，大小要求至少超过缺损边缘 5cm。由于手术部位紧邻肺脏及心脏，因此膈肌部位的悬吊固定并不可行，固定器钉合固定也有损伤肺脏和心脏的风险，因此对于膈肌部位的固定，可以采用缝合固定或黏合剂固定的方式，对于腹壁前壁的部位，可采用悬吊固定或固定器固定。

5. 撤除器械、缝合穿刺孔

疝修补网片固定后，再次检查手术创面，消除气腹并撤除器械，缝合关闭 10mm 以上的穿刺孔。

由于剑突下疝通常属于中小型腹壁切口疝，但由于这个部位解剖的特点，缺损部位无张力（或低张力）重建有时较为困难，因此无论疝环大小，一般建议使用疝修补网片进行修补术。采用开放手术或腹腔镜手术，可根据各单位的具体手术条件、患者的具体病情以及患者的需求综合考虑。

二、肋缘下腹壁切口疝

肋缘下腹壁切口疝常简称为肋缘下疝，与肋缘下斜切口的肝脏手术或脾脏手术有关，临床上较为少见。

（一）肋缘下疝的解剖问题

肋缘下的斜切口需要切断腹壁的 3 层扁肌，即腹外斜肌、腹内斜肌和腹横肌，当出现腹壁切口疝时，肋缘下附着的腹壁扁肌组织常缺损或撕裂，修补腹壁切口疝时重建腹壁困难。与剑突下疝一样，肋缘下疝的修补术可以采用开放手术或腹腔镜手术，也存在心脏和肺损伤的并发症，手术原则及疝修补网片的固定注意问题与剑突下疝相同。

（二）开放肋缘下疝修补术

一般取原手术切口逐层切开，开放手术可以进行腹腔内修补，也可以进行肌后的腹膜前间隙修补，疝修补网片的覆盖范围为距缺损边缘至少5cm。由于形成切口疝时，腹壁组织撕裂或被破坏，肋骨下缘可供缝合修复的组织可能不足，因此有时关闭腹壁缺损存在客观上的困难。

（三）腹腔镜肋缘下疝修补术

腹腔镜下肋缘下疝的修补手术与一般腹壁切口疝及剑突下疝手术操作相同，主要困难也是腹壁缺损的关闭问题。

肋缘下疝有时为巨大的腹壁切口疝，手术前应做好充分的准备，在技术上，也可采用杂交技术。

三、侧腹壁切口疝

侧腹壁切口疝主要发生在经侧腹壁入路的泌尿外科手术或后腹膜手术，常简称为侧腹壁疝，随着泌尿外科手术微创化倾向，侧腹壁疝的发病率降低。侧腹壁的上界为第12肋下缘，下界为髂嵴，这个区域有上腰三角和下腰三角两个薄弱区，也是后腹膜手术的切口部位，发生在这个部位的原发性腹外疝及侧腹壁切口疝均称为侧腹壁疝。侧腹壁疝包括腰疝、髂骨旁疝、侧腹壁切口疝，将侧腹壁切口疝简称为侧腹壁疝，容易出现定义上的紊乱，有的文献将侧腹壁切口疝也归类为腰疝。

（一）侧腹壁疝的解剖问题

侧腹壁的后腹膜手术切口称为第12肋下切口，虽然位置较前腹壁的肋缘下切口低，但这个部位切口疝的特点与肋缘下切口有相似的特点。

（二）开放侧腹壁疝手术

患者取侧卧位，腰部垫起，取原手术切口作为入路，手术原则与肋缘下疝相同。游离腹膜前间隙发现疝囊后，游离疝囊至疝环，进入腹膜前间隙，然后钝性游离腹膜前间隙至足够的范围，腹膜破损均需仔细缝合，以免形成腹内疝。放置疝修补网片，要求超过缺损边缘 5cm 以上，并适当固定，可固定于腰大肌、肋缘和腹壁，有的学者用骨钉固定于肋骨。根据手术情况决定是否放置引流管，关闭侧腹壁缺损，缝合皮肤和皮下组织。

（三）腹腔镜侧腹壁疝手术

腹腔镜侧腹壁疝修补术主要有两种方式，分别为经腹腔内手术和完全腹膜外手术。经腹腔内手术的原则与一般的腹壁切口疝手术相同，技术上的不同点为需要切开侧腹膜，在 Toldt 筋膜间游离升结肠或降结肠，进入后腹膜间隙，其他处理与一般的腹壁切口疝原则相同。完全腹膜外手术一般在腋中线水平、第 12 肋与髂嵴连线的中点做一切口，逐层切开至腹膜后间隙，然后置入球囊，充气扩张腹膜前间隙，然后置入套管，其他操作的原则与一般的腹壁切口疝相同。

第二节　下腹部边缘腹壁切口疝

下腹部边缘腹壁切口疝主要是耻骨上腹壁切口疝，常发生在直肠手术、妇科手术等手术后，有时可发生在经腹股沟入路的手术后，例如骨科手术，而出现侧腹壁的下腹部边缘切口疝。

一、耻骨上腹壁切口疝

耻骨上腹壁切口疝，简称耻骨上疝，发生于盆腔手术后，可发生在下腹部正中切口或横切口手术后。目前无规范的耻骨上疝的定义，根据欧洲疝学会腹壁切口疝的分型标准，将耻骨联合上 3cm 范围内的腹部中线切口疝定义为耻骨上疝（M5）。由于手术后腹壁缺损到达耻骨联合的腹壁切口疝，手术治疗原则相同，因此范围超过 M5 的腹壁切口疝也被称为耻骨上疝。

（一）耻骨上疝的解剖问题

耻骨是腹直肌的附着点，耻骨后为膀胱，耻骨和膀胱之间为膀胱前间隙（Retzius 间隙）或称为耻骨后间隙，与腹膜前间隙相延续，耻骨上

疝的肌后修补术需要将疝修补网片放置于这个间隙中，至少超过耻骨下缘
5cm，如行腹腔内修补术，疝修补网片的一部分也需要放置在这个间隙。当
有膀胱手术病史，或前列腺手术病史，这个间隙游离困难，可能损伤膀胱
或髂动脉、髂静脉、输精管等，需要注意精细操作。

（二）开放耻骨上疝修补术

开放性耻骨上疝一般采用肌后修补术，与一般的腹壁切口疝不同的地
方为疝修补网片覆盖耻骨后足够的区域，并固定于耻骨或耻骨梳韧带。

1. 游离肌后间隙

经原切口为手术入路，切开腹白线、腹横筋膜至腹膜前间隙，并游离
足够的范围，一般要求游离至缺损边缘 5cm 以及耻骨上缘下 5cm。

2. 放置疝修补网片

由于这个部位无腹直肌后鞘，因此无须进行重建，可直接放置疝修补
网片并固定。

3. 重建腹白线

根据手术的具体情况，决定是否放置引流管，然后缝合腹直肌前鞘并
重建腹白线，缝合皮肤及皮下组织。

（三）腹腔镜耻骨上疝修补术

耻骨上疝的腹腔镜手术一般采用 IPOM-Plug 手术，为避免疝修补网片
对膀胱的压迫，需要将疝修补网片放置于膀胱前间隙。

1. 套管位置

患者取平卧位，双侧上肢固定于躯体两侧，通常放置 3~5 个套管，其
中一个套管为 10~12mm，方便置入疝修补网片。一般在腹部中线置入观察
孔套管（10~12mm），然后在其两侧置入操作孔套管。

2. 松解腹腔粘连、游离膀胱前间隙

松解腹腔粘连，在脐下方切开腹膜，游离腹膜前（膀胱前间隙）至耻
骨联合上缘下 5cm，注意避免损伤髂动脉及髂静脉、腹壁下动脉、腹壁下
静脉及输精管。

3. 关闭腹壁缺损

测量腹壁缺损的长度和宽度，腹腔镜下缝合或采用腹壁穿刺缝合器缝

合关闭腹壁缺损。

4. 放置疝修补网片并固定

放置疝修补网片，网片的下缘插入膀胱前间隙，用悬吊固定与钉合固定等方法固定疝修补网片于耻骨、耻骨梳韧带后腹直肌等部位。腹膜切开部位可用钉合器与疝修补网片一起固定于腹壁或缝合固定[4]，同时起到关闭腹膜部位的作用，也有学者认为不关闭腹膜切开部位是安全的[5]，可以减少血清肿。

5. 撤除器械、缝合穿刺孔

检查疝修补网片及腹腔，消除 CO_2 气腹，撤除操作器械及套管，10mm 及以上的穿刺孔均需缝合关闭。

由于耻骨上疝的部位较特殊，借鉴腹股沟疝腹腔镜经腹腹膜外修补术的经验，可以较好地完成耻骨上疝的全腹膜外修补术，无须使用防粘连疝修补网片，可以节约医疗费用[6]。

二、其他下腹部边缘腹壁切口疝

经腹股沟区切口的手术，例如髂骨取骨术、腹股沟区腹壁肿物切除术等，也可能因腹壁肌肉筋膜层裂开而出现腹壁切口疝，其手术原则与耻骨上疝相同，同时需要考虑可能出现腹股沟疝的问题，因此建议疝修补网片覆盖范围超过肌耻骨孔的下缘。由于下腹部斜切口手术、阑尾切除术的麦氏切口及肾移植的下腹部斜切口邻近髂骨，因此也有的专著将下腹部斜切口发生的切口疝归类为边缘性腹壁切口疝或下腹部边缘性腹壁切口疝。

（李　亮，林满洲）

参考文献

[1] 中华医学会外科学分会疝与腹壁外科学组，中国医师协会外科医师分会疝和腹壁外科专业委员会. 腹壁切口疝诊断和治疗指南（2018年版）[J]. 中华胃肠外科杂志，2018，21（7）：725-728.

[2] William W. Hope, William S. Cobb, Gina L. Andrales. 疝外科学 [M]. 唐建雄主译. 上海：上海科技出版社，2020：238-247.

[3] 尤里·W. 诺维茨基. 现代疝外科学：理论与技术 [M]. 陈杰，申英末主译. 天津：

天津科技翻译出版有限公司，2018：203–208.

[4]　Maemoto R, Tsujinaka S, Kakizawa N, et al. Laparoscopic repair of suprapubic incisional hernia using a modified transabdominal partial extraperitoneal technique [J]. Asian J Endosc Surg. 2022 Apr 30. doi: 10.1111/ases.13066. Epub ahead of print. PMID: 35488473.

[5]　Xu Q, Zhang G, Li L, et al. Non-closure of the Free Peritoneal Flap During Laparoscopic Hernia Repair of Lower Abdominal Marginal Hernia: A Retrospective Analysis [J]. Front Surg, 2021, 8:748515. doi: 10.3389/fsurg.2021.748515. PMID: 34917646; PMCID: PMC8669332.

[6]　郑伟 , 张超 , 梁鸿，等 . 腹腔镜下经腹腹膜前修补术治疗耻骨上切口疝的临床观察 [J]. 腹腔镜外科杂志 , 2020, 25(6):451–454.

第16章 肝硬化腹水合并腹壁切口疝的治疗

肝硬化常由于病毒性肝炎或过量酒精摄入引起，失代偿期的肝硬化是腹水最主要的原因，逐渐加重的腹水或顽固性腹水是腹壁切口疝的病因之一，肝硬化腹水也是腹壁切口疝手术失败的主要原因之一，因此肝硬化腹水合并腹壁切口疝的治疗是外科的疑难问题之一。

一、肝硬化腹水与腹壁切口疝的关系及手术适应证

腹水可分为 3 个等级[1]：仅能通过超声检查检查的腹水为轻度腹水；表现为腹部中度对称性扩张为中度腹水；表现为严重腹胀为重度腹水。肝硬化腹水，尤其是重度腹水，往往合并腹壁疝，例如脐疝与腹股沟疝，有腹部手术病史的患者也常出现腹壁切口疝，但其治疗可参考的经验很少。由于肝硬化失代偿期，腹水持续产生，腹内压持续升高，腹壁切口疝修补的复发率很高，应当避免外科手术；腹带不能阻止腹水的产生，还可能加重腹内压，因此也不适合使用腹带。当腹水持续加重时，腹壁切口疝持续增大，疝囊持续膨胀，可能会出现皮肤溃疡、皮肤坏死，甚至疝囊部位腹壁破裂，腹水涌出形成洪水综合征（Flood syndrome）。洪水综合征于 1961 年由 Frank B Flood 首先报道[2]，最早指的是脐疝自发破裂引起的腹水外流，现在一般指腹壁疝或腹壁切口疝破裂引起的腹水外流，多见于肝硬化，为一种危重症状态。在肝硬化的代偿期，腹壁切口疝治疗前无须考虑腹水的问题，失代偿期肝硬化与腹壁切口疝的手术修补是外科的棘手问题之一，如何掌握手术时机成为治疗的关键问题之一。

（一）肝硬化腹水的病理生理

肝硬化形成腹水的原因包括：肝内门静脉高压，内脏动脉血管扩张，肾小管的水钠潴留。门静脉压力升高是形成腹水的重要条件，大于 12mmHg 的压力梯度可形成腹水，导致液体漏至腹腔。肝硬化可分为 3 个阶段，腹

水形成的病理生理也可以从这 3 个阶段进行论述，分别为代偿期、失代偿期及合并肾功能衰竭期。

1.肝硬化代偿期

肝硬化的出现，使门静脉压力升高，血管内压力逐渐增大，静脉回流阻力增大，内脏血管内容量出现过多。血容量的增多，抑制了肾素、醛固酮、血管升压素以及肾上腺素等引起血管收缩激素的分泌，导致血管舒张，以代偿血管阻力和容量的增多。因此在代偿期，血管的扩张，以及激素的作用，血管内容量增加，但尚未形成腹水。

2.肝硬化的失代偿期

当肝硬化继续进展，血管内压力尤其是门静脉内的压力持续增加，同时水钠潴留也在加重，导致血管内液体漏入腹腔，腹水形成。腹水的形成，导致血管内容量相对下降，促发了非渗透性抗利尿激素、肾素和醛固酮的释放，同时交感神经兴奋性增加，使水钠潴留加重。腹水的形成与以上激素的分泌形成恶性循环，从而导致体液代谢的紊乱。

3.肝硬化合并肾功能衰竭期

肝硬化合并肾功能衰竭为肝肾综合征，为肝硬化的终末阶段，主要原因是大量腹水的形成导致有效血容量不足，导致肾内血流分布异常，但肾脏无严重的病理改变，无肾小管坏死或其他形态上的改变。

（二）肝硬化腹水的形成部位

门静脉压力升高是肝硬化腹水的主要病因，因此由门静脉引流的脏器，肠道和肝脏表面是肝硬化腹水的主要来源部位，其中以肝脏表面最为重要。门静脉高压时，肝内毛细血管压力升高，由于肝窦缺乏基底膜，通透性较肠道的毛细血管高，使液体通过肝窦流向 Disse 间隙，最终随淋巴从肝脏表面漏出，因此肝硬化腹水本质上是一种淋巴液。由于腹前外侧壁的腹膜由腹壁的血管供血及引流，因此在腹水的产生上所起的作用非常小。

（三）肝硬化腹水的吸收部位

肝硬化腹水以淋巴回流的形式吸收，最终进入血液循环，其吸收特点与腹膜毛细淋巴管开口的分布有关。腹膜淋巴孔、腹膜下小管、淋巴引流单位、淋巴窦形成了腹腔到淋巴系统的吸收通道，在腹水的吸收中发挥重要的作用，主动吸收液体、颗粒、细胞和微生物。腹膜淋巴孔在腹膜腔内的分布并不均匀，在膈肌密度最高，腹前壁密度最低[3]，因此膈肌部位的腹膜对腹水吸收贡献最大，腹前外侧壁的壁层腹膜吸收比例较低，此外肠系膜根部也是腹水吸收的重要部位。

（四）肝硬化腹水合并腹壁切口疝的手术适应证

非手术治疗无法治愈肝硬化腹水合并腹壁切口疝，而且一部分病例不免行急诊手术，急诊手术较择期手术具有更高的并发症，包括较高的死亡风险。择期手术具有更低的并发症和死亡率[4]，即使是难治性腹水的情况，也不增加患者的死亡率[5]，因此肝硬化腹水合并腹壁切口疝应行择期手术[6]。在手术时机上，肝硬化腹水合并腹壁切口疝的治疗必须在控制腹水的前提下尽早择期手术[7]，适应证如下。

1. 择期手术

择期手术的条件为腹水必须可控，包括：药物治疗可消除腹水，经颈肝内门体分流术（transjugular intrahepatic portosystemic shunt，TIPS）术后腹水消失，与肝移植同时手术，与肝硬化食管-胃底静脉曲张手术治疗的分流术同时手术。当疝囊部位的皮肤出现溃疡、感染或变薄，有腹壁破裂的风险时，应尽快完成以上准备，然后手术治疗。

2. 急诊手术

急诊情况下，例如腹壁切口疝出现肠管嵌顿、坏死或疝囊部位腹壁坏死或破裂，可行急诊手术，留置引流管引流腹水以减轻术后腹水导致的腹内压增高，如无法关闭腹壁缺损，可进行临时性的关腹。

需要指出的是肝硬化食管-胃底静脉曲张手术治疗的断流术没有降低门静脉的压力，对消除腹水不起作用，因此不建议与腹壁切口疝的修补术同时进行。急诊手术的临时关腹最终将发展为腹壁切口疝或再次破裂，因此应在合适的时机、在充分的准备下及时进行确定性手术修补。

（五）肝硬化腹水合并腹壁切口疝的手术禁忌证

择期手术可以降低急诊手术的风险，改善患者的生活质量，但肝硬化腹水的情况下，患者处于终末期肝病的阶段，可能合并其他脏器的病变，如患者身体状况差，无法耐受麻醉及手术即为手术禁忌证。肝硬化腹水合并自发性腹膜炎的情况下，也不宜手术，需要待感染完全治愈后再手术。

二、肝硬化腹水情况下腹壁切口疝修补术的术前准备

　　肝硬化腹水合并腹壁切口疝最大的风险来自急诊手术和无法控制腹水下的手术[8]，因此进行择期手术，必须对腹水进行有效的控制，最好完全消除腹水。如手术前腹水无法控制（图 16-1），术后腹水引起腹内压增高，导致各种相关的并发症，在局部手术后将出现腹水积聚于手术创面，形成类似于血清肿的改变（图 16-2），并可能短期出现其他类型的腹外疝（图 16-3）。

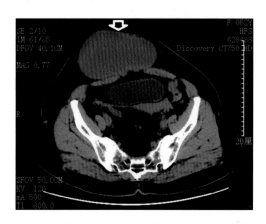

图 16-1　肝硬化腹水合并腹壁切口疝术前 CT 检查，可见上内充满腹水，疝囊与皮肤间无明显的分界（白色箭头所示），提示疝囊皮肤菲薄

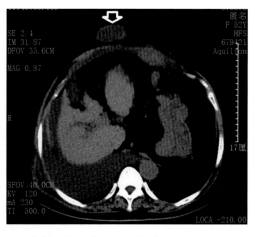

图 16-2　未控制腹水即手术治疗，手术后 2 个多月，腹水仍积聚于手术创面（白色箭头所示），形成积液，类似于血清肿

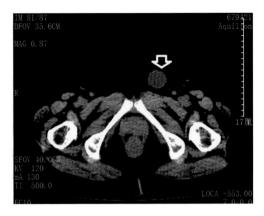

图16-3　手术后2个多月，在腹水作用下，出现股疝（白色箭头所示）

（一）腹水的控制

腹水的控制需要综合的治疗措施，主要的措施包括饮食、药物、介入治疗（TIPS）[9] 及肝移植等。

1. 钠及液体的限制

对于肝硬化腹水患者，饮食中限制钠的摄入非常必要，应由营养师对患者进行饮食指导。严格的饮食限制要求每天钠摄入量低于500mg，但患者往往难以做到。一般无须严格限制水的摄入，但当血清钠低于120Eq/L时，需要限制水的摄入量。

2. 药物治疗

利尿药是治疗肝硬化腹水的主要药物，常见的方案为螺内酯与呋塞米一起使用，开始剂量为：螺内酯100mg/d，呋塞米40mg/d，每天一次。根据治疗的反应，逐渐增加两种药物的剂量，螺内酯每次增加100mg，呋塞米每次增加40mg，螺内酯的最高剂量为400mg/d，呋塞米最高剂量为160mg/d。在治疗过程中，当水肿开始消退时，体重降低0.5kg/24h为最大值。当出现脑病、严重低钠血症或血清肌酐 >1.5mg/dL，应停药。根据血清白蛋白的浓度，也可以将利尿药与白蛋白联合使用。

3. 介入治疗

通过限制钠的摄入和利尿药治疗无反应的肝硬化腹水为难治性腹水（refractory ascites），目前主要的治疗措施为治疗性腹腔穿刺、TIPS、肝移植。门体分流术一般不用于治疗难治性腹水，治疗性腹腔穿刺只能暂时消除腹水，因此无法作为肝硬化腹水情况下腹壁切口疝的手术准备。TIPS 是最常见的难治性腹水情况下腹壁切口疝术前治疗措施，可有效消除腹水，其主要问题为介入治疗后可能出现肝性脑病。TIPSS 的适应条件为：年龄 <65 岁，Child-Plugh 评分 ≤ 12 分，MELD（终末期肝病评分模型）评分 <18 分，无酒精性肝炎，心室射血分数 ≥ 60%，无严重的自发性肝性脑病。肝移植是肝硬化腹水的最终治疗方法，如患者有条件接受肝移植，在肝移植手术同时进行腹壁切口疝修补术也是理想的方式之一。

（二）疝囊皮肤感染的治疗

疝囊皮肤的溃疡或缺血有可能合并感染或潜在感染，由于需要置入合成疝修补网片进行修补，因此手术前需要彻底治愈感染，最大限度减少手术后感染的风险，主要的措施为局部伤口管理和必要时口服抗菌药物。

（三）其他治疗

肝脏是多种凝血因子合成的脏器，肝硬化影响机体的凝血功能，手术前需要进行检查和评估，术前常规肌注维生素 K_1。慢性肝病患者的手术风险高，肝硬化、肝功能不全的患者均存在不同程度的营养问题，术前注意多学科评估及营养支持治疗[10]。

三、肝硬化腹水情况下腹壁切口疝的手术方式选择

肝硬化腹水情况下的腹壁切口疝手术治疗，首先考虑的是手术对腹水产生及吸收的影响，然后是肝硬化引起的腹壁静脉曲张对手术操作的影响。

（一）手术方式对腹水吸收的影响

由于担心疝修补网片影响腹膜对腹水的吸收，需要选择对腹水吸收影响最小的方式，但目前并无可参考的研究或指南，因此只能从理论分析的角度结合临床实践探讨术式的选择问题。

1. 腹腔内修补术

采用 IPOM 或 IPOM-Plug 手术，将疝修补网片放置在腹腔内，由于疝修补网片覆盖在腹膜表面，对腹膜的吸收必然产生影响，理论上影响不大，但没有量化的指标。

2. 腹膜前间隙修补术

将疝修补网片放置在腹膜前间隙的手术，需要在腹膜前间隙游离出足够大的空间，在游离过程中，位于腹膜前间隙的淋巴管被破坏，也完全破坏了这部分腹膜的吸收能力。

3. 肌后修补术

由于腹直肌与腹直肌后鞘之间的间隙无淋巴管存在，在这个间隙放置疝修补网片对腹膜吸收能力几乎没有影响。

因此，对于肝硬化腹水合并腹壁中线部位的切口疝，肌后修补术，即 Rives-Stoppa 手术是理想的术式，但腹前壁的腹膜对腹水吸收的贡献较小，腹腔内修补术与腹膜前间隙修补术对腹水吸收的影响程度如何，目前没有确定性的结论。由于腹水吸收的主要部位为膈肌部位的腹膜与肠系膜根部的腹膜，因此笔者认为，腹腔内修补术与腹膜前间隙修补术对腹腔整体对腹水的吸收没有根本性影响，并且择期手术是在控制腹水的前提下实施，因此在不适合实施 Rives-Stoppa 手术的情况下，可以选择腹腔内修补术与腹膜前间隙修补术。

（二）腹壁静脉曲张的影响

肝硬化可引起腹壁静脉曲张，以脐周静脉曲张最为明显，可以引起术中出血，尤其是腹腔镜手术套管穿刺部位的出血。因此，在选择开放手术或腹腔镜手术时，需要考虑腹壁静脉扩张的程度。

（三）留置引流管

采用药物消除腹水后，由于手术创伤的应激，手术后可能再次出现腹水，留置引流管可以避免术后腹水导致的腹腔内压力升高，待腹水控制后再拔除引流管，可以安全地度过围手术期。对于 TIPS 术后的腹壁切口疝手术是否出现腹水再现的情况，目前的经验有限，是否常规留置引流管也没有经验可参考。如术中不留置引流管，术后腹水再次出现，可采用超声引导下穿刺置管的方法处理。

肝硬化腹水合并腹壁切口疝的手术方式中，以 Rives-Stoppa 手术最为理想，但在控制腹水的情况下，腹腔内修补术与腹膜前间隙修补术均可作为选择之一。急诊情况下手术，是否使用疝修补网片需要根据具体的病情决定，必要时采取暂时关腹的措施，手术中留置腹腔引流管引流腹水，手术后予药物等消除腹水，以便患者顺利恢复，以后再做二期治疗。

四、肝硬化腹水腹壁切口疝修补术后的治疗要点

手术后注意控制输液和钠的摄入，维持水电解质平衡。手术后可能再次出现腹水，应注意腹部的观察和引流情况，必要时行腹部超声等检查。由于腹水的影响，也可能出现胸腔积液，注意胸部和呼吸的情况，必要时行胸部正侧位片检查或胸部 CT 检查。TIPS 术的患者可能出现肝性脑病，在腹壁切口疝术后可能诱发或加重，应注意观察。

（李　亮，邰沁文，邹湘才）

参考文献

[1]　Sanyal Arun J, Boyer Thomas D, Lindor Keith D, 等 . Zakim & Boyer 肝脏病学（原书第 7 版）[M]. 陆萌英，张宁主译 . 北京：中国科学技术出版社，2020：254-268.

[2]　Sheikh MM, Siraj B, Fatima F, et al. Flood Syndrome: A Rare and Fatal Complication of Umbilical Hernia in Liver Cirrhosis [J]. Cureus, 2020, 12(8): e9915.

[3]　李雁 . 腹膜肿瘤学理论与实践 [M]. 北京：科学技术文献出版社，2021：31-43.

[4]　Licari L, Salamone G, Ciolino G, et al. The abdominal wall incisional hernia repair in cirrhotic patients [J]. G Chir, 2018, 39(1):20-23.

[5]　Kim SW, Kim MA, Chang Y, et al. Prognosis of surgical hernia repair in cirrhotic patients with refractory ascites [J]. Hernia, 2020, 24(3):481-488.

[6]　Pinheiro RS, Andraus W, Waisberg DR, et al. Abdominal hernias in cirrhotic patients: Surgery or conservative treatment? Results of a prospective cohort study in a high volume center: Cohort study [J]. Ann Med Surg (Lond), 2019, 49:9-13.

[7]　陈松耀，戴伟钢，陈创奇，等 . 肝硬化或肝移植术后腹外疝的外科治疗：附 35 例报告 [J]. 中国普通外科杂志，2018, 27(10):1266-1272.

[8]　Salamone G, Licari L, Guercio G, et al. The abdominal wall hernia in cirrhotic patients: a historical challenge [J]. World J Emerg Surg, 2018, 13:35.

[9]　Bronswijk M, Jaekers J, Vanella G, et al. Umbilical hernia repair in patients with cirrhosis: who, when and how to treat [J]. Hernia, 2022, 26(6):1447-1457. doi: 10.1007/s10029-022-02617-7. Epub ahead of print. PMID: 35507128.

[10]　Jadaun SS, Saigal S. Surgical Risk Assessment in Patients with Chronic Liver Diseases [J]. J Clin Exp Hepatol, 2022, 12(4):1175-1183.

第 17 章　肥胖症患者腹壁切口疝的治疗及主动减容技术

肥胖症作为一种疾病已经成为共识，肥胖可分为腹型肥胖（中央型肥胖）、外周型肥胖及混合型肥胖，腹型肥胖的患者因代谢综合征及腹腔内压力升高可引起多种疾病，腹型肥胖也是腹壁切口疝手术后复发的独立危险因素，因此肥胖，尤其是腹型肥胖合并腹壁切口疝是疝与腹壁外科棘手的问题之一。

一、肥胖患者腹壁切口疝的治疗

肥胖已经成为当今社会主要的一种公共卫生问题，肥胖症患者的脂肪常堆积于大网膜、肠系膜、腹膜外脂肪（腹膜外筋膜）及皮下，由于腹腔内及腹壁的脂肪堆积，腹内压升高明显，中度肥胖症患者腹内压甚至达到Ⅲ级或Ⅳ级，但由于腹内压随肥胖的加重而逐渐增加，尚没有引起急性的并发症。

（一）肥胖症腹腔的解剖及生理改变

肥胖症主要根据体重指数（BMI）进行诊断，国内的诊断标准为 BMI > 28kg/m^2 为肥胖症，欧美国家的标准为 > 30kg/m^2，在肥胖症诊断标准的基础上 BMI 每升高 5kg/m^2 分别为中度肥胖症及重度肥胖症，BMI > 40kg/m^2 为极严重的肥胖症，肥胖症对腹壁切口疝的影响体现在以下两方面。

1. 肥胖症引起的病理生理问题

肥胖症引起的腹内压升高与多数慢性并发症有关，可能引起胃食管反流病[1]、充血性心力衰竭、肺换气功能不足、静压淤血性溃疡等并发症，肥胖患者有较高比例的呼吸睡眠暂停综合征和通气不足，严重者被迫采用坐姿睡眠，有的女性病理性肥胖患者由于腹内压的增高而出现溢出性尿失禁。肥胖也是原发性腹壁疝、腹壁切口疝的病因之一，同时也是手术后复发的原因之一[2]。肥胖症还与代谢综合征或糖尿病有密切的关系，需要注意围手术期血糖的管理。

2. 肥胖症对腹壁切口疝手术的影响

由于病理性肥胖患者的腹内压增高，存在高风险的 LOD，以及由此引起的一系列并发症，腹壁切口疝手术后腹腔筋膜室综合征以及相关并发症的风险高，手术后复发的风险也较体重正常的患者高。

目前缺乏肥胖程度与腹内压之间的量化关系的研究，应做个体化的评估，手术前了解腹内压的程度需要进行经膀胱测压，以指导手术前准备。

（二）术前处理及减重的困难

由于肥胖是腹壁切口疝复发的独立危险因素，并且肥胖可引起更多的手术并发症，做好充分的术前准备非常重要。

1. 减　重

手术前减重成为肥胖症腹壁切口疝患者必要的措施之一，减重包括饮食控制、锻炼等非手术措施与手术治疗两种方式，实践证明非手术方式减重具有操作上的困难，往往减重效果不好。减重手术主要采用腹腔镜袖状胃手术和胆胰分流术两种，手术后体重减少率（percentage of excess weight loss，% EWL）可超过 70%[3]，但并非每个患者都能接受手术减重，因此术前减重是一个棘手的难题。

2. LOD 的相关准备

由于肥胖症本身存在腹腔高压，肥胖患者的腹壁切口疝合并 LOD 的情况比较普遍，需要做 LOD 的计算和风险评估，必要时手术前需要进行渐进性气腹、肉毒素注射及呼吸锻炼等术前准备。

3. 其他准备

肥胖症患者多数存在代谢综合征或糖尿病，手术前应监测血糖，并使用胰岛素等做相应的治疗以控制血糖。肥胖症患者通常存在多系统疾病，包括心肺肝肾等重要脏器的功能异常，手术前应全面评估，并做好充分的术前准备。

（三）病理性肥胖患者腹壁切口疝手术治疗

病理性肥胖患者腹壁切口疝治疗的主要问题为：当非手术的减重治疗

达不到理想的目标时，是否采用手术减重？手术减重与腹壁切口疝同时行一期手术，还是先行减重手术，然后再进行腹壁切口疝修补的二期手术？

1. 一期手术

一期手术即减重手术与腹壁切口疝修补术同时进行，可避免患者接受两次手术的痛苦，但存在以下问题。

（1）感染风险

减重手术涉及消化道，属于Ⅱ类切口的手术，有潜在污染的风险，而腹壁切口疝的手术需要植入合成疝修补网片，需要在Ⅰ类切口的情况下手术，一期手术后感染的风险较高。

（2）腹腔筋膜室综合征的风险

减重手术后患者的腹内压并不能马上降低，减重手术后的很长一段时间内腹内压仍维持在较高的水平，直至手术后 6~9 个月体重明显减轻后才恢复正常。由于疝囊内容物的回纳，腹内压可能更高，出现腹腔筋膜室综合征的风险较高。

因此，一期手术存在客观上难以完全避免的弊端，手术后一段时间内患者仍处于腹内高压的状态，围手术期风险较大，术后的复发率高。

2. 分期手术

分期手术为先进行减重手术，待患者体重达到要求后，腹内压降低。腹内压增高相关的多系统问题明显减轻或消失，肥胖有关的代谢综合征及糖尿病减轻或治愈，可以在更安全的情况下完成手术，具有更低的腹壁切口疝术后复发率[4]。

3. 不控制体重或体重无法控制情况下的手术

由于非手术减重的方法受很多因素的影响，因此不一定能达到体重控制的目标，而患者又不接受减重手术，在这种情况下进行腹壁切口疝的手术，手术后腹内压增高引起的腹腔筋膜室综合征风险高，多器官功能衰竭及死亡的风险也明显增高。如果必须行手术治疗腹壁切口疝，在这种情况下，应充分进行术前渐进性气腹、肉毒素注射及呼吸锻炼等措施，以尽可能减少手术后的风险，并与患者进行充分沟通。

对于腹壁切口疝具体的手术方式，可根据患者腹壁切口疝的具体病情、腹内压、心肺肝肾功能的情况综合考虑，建议手术前进行多学科评估[5]，以选择合适的围手术期治疗措施及手术方式。

二、主动减容技术

严重肥胖症的患者在进行腹壁切口疝修补术时，由于腹内高压无法关腹，或关腹后可能出现严重的并发症，从而不免再次开腹，采用腹腔开放疗法度过危险期后，再用暂时性关腹形成计划性腹壁疝的方法关闭腹腔。在肥胖症患者中，为达到在合适腹内压的情况下关腹的目的，切除大网膜及一部分的小肠，从而达到减少腹腔容量，降低腹内压的目的，这一手术操作被称为主动减容技术。主动减容技术切除全部的大网膜，切除肠管150~350cm 及其所属的肠系膜[6]，包括回肠、回盲部及升结肠及其系膜。国内杨硕等在肥胖症合并巨大腹壁疝中应用此方法，初步证实其可行性及安全性[7]。主动减容术减少了腹腔内容物，降低了腹内压，具有合理性，但也存在争议，主要的争议点为切除无病变的脏器是否合理？对于这种争议，目前难以得出结论性的答案，需要大样本的临床研究来回答。

（一）医学伦理的争议

切除没有病变的肠管是否违反医学伦理，需要从是否有利于患者以及知情同意的角度进行分析。首先切除一部分肠管可以在合理腹内压的情况下关腹，有利于患者的恢复，并且避免了分期手术的问题，有利于患者；肥胖症患者一般具有较正常人长度的小肠，切除部分小肠，其中主要为回肠，留下消化吸收的主要部位即空肠，不会对患者的消化吸收功能产生影响；最后，如果切除了盲肠及部分结肠，可能破坏胆汁的肝肠循环，引起胆汁代谢相关的并发症，但一般无严重的并发症。因此切除部分肠管不会对机体造成明显的影响，在无法控制体重或急诊的情况下，主动减容技术有利于患者，但应在术前或术中做好充分的告知，落实知情同意制度。

（二）技术并发症的争议

由于小肠部分切除术属于 II 类切口的手术，理论上在这种情况下置入疝修补网片存在增加感染的风险，但经过较多病例的实践，这种情况出现的概率无明显增高，因此只要注意无菌操作，感染的风险不高。此外，目前的外科技术已经非常成熟，小肠的端 - 端吻合口或小肠 - 横结肠的端 - 端吻合口发生吻合口瘘的概率很低。因此，整体而言手术并发症的风险不会明显增高。

因此，主动减容技术目前还存在争议，但在一些特殊的情况下，例如无法控制体重的择期手术或急诊的情况下，仍有其可以应用的适应证，但存在医学伦理的问题，手术前需做好充分的沟通，落实知情同意制度。

（李　亮，邹湘才　江燕飞）

参考文献

[1]　Thalheimer A, Bueter M. Excess Body Weight and Gastroesophageal Reflux Disease [J]. Visc Med, 2021, 37(4):267–272.

[2]　Baastrup NN, Jensen KK, Christensen JK, et al. Visceral obesity is a predictor of surgical site occurrence and hernia recurrence after open abdominal wall reconstruction [J]. Hernia, 2022, 26(1):149–155.

[3]　曲伸，陆灏，宋勇峰 . 基于临床的肥胖症多学科诊疗共识（2021 年版）[J]. 中华肥胖与代谢病电子杂志，2021，7(4):211–226.

[4]　Moszkowicz D, Jacota M, Nkam L, et al. Ventral Hernia Repair and Obesity: Results from a Nationwide Register Study in France According to the Timeframes of Hernia Repair and Bariatric Surgery [J]. Obes Surg, 2021, 31(12):5251–5259.

[5]　Dietz UA, Kudsi OY, Gokcal F, et al. Excess Body Weight and Abdominal Hernia[J]. Visc Med, 2021, 37(4):246–253.

[6]　韩晓风，陈杰，申英末，等 . 主动减容技术在肥胖患者巨大腹壁切口疝修补术中的应用 [J]. 中华疝和腹壁外科杂志 (电子版)，2015，9(3):214–216.

[7]　杨硕，陈杰，曹金鑫，等 . 主动减容手术防治肥胖患者巨大腹壁疝修补术后腹腔内高压的应用价值 [J]. 中华消化外科杂志，2016，15(10):957–960.

第18章 腹壁切口疝的手术并发症

腹壁切口疝手术除了具备一般手术的并发症外，也具有其特殊的并发症，不同于腹股沟疝，腹壁切口疝的手术治疗更为复杂，并发症发生率相对较高，对机体的影响也相对严重。

第一节 手术中的并发症

腹壁切口疝手术中并发症的特点与手术副损伤和腹内压增高有关，主要的并发症如下。

一、手术中出血

手术中的出血主要发生在套管的穿刺或疝修补网片的固定等操作过程中均可能发生出血。

（一）出血的原因

套管穿刺部位血管损伤、腹膜外间隙游离的操作过程中血管损伤，有时可出现腹腔脏器或腹腔内血管损伤等都可能引起出血，一般出血量较少，有时较大的血管损伤可出现喷射状的出血。

（二）出血的处理

可根据出血的特点选择合适的止血方式，包括电凝、止血夹夹闭血管等，必要时进行开腹手术止血。少量的出血通过电凝、压迫等处理可以止血，腹壁下动脉或静脉损伤，出血量较大，可以使用止血夹、腹腔镜下缝扎止血或腹壁穿刺缝合器进行缝扎止血。

（三）出血的预防

手术仔细辨认解剖结构，在筋膜间隙细致操作，可有效避免血管损伤，减少出血的概率。

二、肠损伤

腹部手术无法完全避免肠损伤，对于腹壁切口疝的手术，肠损伤的原因及预防有其特点。

（一）肠损伤的原因

对既往有多次手术史，需要再次行腹腔镜手术或开腹手术者，盲目或经验性进行观察孔穿刺或小切口辅助手术容易造成副损伤[1]。腹壁切口疝修补术常涉及腹腔粘连的分离和松解的问题，尤其多见于 IPOM-Plug 手术，腹腔镜下松解腹腔粘连容易出现肠损伤，有的肠损伤比较隐蔽，直到出现术后腹腔感染时才被发现。

（二）肠损伤的处理

肠管没有浆膜的部位容易与疝修补网片粘连或被侵蚀，因此一旦发现肠损伤，无论损伤深浅或是否穿透肠壁，均应仔细缝合修补。

（三）肠损伤的预防

预防肠损害的主要方法为：仔细操作，避免使用电外科设备。目前一般主张使用剪刀进行腹腔粘连松解，但随着技术的发展，有的学者认为采用电外科设备，如电刀、超声刀等，应注意仔细操作，松解时与肠管保持合适的距离，也可有效避免肠损伤。杂交技术可以发挥开放手术和腹腔镜手术的优点，Yang 等报道[2]：开放手术、腹腔镜手术及杂交手术，肠损伤的发生率分别为 6.1%、4.1% 和 1.5%，杂交技术具有最低的肠损伤风险。

除了肠管损伤外，也可能出现其他的腹腔脏器损伤，如肝脏、胆囊、脾脏和膀胱等。预防的主要方法仍是细致的手术操作，处理的主要措施为及时止血和修补。

三、腹内高压、无法正常关闭腹壁缺损

虽然术前按要求做了准备，或者术前评估不会出现腹腔内高压，或腹壁可以安全对合，但仍可出现术中无法关闭安全腹壁缺损的情况。

（一）术中出现腹内高压的原因

引起手术中腹内高压，无法正常关闭腹壁缺损的因素包括巨大腹壁切口疝或 LOD，术中创伤大、补液过多、腹腔脏器水肿严重、肥胖等。

（二）术中出现腹内高压的处理

在计划关闭腹腔前，先将腹壁拉拢对合，测量腹内压与气道峰值，如腹内压过高，超过 20mmHg，或虽未达到 20mmHg，但估计术后容易出现腹腔高压的并发症，或气道峰值小于 10cmH$_2$O，不适宜直接关闭腹壁缺损，可采用腹壁组织成分分离法、腹横肌松解术或疝修补网片桥接的方法进行修补。急诊情况下，可采取腹腔开放疗法，然后待情况改善后进行暂时性关腹，形成计划性腹壁疝，再择期进行确定性的修补。

（三）术中出现腹腔高压的预防

对于巨大腹壁疝或 LOD 病例，或虽未达到以上标准，但患者耐受腹腔压力升高能力差，如老年、心血管疾病、肾脏疾病、呼吸系统疾病等，术前需要进行充分的准备，如渐进性气腹、肉毒素注射、腹带包扎等。

第二节　手术后的并发症

腹部手术不可避免地导致不同程度的术后肠麻痹、肠粘连等并发症，腹壁切口疝手术后的并发症不同于其他手术的特殊之处主要与手术方式及使用合成疝修补网片等因素有关，但存在个体差异。

一、出血、血肿

血肿为手术后创面出血积聚而成，可以形成明显的隆起或瘀斑，大量

的出血可出现血压降低、心率加快等休克前期或休克的表现。

（一）出血的原因

手术层面不清、操作困难，手术后容易出现渗血；电凝止血，凝固部位脱落，导致再次出血；血管结扎线或血管夹脱落，可导致出血。有时出血来源于套管穿刺部位或腹壁悬吊固定的穿刺部位，出血进入腹腔，严重者可形成腹腔积血及休克。

（二）出血的治疗

少量的渗血或者血肿形成，随着血肿压力的增高，血液的凝固，出血可以自行止血，无须特殊处理；较大的血管出血、活动性动脉出血，例如腹壁下动脉出血，出血一般难以自行止血，需要手术结扎止血。如患者出现血压降低、心率加快等情况，应予补液等抗休克治疗，同时准备手术止血，特别是套管穿刺部位的出血，由于没有血肿等力量的压迫，一般难以自行止血，应及时缝扎止血。

（三）出血的预防

手术按解剖层面操作，可以最大限度避免对血管的损伤，出血点应确切止血，避免大面积的无效电凝止血，较大的血管应确切结扎或用止血夹止血。在放置疝修补网片前，结束手术前，应仔细检查手术创面，发现并处理出血点。在进行套管穿刺或疝修补网片的悬吊固定时，应注意避开血管走行的部位。

二、血清肿

血清肿是腹壁切口疝的特殊并发症之一，由手术后手术创面的渗液积聚于组织间隙、手术创面形成。

（一）血清肿形成的原因

血清肿由组织渗液积聚而成，其发生与创面大小、手术操作是否精细等因素有关，疝修补网片也是引起血清肿的因素之一[3]。

（二）血清肿的治疗

血清肿一般也可自行吸收，一般无须进行引流，但长时间无法吸收的血清肿，可以进行穿刺引流。

（三）血清肿的预防

在腹壁切口疝的 IPOM 手术中，不关闭腹壁缺损的桥接法 IPOM 比关闭腹壁缺损的加强法 IPOM 血清肿发生率高[4]，因此应尽量关闭腹壁缺损。对于容易出现血清肿的手术，预防的主要方法为引流，注意无菌操作及引流管的管理，引流并不增加感染的发生率[5]。

三、皮肤坏死

皮肤坏死常见于开放的腹壁切口疝手术，或需要皮瓣进行修补的手术，皮肤坏死导致感染的概率增加，但皮肤坏死在临床上较为少见。

（一）皮肤坏死的原因

大范围的皮肤游离，例如 Chevrel 手术或腹壁组织成分分离法，由于离断了供应皮肤的穿支血管，有导致皮肤缺血坏死的可能。皮瓣的血供不良，导致皮瓣局部或全部缺血性坏死也属于皮肤坏死的一种。

（二）皮肤坏死的治疗

皮肤坏死主要表现为皮肤局部发黑并逐渐溃烂，小范围的皮肤坏死可以通过换药，保持局部无菌的状态，由周围的组织爬行生长填充而愈合，有时需要清创缝合。大范围的皮肤坏死，需要采用皮瓣技术覆盖创面。皮瓣坏死肌需要去除皮瓣，重新进行皮瓣移植。

四、感　染

感染是外科手术难以完全避免的并发症，腹壁切口疝的感染率为1.3%[6]，较其他类型的腹外疝手术感染率高。

（一）感染的原因

切口感染是主要的危险因素[7]，因此肌前修补的 Chevrel 手术具有较高的感染发生率。其他的原因包括：手术中的污染，隐蔽的肠管损伤导致腹腔感染，原发疾病、损伤或手术后隐蔽感染的重新感染等。

（二）感染的治疗

腹壁疝修补术中涉及疝修补网片的问题，疝修补网片作为异物，使感染的处理复杂化。原则上疝修补网片作为异物，在感染时应该取出，以有利于感染的控制，但取出疝修补网片后，腹壁切口疝的复发率很高。采用持续冲洗负压封闭引流技术处理感染的创面，可以在不取出疝修补网片的情况下治愈感染。如采用持续冲洗负压封闭引流术等治疗3个月后[7]，感染不能控制，应进行手术取出疝修补网片，不宜再保守治疗。目前观察结果证明短期疗效较好，但是否在长期的观察中出现感染复发的问题，目前没有确切的研究结果。持续冲洗负压封闭引流的操作技术如下。

1. 物品准备

目前有成套的商品化产品，但价格较高，也可以用常见的材料进行持续冲洗负压封闭引流，需要使用到的物品为海绵、引流管、头皮针、3M贴膜、负压吸引器、生理盐水（图18-1）。

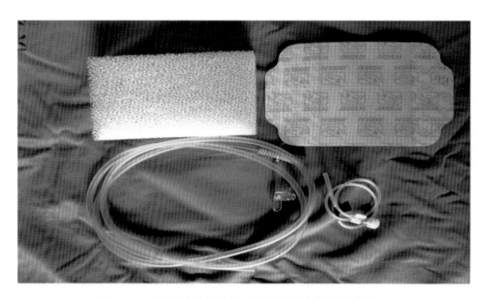

图18-1　持续冲洗负压封闭引流需要准备的部分物品

2.操作技术

将伤口中的脓液及坏死组织清除、清洗干净后，将海绵填塞在伤口中，然后将引流管和头皮针插入海绵内，贴3M贴膜，头皮针接生理盐水作为冲洗管，引流管接负压吸引机，作为吸引管（图18-2和图18-3）。最后检查冲洗和引流的情况，要求：可以连续冲洗引流，并且贴膜边缘无渗漏。

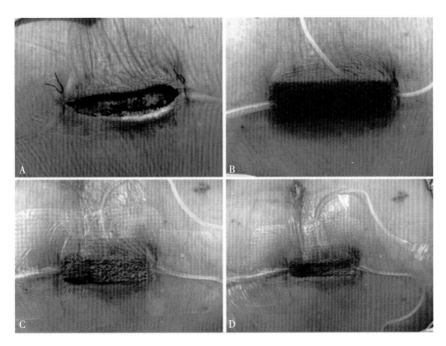

图 18-2　持续冲洗负压引流操作

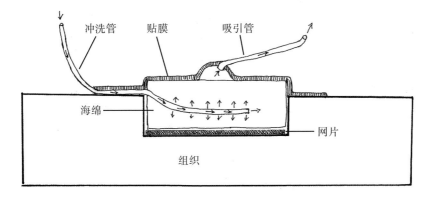

图 18-3　持续冲洗负压引流原理示意图

（三）感染的预防

腹壁切口疝手术大多属于异物植入手术，需要严格执行无菌操作制度，疝修补网片只有在需要使用时才拆开包装，避免过早拆开包装导致的污染。对存在隐蔽感染病灶可能的病例，需要仔细检查和评估，术前需要治愈感染。手术后注意切口的观察和管理，尽可能减少切口感染。

五、术后腹腔高压

虽然经过术前准备、手术中的监测，手术后仍然有可能出现腹腔高压的情况，严重者可能发展为腹腔筋膜室综合征。腹腔筋膜室综合征的主要表现为腹胀、呼吸困难、尿量减少、呼吸循环衰竭。

（一）术后腹腔高压的原因

巨大腹壁切口疝和 LOD 是术后腹腔高压的主要原因，术前肝硬化腹水未控制或术后病情加重也可能导致腹腔高压。手术中、手术后补液过多，腹腔脏器水肿严重有时也可导致腹腔压力升高，但单纯的腹腔脏器水肿引起的腹内压升高一般并不严重。

（二）术后腹腔高压的治疗

对于巨大的腹壁切口疝或存在 LOD 的情况，或其他引起腹腔高压的因素，如肝硬化腹水，手术后应常规监测腹内压、腹腔灌注压。当腹腔灌注压 < 72mmHg 时预示肾脏血流灌注减少[8]，注意患者的呼吸情况。对于腹内压升高不明显，可以通过严密监护、控制输液、利尿等处理，当腹内压持续升高，或尿量持续减少时，应果断开放腹腔，及时终止严重的病理生理状态，以挽救生命。由于顽固的肝硬化腹水引起的腹腔内高压，可以通过腹壁穿刺留置引流管暂时减轻腹腔内的压力，最终一般都需要通过经颈静脉肝内门体分流术（transjugular intrahepatic portosystem shunt，TIPS）减轻门静脉压力，以消除腹水。

（三）术后腹腔高压的预防

术后腹腔高压的预防主要的措施是术前充分的准备和术中恰当的处理，术后注意控制输液量，避免出现严重的腹腔脏器水肿。

六、空腔脏器被侵蚀、肠瘘、膀胱瘘

虽然目前防粘连疝修补网片广泛被使用，但并不能保证疝修补网片可以完全腹膜化，未腹膜化的部位仍可能侵蚀空腔脏器，因此不能完全避免疝修补网片对空腔脏器的侵蚀，导致小肠、结肠或膀胱穿孔，形成肠瘘、膀胱瘘，造成腹腔感染、腹腔脓肿或泌尿系感染。

（一）空腔脏器被侵蚀的原因

空腔脏器与疝修补网片直接接触是被侵蚀的主要原因，常发生在疝修补网片腹膜化不全的部位或疝修补网片的边缘，但侵蚀的具体过程不清。

（二）肠瘘、膀胱瘘的治疗

肠瘘、膀胱瘘可以发生在手术后数年或数十年后，封堵治疗无效[9]，建议尽早手术[10]，并需要手术取出疝修补网片，切除部分肠管或膀胱并进行肠管或膀胱修补术，结肠瘘还可能需要行肠造口术，待二期进行造口回纳恢复肠管的连续性。

（三）空腔脏器被侵蚀的预防

在放置疝修补网片的过程中，注意避免可吸收层脱落，以避免不可吸收的材料直接与肠管等空腔脏器接触，同时注意避免疝修补网片的边缘卷曲、折叠或成角，可以最大限度减少疝修补网片对空腔脏器的侵蚀。

七、慢性疼痛

腹壁切口疝手术后的慢性疼痛程度差异很大，是影响患者生活质量的最重要因素之一，也是较难治疗的并发症之一。

（一）手术后慢性疼痛的原因

主要与疝修补网片引起的慢性炎症反应、神经损伤、疝修补网片的固定等因素有关。疝修补网片作为异物，可导致持续的慢性炎症，对组织产生的持续刺激，可以引起慢性疼痛。疝修补网片的固定方式主要有固定器的钉合固定、缝线的悬吊固定及黏合固定，由于腹壁切口疝修补后腹壁存在一定的张力，单纯的黏合固定使用较少，一般使用悬吊固定与固定器固定相结合的方式。固定器的钉合过程中，可能出现神经损伤而引起慢性疼痛，缝线的持续悬吊固定导致对腹壁的持续牵拉，也是慢性疼痛的主要因素之一。长时间的慢性疼痛可引起外周敏化或中枢敏化，可转变为神经病理性疼痛，神经病理性疼痛有时还伴有心理问题，成为棘手的并发症之一，但严重术后慢性疼痛、神经病理性疼痛的发生率不高。

（二）手术后慢性疼痛的治疗

轻微的术后慢性疼痛可不予治疗，或者给予理疗，如红外线治疗、微波治疗等。一般的慢性腹疼痛可予口服止痛药物治疗，但止痛药物对神经病理性疼痛效果差，对于神经病理性疼痛，应给予三环类抗抑郁药、四环类抗抑郁药和抗癫痫类药物。部分严重的慢性疼痛需要手术取出疝修补网片。

（三）手术后慢性疼痛的预防

腹壁切口疝术后的慢性疼痛预防的主要措施为：选择大网孔轻量型疝修补网片，尽量展平疝修补网片，疝修补网片固定时避免损伤腹壁神经，减少不可吸收固定器的使用。

八、腹壁硬化

腹壁硬化是腹壁切口疝术后特有的并发症，与合成疝修补网片的使用有关，但个体差异明显。

（一）腹壁硬化的原因

疝修补网片不具有组织的变形能力，当疝修补网片与纤维细胞及纤维组织形成复合组织时，本质上形成了以疝修补网片为支架的瘢痕组织，这种组织比较僵硬，并且部分疝修补网片皱缩也较明显，腹壁顺应性明显减弱，随之而来腹壁的运动变形的能力也较差，形成硬化了的腹壁，患者感觉到持续的腹部僵硬感，或伴有慢性疼痛，这种僵硬感在不同的个体，感受差异很大，有的患者甚至要求取出疝修补网片。腹壁硬化与疝修补网片的面积有关，大型腹壁切口疝采用大面积的疝修补网片，腹壁硬化更为明显，此时出现腹壁硬化，可能存在潜在的呼吸和血流动力学障碍。

（二）腹壁硬化的治疗

腹壁硬化是由于纤维细胞、纤维组织与疝修补网片结合在一起引起，目前尚无有效的治疗方法，红外线、微波等理疗有时可减轻症状，可以尝试使用。

（三）腹壁硬化的预防

使用大网孔、轻量型疝修补网片可以形成较为柔软的组织，可以明显减少腹壁硬化的发生。脱细胞支架补片可以避免合成疝修补网片的固有缺点，但在复发的角度，其长远疗效仍然存在争议。

九、复　发

腹壁切口疝术后复发难以完全避免，多次手术将给患者的心理和身体造成较大的影响，并在技术上造成了更加困难的局面。

（一）复发的原因

复发与多种因素有关，影响腹壁切口疝修补术后疝复发的危险因素有复发疝、嵌顿疝、疝环大小和 BMI（体重指数）[11]，但不同的研究角度有不同的结论。

1. 肥　胖

肥胖是较为被广泛认可的复发因素之一，内脏性肥胖是术后复发的预测因素[12]，BMI > 35.3kg/m² 是复发的独立危险因素[13]。

2. 腹内压增高

手术后持续的腹内压增高，或术前腹内压增高的因素未解除，例如慢性咳嗽、便秘等，也可能成为腹壁切口疝术后复发的因素之一。

3. 疝修补网片的固定方式

由于腹壁切口疝的手术治疗理念为腹壁修复，修复后的腹壁具有一定程度的张力，疝修补网片的固定方式与复发有关，研究表明不可吸收的固定器有较低的复发率[14]，因此不适合于单纯的黏合固定，也不适合单纯使用可吸收固定器进行固定。临床可以全部使用不可吸收的缝线及固定器进行固定，但如为减少不可吸收固定器术后并发症，笔者建议采用不可吸收的缝线悬吊固定结合可吸收固定器，或不可吸收固定器进行关键固定，辅助采用可吸收的固定器与黏合固定结合进行固定。但不同的术者有不同的观点和操作习惯，在一些手术演示的学术会议上也可见有术者单纯采用可吸收固定器进行固定，因此仍需要更多的病例和更长的随访时间来总结经验。

4. 手术方式与术者因素

根据病情选择合适的修补方式，并由合格的术者主导手术是降低复发率的关键因素之一。手术方式选择不当，或术者处于学习曲线期，手术后的复发率较高。

（二）复发的治疗

复发应与腹壁疝修补术后腹壁的整体膨出相鉴别，复发腹壁切口疝的诊断、评估和治疗应该更加慎重，以避免再次手术后的复发。

（三）复发的预防

预防的主要措施是在病情充分评估的前提下，选择合适的手术方式，由合格的主刀医生主导手术，并按标准完成手术。

（邹湘才，陈少逸，李　亮）

参考文献

[1] 曾兵，李英儒，甘文昌，等 . 腹腔镜切口疝修补术中腹腔粘连的诊断、分型及分离技巧 [J]. 中国普通外科杂志，2022，31(4):457–464.

[2] Yang S, Wang MG, Nie YS, et al. Outcomes and complications of open, laparoscopic, and hybrid giant ventral hernia repair [J]. World J Clin Cases, 2022, 10(1):51–61.

[3] Aiolfi A, Cavalli M, Gambero F, et al. Prophylactic mesh reinforcement for midline incisional hernia prevention: systematic review and updated meta-analysis of randomized controlled trials [J]. Hernia, 2022, 27(2):213–224. doi: 10.1007/s10029-022-02660-4. Epub ahead of print. PMID: 35920944.

[4] Gómez-Menchero J, Balla A, Fernández Carazo A, et al. Primary closure of the midline abdominal wall defect during laparoscopic ventral hernia repair: analysis of risk factors for failure and outcomes at 5 years follow-up [J]. Surg Endosc, 2022, 36(12):9064–9071. doi: 10.1007/s00464-022-09374-9. Epub ahead of print. PMID: 35729405.

[5] Kushner B, Smith E, Han B, et al. Early drain removal does not increase the rate of surgical site infections following an open transversus abdominis release [J]. Hernia, 2021, 25(2):411–418.

[6] Attaar M, Forester B, Chirayil S, et al. Mesh in Elective Hernia Repair: 10-Year Experience with over 6,000 Patients [J]. J Am Coll Surg, 2021, 233(1):51–62.

[7] Oprea V, Buia F, Gheorghescu D, et al. Chronic Mesh Infection after Incisional Hernia Repair. Factors Influencing Negative Outcomes of Complete Mesh Removal [J]. Chirurgia (Bucur), 2021, 116(3):284–293.

[8] Gül F, Sayan İ, Kasapoğlu US, et al. Abdominal perfusion pressure is superior from intra-abdominal pressure to detect deterioration of renal perfusion in critically ill patients [J]. Ulus Travma Acil Cerrahi Derg, 2019, 25(6):561–566.

[9] 李健文，乐飞. 腹腔镜腹壁切口疝修补术并发症演变及防治 [J]. 中国实用外科杂志，2020，40（7）：761–764.

[10] Kuroiwa M, Kitazawa M, Miyagawa Y, et al. Mesh Migration into the Neobladder and Ileum with Complicated Fistula Formation following Incisional Hernia Repair [J]. Case Rep Surg, 2021, 2021:5683621.

[11] 胥博愈，吴云桦，聂灵芝，等. 腹壁切口疝修补术后复发相关因素分析 [J]. 中国普外基础与临床杂志，2022, 29(3): 322–327.

[12] Baastrup NN, Jensen KK, Christensen JK, et al. Visceral obesity is a predictor of surgical site occurrence and hernia recurrence after open abdominal wall reconstruction [J]. Hernia, 2022, 26(1):149–155.

[13] Liu JK, Purdy AC, Moazzez A, et al. Defining a Body Mass Index Threshold for Preventing Recurrence in Ventral Hernia Repairs [J]. Am Surg, 2022, 88(10): 2514–2518. doi: 10.1177/00031348221102608. Epub ahead of print. PMID: 35578162.

[14] Olmi S, Millo P, Piccoli M, et al. Laparoscopic Treatment of Incisional and Ventral Hernia [J]. JSLS, 2021, 25(2):e2021.00007.

第 19 章　造口旁疝概述

造口旁疝（parastomal hernia）是肠造口术后常见的并发症，造口旁疝可引起造口袋渗漏，从而腐蚀皮肤引起皮肤溃疡、感染等并发症，对患者生活质量造成较大的影响。

一、发病率、病因及形成机制

造口旁疝本质上为腹壁切口疝，可发生于各种类型的肠造口病例，以直肠癌根治术后的乙状结肠造口最为常见，并且随着直肠癌治疗质量的提高，患者生存期延长，造口旁疝的问题将更为突出，不同的报道在发病率上差异较大，但总体上处于较高的水平，有报道手术 3 年后造口旁疝发生率为 70%~100%[1]。造口旁疝的主要病因有以下几种。

（一）造口部位腹壁切口过大或造口部位选择不当

在做腹壁造口时，切开的腹壁过大，超过肠管的直径，手术后形成造口旁疝的概率较高。一般结肠单口造口皮肤的切除范围为 1.5~2cm 直径的圆形区域，切开的肌肉腱膜层通过两横指即可。腹直肌和腹直肌鞘对减少造口旁疝具有重要的意义，研究证明非经腹直肌的造口具有较高的造口旁疝风险[2]，因此永久性肠造口一般提倡经腹直肌部位行肠造口术。

（二）腹壁肌肉腱膜薄弱

年老体弱或营养不良等导致腹壁肌肉减少症和腱膜薄弱、强度降低[3]，可导致造口旁疝形成。

（三）肠壁与腹壁未严密缝合

由于肠管与腹壁难以真正愈着，并且肠管一直处于蠕动的状态，因此肠壁与腹壁的严密缝合是预防造口旁疝的主要措施之一，由于缝合不严密、线结松动等原因，可导致肠壁与腹壁分离，从而形成造口旁疝。

（四）长期腹内高压

与其他腹壁切口疝一样，长期腹内压升高也是造口旁疝的原因之一，例如慢性咳嗽、便秘、肝硬化腹水等。肥胖患者也存在较高的腹内压，也是造口旁疝的病因之一[4]。

造口旁疝发生的原因多样，女性及糖尿病患者也有较高的造口旁疝发生率[5]，关于造口旁疝形成的具体原理仍然不清，目前普遍认为其形成机制为：在腹壁造口的部位腹壁形成圆形的瘢痕，由于瘢痕阻止弹性收缩与舒张的能力，并且与肠管难以真正愈着，而肠管需要蠕动、舒张与收缩，以排出粪便，因此随着时间的推移瘢痕化的圆形腹壁肠管通道与肠管之间容易出现裂隙（图19-1），在腹内压等因素的作用下逐渐形成造口旁疝。除了肠造口外，输尿管造口也可出现造口旁疝，但关于这方面的病例报道及研究均缺乏。

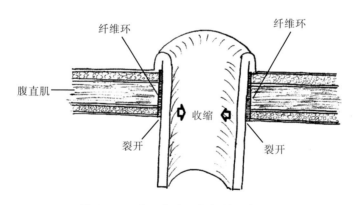

图 19-1 造口旁疝形成机制示意图

二、诊断及分型

造口旁疝表现为造口旁半球形的隆起，站立时明显，平卧位消失，根据临床表现可以做出准确的诊断，但有些不明显的造口旁疝，特别是肥胖患者需要借助影像学检查进行诊断。仰卧位腹部CT检查是最常用的辅助检查之一，CT检查可以清楚显示造口旁疝的大小及内脏疝出的情况（图19-2），可以评估造口旁疝的特点，对造口旁疝进行分型，从而指导手术方案的制订。

临床上造口旁疝常按疝内容物脱出位置和疝囊的解剖关系或腹壁缺损的大小及是否合并腹壁切口疝进行分型，常见的分型有 3 种。

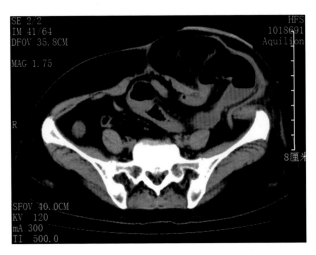

图 19-2　造口旁疝的 CT 检查，可见造口旁疝入的小肠

1. **分型一**

1994 年由 Rubin 等[6] 提出造口旁疝的分类方法，将造口旁疝分为 4 型（图 19-3），这种分型为最传统的分型，分别为：

真性造口旁疝：疝囊经腹壁缺损突出，位于皮下或腹壁筋肉腱膜间。

造口间疝：常合并造口脱垂，腹腔内肠管和造口肠管同时向皮下突出，腹壁缺损扩大。

皮下脱垂：腹壁无缺损，造口肠的肠管突出于皮下。

假性疝：腹侧壁薄弱或失神经支配、腹壁肌肉松弛而导致腹壁整体突出，但腹壁无缺损。

2. **分型二**

另一种根据肠管疝出位置不同的造口旁疝分型，由 Devlin 等提出，也将造口旁疝分为 4 型[7]（图 19-4），分别为：

间质型（interstitial）：疝囊位于肌肉和腱膜间。

皮下型（subcutaneous）：疝囊位于皮下。

造口内型（intrastomal）：疝囊位于造口肠管旁，疝囊的顶部为造口的肠壁，而非皮肤。

造口周围或脱垂型（peristomal or prolapse）：造口肠管与腹壁全部分离，形成全周性缺损，或合并造口脱垂。

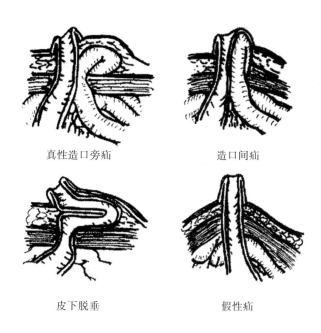

真性造口旁疝　　　　　　　　造口间疝

皮下脱垂　　　　　　　　　　假性疝

图 19-3　造口旁疝分型一

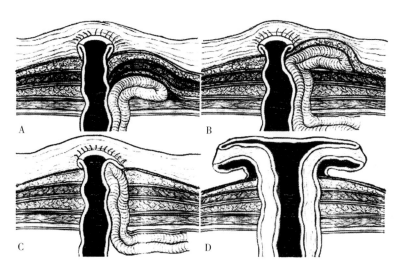

图 19-4　造口旁疝的分型二：A 为间质型，B 为皮下型，C 为造口内型，D 为造口周围或脱垂型

3.分型三

欧洲疝学会提出的分型标准是目前最常用的分型标准之一（表 19-1），根据缺损的直径及是否合并腹壁切口疝分为 4 型，并区分复首发与发。

表 19-1　欧洲疝学会造口旁疝分型

缺损直径	小：≤ 5cm	大：> 5cm	
伴随切口疝	否	I	Ⅲ
	是	Ⅱ	Ⅳ
		首发	复发

以上分型各有特点，还可以检索到其他的分型系统，这些分型系统侧重点也有所不同，但都无法准确反映出病因与治疗方式的选择。造口旁疝的分型有利于在统一的口径下进行比较，虽然目前对造口旁疝的分型未达成普遍的共识，但其中欧洲疝学会的分型被认可程度较高，也是目前临床应用较多的造口旁疝分型系统。

三、治疗方式

单纯的缝合修补复发率超过 50%~70%，目前已很少开展。目前有效的手术方式为造口移位与疝修补网片修补两种方式，在造口时为了预防造口旁疝的出现，也可以预防性使用疝修补网片。将造口移位到新的部位重新造口是在疝修补网片广泛应用之前的主要治疗方式，单纯的造口移位目前已不建议使用[8]。使用疝修补网片对造口旁疝进行修补从借鉴一般的腹壁切口疝的修补术开始，包括关闭腹壁缺损和使用疝修补网片，并在实践中探索出目前较为成熟的经验。造口旁疝与一般腹壁切口疝手术治疗的不同之处为需要处理疝修补网片与肠管的关系，并合理放置疝修补网片。

（一）肌前修补术

早期的手术将疝修补网片置于肌前，在网片的中央剪出刚好通过肠管的孔洞，从而达到修补的目的。由于腹壁切口疝肌前修补术本身就具有较高的感染率，加上造口排便的影响，感染的可能性更高，因此目前已基本放弃造口旁疝的肌前修补术，但有观点认为在高危手术风险的患者中仍有应用价值[9]。

（二）腹膜前间隙或肌后修补术

将疝修补网片剪出刚好可通过肠管的孔洞，并放置在腹膜前间隙，手术可以在开放手术或腹腔镜手术下进行，可以避免肌前修补感染高的缺点。

（三）腹腔内修补术

腹腔内造口旁疝修补术有两种术式，分别为 Keyhole 手术和 Sugarbaker 手术（图 19-5），为目前应用最多的造口旁疝修补术，可以在开放手术或腹腔镜下进行。

Keyhole 手术是用中间带有孔洞的防粘连疝修补网片环绕肠管覆盖在缺损部位，从而起到修补的作用。

Sugarbaker 手术即将疝修补网片覆盖在一部分肠管上，疝修补网片的中心位于肠管通过腹壁的部位，然后固定，因疝修补网片完整覆盖在腹壁缺损上，没有 Keyhole 手术中疝修补网片中间的孔洞，相对于 Keyhole 手术显著降低了复发率。

将 Keyhole 手术与 Sugarbaker 手术结合，使用两张疝修补网片进行造口旁疝修补的术式称为三明治（Sandwich）手术，也有较好的手术效果，但目前实施的例数不多，仍需进一步积累数据和经验。

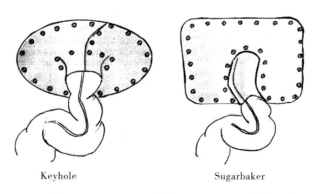

Keyhole   Sugarbaker

图 19-5　Keyhole 手术与 Sugarbaker 手术

（四）共识与争议

造口旁疝的治疗是疝与腹壁外科的疑难问题之一，对于术式的选择、疝修补网片的放置上存在较多的个体化经验，肠造口的原位重建还是移位重建也有不同的观点，造口旁疝的手术修补仍然存在共识与争议并存的问题。

1. Keyhole 手术与 Sugarbaker 手术

目前常用的术式仍为 Keyhole 手术、Sugarbaker 手术和 Sandwhich 手术，早期的造口旁疝手术治疗以 Keyhole 较多，Sugarbaker 手术操作简洁，使用无孔的疝修补网片手术效果更好[10]。从造口旁疝形成的原理看，Sugarbaker 手术较好地针对腹壁造口部位的缺点而设计，较 Keyhole 手术可减少 20% 的复发率[11]，因此成为目前临床上应用最多的术式之一。Sandwich 手术结合了 Keyhole 手术与 Sugarbaker 手术的优点，理论上有更好的效果，目前的初步临床实践也证明了其疗效。一项研究发现 Keyhole 手术、Sugarbaker 手术和 Sandwich 手术复发率仍然较高，分别为 39.5%、21.5% 和 13.5%[12]，可见造口旁疝的治疗的确是棘手的外科问题之一，造口旁疝的发病机制与手术治疗仍与较大的探索和改进的空间。

2. 腹膜前间隙修补与腹腔内修补

腹膜前间隙的手术可以使用非防粘连疝修补网片，并且避免疝修补网片与腹腔内脏器接触，也有其优势，但在腹腔镜下操作相对复杂，技术要求高[13]。

3. 造口的移位重建与原位重建

在不使用疝修补网片的造口旁疝修补术中，将造口移位重新建立造口是重要的修补要点之一，但在使用疝修补网片的手术中，是否需要将造口移位，不同的术者有不同的习惯。笔者认为：如果缺损的缝合张力明显，或组织缺损明显，移位重建造口有较好的治疗效果。

4. 脱细胞支架补片的应用

脱细胞支架补片，即生物补片，在造口旁疝修补中的应用争议较大，其原因为：其一，脱细胞支架补片放置的要求为至少一面接触血运丰富的组织，腹腔内修补中腹膜缺乏血运丰富的组织，因此不适合使用脱细胞支架补片；其二，将脱细胞支架放置在肌后，可以接触血运丰富的肌肉，但腹膜前间隙的手术需要将脱细胞支架补片剪出孔洞，本质上是 Keyhole 手术，在 Keyhole 手术中即使采用合成疝修补网片复发率也较高，采用脱细胞支架补片的疗效更具不确定性。因此使用脱细胞支架补片行造口旁疝修补仍需进一步的研究[14]。

（五）复发病例的术式选择

对于复发病例，需要仔细研究原手术方式与复发的特点，根据具体腹腔粘连、是否感染、肠袢的长度、个体化选择手术方式[15]，如原手术为Keyhole 手术，可以在关闭缺损后加用 Sugarbaker 手术，本质上为 Sandwich 手术。如复发病情复杂，疝修补网片皱缩明显或合并感染，需要手术取出疝修补网片，原位或移位重建肠造口后再修补。

四、预　防

肠造口术后，时间越长造口旁疝发生的概率越高。造口旁疝是一个可以预见的结果[16]，另外造口旁疝手术修补的复发率也高，因此预防造口旁疝是最佳的策略，也一直是热门的话题。预防造口旁疝的关键是腹壁瘢痕化的纤维环与肠管之间不被撕裂，基本要求是规范的造口操作，可参阅本专著第 4 章相关的内容。在造口时预防性放置合成疝修补网片可对造口旁疝进行预防，国内李亮等较早对直肠癌 Miles 手术的乙状结肠单口造口术进行预防性放置疝修补网片的研究[17]，取得较好的效果，在其他的研究中也证明其价值[18-19]，也有使用可吸收疝修补网片的研究也取得肯定的结果[20]，但目前预防性放置疝修补网片仍属于尝试阶段，具有推广的价值[21-22]，但缺乏循证医学的依据[23]。

（洪楚原，李　亮，严　聪）

参考文献

[1] 唐健雄，顾岩，李绍春 . 造口旁疝诊断和治疗中值得关注的若干问题 [J]. 中国实用外科杂志，2022，42(7):730-733.

[2] Soomro FH, Azam S, Ganeshmoorthy S, et al. An Analysis of the Risk Factors for the Development of Parastomal Hernia: A Single Institutional Experience [J]. Cureus, 2022, 14(1):e21470.

[3] Xie HF, Feng M, Cao SM, et al. Evidence summary for nonsurgical prevention and management of parastomal hernia in patients with enterostomy [J]. Am J Transl Res,2021, 13(11):13173-13182.

[4] 顾岩，杨建军，宋致成，等 . 肥胖合并造口旁疝诊治中的相关问题 [J]. 中国实用

外科杂志，2022，42(7):754-758.

[5] Ghoreifi A, Allgood E, Whang G, et al. Risk factors and natural history of parastomal hernia after radical cystectomy and ileal conduit [J]. BJU Int, 2022, 130(3):381-388.

[6] Rubin MS，Schoetz DJ，Matthews JB. Parastomal hernia.Is stoma relocation superior to fascial repair [J]. Arch Surg，1994，129(4)：413-438.

[7] Andrew N. Kingsnorth , Karl A. LeBlanc. Management of Abdominal Hernias (Fourth Edition) [J]. London Heidelberg New York Dordrecht: Springer, 2013: 263-274.

[8] 傅晓键, 姚琪远. 2017 年《欧洲疝学会造口旁疝治疗指南》解读 [J]. 中华胃肠外科杂志，2018，21(7):744-748.

[9] De Robles MS, Young CJ. Parastomal hernia repair with onlay mesh remains a safe and effective approach [J]. BMC Surg, 2020, 20(1):296.

[10] 乐飞，李健文. 腹腔镜手术治疗造口旁疝的共识与争议 [J]. 中国实用外科杂志，2022，42(7):737-742.

[11] Miller BT, Thomas JD, Tu C, et al. Comparing Sugarbaker versus keyhole mesh technique for open retromuscular parastomal hernia repair: study protocol for a registry-based randomized controlled trial [J]. Trials, 2022, 23(1):251.

[12] Mäkäräinen-Uhlbäck E, Vironen J, Falenius V, et al. Parastomal Hernia: A Retrospective Nationwide Cohort Study Comparing Different Techniques with Long-Term Follow-Up [J]. World J Surg, 2021, 45(6):1742-1749.

[13] 李炳根，余旭辉，庄波，等. 腔镜腹膜外补片修补技术治疗造口旁疝 [J]. 中华疝和腹壁外科杂志 (电子版)，2021，15(6):561-565.

[14] Gachabayov M, Orujova L, Latifi LA, et al. Use of Biologic Mesh for the Treatment and Prevention of Parastomal Hernias [J]. Surg Technol Int, 2020, 37:115-119.

[15] Luan L, Liu Q, Cui C, et al. Surgical treatment strategy for recurrent parastomal hernia: Experiences from 17 cases [J]. Front Surg, 2022, 9:928743.

[16] William W. Hope, William S. Cobb, Gina L. Adrales. 疝外科学 [M]. 唐健雄主译 . 上海：上海科学技术出版社，2020：281-287.

[17] 李亮，陈芳，吕国庆，等. Miles' 手术中腹膜外间隙放置补片对预防造瘘口旁疝的疗效分析 [J]. 海南医学，2012, (3):70-72.

[18] Saha S, Gerdtham U, Bläckberg M, et al. Cost Effectiveness of the Use of Prophylactic Mesh To Prevent Parastomal Hernia After Urinary Diversion with an Ileal Conduit [J]. Eur Urol Open Sci, 2022, 40:9-15.

[19] Gao X, Li RF, Sun LX, et al. Prophylactic Effect of Simultaneous Placement of Mesh on Incidence of Parastomal Hernia After Miles' Surgical Resection of Colorectal Cancer: A Prospective Study [J]. J Surg Res, 2022, 277:27-36.

[20] Pizza F, D'Antonio D, Lucido FS, et al. Is absorbable mesh useful in preventing

parastomal hernia after emergency surgery? The PARTHENOPE study [J]. Hernia, 2022, 26(2):507–516.

[21]　许彬彬, 周林秋, 段建春, 等. 预防性补片置入在预防造口旁疝中应用价值的 Meta 分析 [J]. 中国普通外科杂志, 2021, 30(4):386–398.

[22]　Prudhomme M, Fabbro-Peray P, Rullier E, et al. Meta-analysis and Systematic Review of the Use of a Prosthetic Mesh for Prevention of Parastomal Hernia [J]. Ann Surg, 2021, 274(1):20–28.

[23]　楼征, 张卫. 肠造口的规范化实施及造口旁疝的预防策略 [J]. 中国实用外科杂志, 2022, 42(7):734–736, 742.

第 20 章　造口旁疝的手术治疗

在目前的医疗条件下，单纯的造口移位已经很少用于造口旁疝的治疗，目前的造口旁疝治疗是以植入合成疝修补网片为基础的手术，手术的基本原则为腹壁缺损的关闭、肠管的处理、疝修补网片的加强。

第一节　Keyhole 手术、Sugarbaker 手术及 Sandwich 手术

Keyhole 手术、Sugarbaker 手术及 Sandwich 手术具有内在的关联性，因此将 3 种术式放在一起讨论，有利于对手术的理解及选择合适的术式。3 种手术方式在放置疝修补网片前的操作相同，主要操作要点如下。

一、基本手术步骤

由于造口的存在，开放手术感染的风险更高，因此目前的造口旁疝修补术主要在腹腔镜技术下进行，但对于复杂的病例可以选择开腹手术，或开腹与腹腔镜技术联合使用。手术前需进行肠道准备，减少粪便溢出污染手术野的风险。

（一）体位及消毒

患者的手术体位为脚高头低的平卧位，留置导尿管，然后消毒、铺巾。铺巾后在造口处放一块小纱布，然后用 3M 薄膜贴紧，避免肠内容物溢出。

（二）套管的布置

套管的位置应远离缺损，并考虑疝修补网片覆盖的范围。以乙状结肠

单口造口的造口旁疝手术为例，第一个套管位置在右侧腋前线肋缘与髂嵴之间的中点位置，建议在开放的情况下置入第一个套管并建立气腹，套管使用 10~12mm，气腹压力 12mmHg。然后在第一个套管的两侧，分别置入 5mm 及 10mm 的套管，或 2 个 5mm 的套管。

（三）松解腹腔粘连

要求完全松解腹前壁的粘连，为了避免肠损伤，应避免使用电刀等能量装置，建议使用剪刀进行锐性分离。在粘连特别严重的部位，粘连松解困难，可以牺牲部分腹壁结构。有时肠管进入疝囊内，应注意小心游离，避免损伤肠管。由于造口位于左下腹部，还需要游离 Retzius 间隙。

（四）缝合腹壁缺损

腹腔粘连松解完成后，测量缺损的直径，评估腹壁缺损的情况及肠管是否过长。如果肠管过长，可以经腹壁切开，拉出肠管并部分切除，此时可在开放手术下缩小腹壁缺损，并重新行肠造口。姚琪远将这种原位重建造口，再用疝修补网片进行 Sugarbaker 手术方式加强的术式称为"腹腔镜造口旁疝 Lap-re-do 补片修补术"[1]。如无须切除肠管，可以在腹腔镜下缝合关闭腹壁缺损，或采用穿刺缝合器缝合。

以上步骤是各种腹腔镜造口旁疝修补术都需要进行的操作，在此基础上，选择疝修补网片进行加固，腹腔内的修补术需要选择防粘连的疝修补网片。

（五）Keyhole 手术疝修补网片的放置

目前 Keyhole 手术的防粘连疝修补网片为预成型的产品，中间的孔洞带领（类似于衣领）或不带领，也可以用一般的防粘连疝修补网片根据肠管的直径剪出空洞。疝修补网片要求刚好通过肠管，并覆盖缺损外 5cm。疝修补网片的固定要求为双圈固定，一圈在疝修补网片的外侧缘，另一圈在肠管周围，钉合固定的间隔为 1~1.5cm，可以结合使用腹壁悬吊固定。

（六）Sugarbaker 手术疝修补网片的放置

Sugarbaker 手术使用双面防粘连疝修补网片，或一面全部防粘连另一面接触肠管的部位也有防粘连的疝修补网片。疝修补网片覆盖范围为缺损边缘外 5cm，中心点位于造口的中心，肠管紧贴侧腹壁。疝修补网片的固定要求为双圈固定，一圈在疝修补网片的外侧缘，另一圈在肠管周围，钉合固定的间隔为 1~1.5cm，钉合时注意避免损伤疝修补网片后面的肠管及其系膜[2]，可以结合使用腹壁悬吊固定。

（七）Sandwich 手术疝修补网片的放置

Sandwich 手术是 Keyhole 手术与 Sugarbaker 手术的结合，疝修补网片的放置及固定要求相同。Keyhole 手术的疝修补网片起到加强造口周围腹壁的作用，Sugarbaker 手术的网片起到加强造口本身的腹壁缺陷和 Keyhole 手术网片覆盖范围以外的区域，由于使用两层疝修补网片，Keyhole 手术的网片可以适当缩小。

完成网片固定后再次探查腹腔，确认腹腔、疝修补网片固定处、粘连松解创面有无渗血，肠管粘连松解处浆膜是否完整。根据创面的情况决定是否放置引流管，引流管的末端位于盆腔。最后消除 CO_2 气腹，缝合 10mm 及以上的穿刺孔。

二、术后处理

术后注意监护，根据粘连松解和肠功能恢复的情况决定进食时间，一般术后 6h 可以饮水，术后 1d 可以进流食。术后注意观察造口的颜色，注意造口的护理，注意引流管引流情况的观察。加强疼痛管理，及早下床活动，避免下肢血栓形成和预防肺部感染。

三、Keyhole 手术、Sugarbaker 手术与 Sandwich 手术的术式评价

造口旁疝的特殊性在于造口本身破坏了腹壁的完整性，这一固有缺陷在各种修补术中都难以完全纠正，因此导致了其较高的复发率。Keyhole 手术的主要原理为加强腹壁（图 20-1），对肠管穿过的造口部位无法加固，无法改变肠管与腹壁瘢痕之间的关系，因此只是加强了腹壁，对减少造口旁疝成因的因素改善不大，可能是其较高的复发率原因，因此目前的应用逐渐减少，有学者认为该术式已经被淘汰。为了减少 Keyhole 手术的复发，

有学者主张使用带有围领的疝修补网片，并建议将围领与肠管缝合固定，疝修补网片的围领可以包裹肠管（图 20-2），手术后围领与肠管粘连，从而可以减少复发。

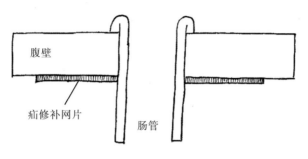

图 20-1　Keyhole 手术效果图

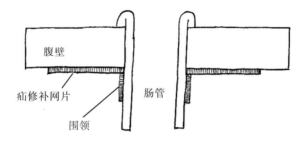

图 20-2　带有围领的疝修补网片，围领可与肠管粘连，减少复发概率

Sugarbaker 手术避免了 Keyhole 手术的缺点，加强了肠管穿过腹壁的造口部位，在原理上较 Keyhole 手术更加合理，因此建议使用无空洞的疝修补网片[3]。相比于 Keyhole 手术，Sugarbaker 手术对肠管穿出腹壁部位周围的边缘腹壁加强不如 Keyhole 手术（图 20-3）。

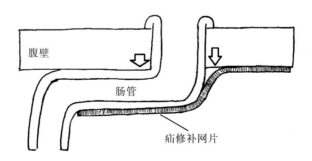

图 20-3　Sugarbaker 手术腹壁无法加强的部位（箭头所示）

因此，理论上结合两种手术特点的 Sandwich 手术可以综合两种术式的优点（图 20-4），避免两种术式的缺点，在临床实践上也有较低的复发率[4]，但目前的临床病例数有限，还需要更多的临床实践证实其实际疗效。目前没有充分的证据证明各种术式的优劣，一般推荐采用非可吸收疝修补网片的 Sugarbaker 手术与 Sandwich 手术[5]。

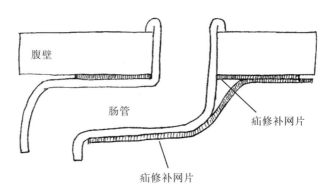

图 20-4　Sandwich 手术效果图

四、Keyhole 手术、Sugarbaker 手术与 Sandwich 手术的主要手术并发症

造口旁疝本质上属于腹壁切口疝，具有一般腹壁切口疝的手术并发症，也具有其特征。在 Sugarbaker 手术中，肠管可能被疝修补网片压迫，并在两个部位成角，分别为从腹腔内穿出腹壁的部位和疝修补网片的边缘（图 20-5），因此肠管的通畅性受到影响，可能引起排便不畅或梗阻。

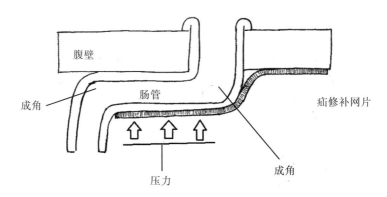

图 20-5　Sugarbaker 手术对肠管的影响示意图

Sandwich 手术对肠管的影响与 Sugarbaker 手术相同，具有相似的并发症特点。相比于其他的腹壁切口疝，造口旁疝的复发率高[6]，在治疗方法上还有待进一步的研究。

<h1 style="text-align:center">第二节　其他术式</h1>

Keyhole 手术、Sugarbaker 手术及 Sandwich 手术理念具有发展的关系，是目前造口旁疝手术的主流理念，但其他术式在临床上仍有开展，有必要熟悉和掌握。

一、腹膜前修补术或肌后修补术

开放性手术一般经原手术切口入路，或采用下腹部正中切口，切开腹白线，进入腹直肌与腹直肌后鞘之间的间隙，必要时可行腹横肌松解术，游离出足够的空间，缝合腹壁缺损，并放置疝修补网片，从而达到造口旁疝修补的目的，但有文献报道其复发率高达 45%[7]，无法取得满意的治疗效果。腹膜前修补术也可以在腹腔镜手术下完成，即 eTAPP 技术或 eTEP 技术。有术者在腹腔镜下采用"腹膜前 Sugarbaker 手术"的方式进行修补[8]，但在技术上具有挑战性。

二、造口移位、疝修补网片加强

如果原造口部位破坏严重，难以关闭腹壁缺损，可将造口移位，新的造口部位可使用疝修补网片进行预防性加强，原来的造口部位按一般的腹壁切口疝进行修补。这种情况在临床上少见，没有较多的参考经验。

三、杂交技术

在一些复杂的造口旁疝病例中，手术操作困难，可以使用各种技术的结合，扬长避短，完成复杂病例的治疗。

（李　亮，邹湘才，江燕飞）

参考文献

[1] 张卫，姚琪远，楼征，等. 肠造口手术治疗学 [M]. 上海：上海科学技术出版社，2019：185–189.

[2] 周太成，黄恩民，马宁，等. 造口旁疝腹腔镜 Sugarbaker 修补七步法操作指南（2022 年版）：附视频 [J]. 中华普通外科学文献 (电子版), 2022, 16(5):317–323, 312, 389.

[3] Antoniou SA, Agresta F, Garcia Alamino JM, et al. European Hernia Society guidelines on prevention and treatment of parastomal hernias [J]. Hernia, 2018, 22(1):183–198.

[4] Bertoglio C, Morini L, Maspero M, et al. From keyhole to sandwich: change in laparoscopic repair of parastomal hernias at a single centre [J]. Surg Endosc, 2021, 35(4):1863–1871.

[5] Goffioul L, Bonnet P, Waltregny D, et al. Parastomal hernia after radical cystectomy with ileal conduit diversion: a narrative review [J]. Acta Chir Belg, 2021, 121(6):373–379.

[6] Mäkäräinen-Uhlbäck E, Vironen J, Falenius V, et al. Parastomal Hernia: A Retrospective Nationwide Cohort Study Comparing Different Techniques with Long-Term Follow-Up [J]. World J Surg, 2021, 45(6):1742–1749.

[7] Robin Valle de Lersundi A, Rupealta N, San Miguel Mendez C, et al. High recurrence rate after posterior component separation and keyhole mesh reconstruction for complex parastomal hernia: A case series study [J]. Colorectal Dis, 2021, 23(8):2137–2145.

[8] Jiang H, Thapa DM, Cai X, et al. Modified Laparoscopic Sugarbaker Repair of Parastomal Hernia With a Totally Extraperitoneal Technique [J]. Front Surg, 2021, 8:740430.

原发性腹壁疝

　　原发性腹壁疝为腹壁疝的一种，是没有腹壁切口情况下出现的腹壁疝。原发性腹壁疝并非先天性腹壁疝，原发性腹壁疝主要由后天因素导致，或在先天性因素的基础上由后天性因素导致。原发性腹壁疝在病因与解剖上与腹壁切口疝具有不同的特点，例如成人脐疝与腹内压升高关系密切。在原发性腹壁疝中，厘清一些解剖学概念，有利于深入理解疾病，Spigelian 筋膜与半月线并非同一解剖概念。第四部分对原发性腹壁疝进行全面论述，由于腹直肌分离症的病变以腹白线的异常为基础，因此也在这一部分进行论述。

第21章　成人脐疝

成人脐疝（umbilical hernia，UH）是指成年后发病的脐疝，是一种原发性腹壁疝，与脐部的切口疝不同，与腹壁发育异常的先天性脐疝也不同，有其特殊的病理生理问题，因此治疗上的考虑侧重点也有其特殊性。

第一节　概　述

目前对于脐疝的定义存在争议，有的定义为脐部或脐部附近的腹外疝[1]，这种定义的脐疝实际上包括从脐环疝出的原发性腹外疝，以及从脐环以外疝出的原发性腹外疝（脐旁疝，paraumbilical hernia），还包括脐部切口疝（umbilical incisional hernias），因此定义较为笼统，不能反映准确的病理生理与病理解剖问题。脐旁疝是一种白线疝，经脐部手术切口手术后的脐部腹壁疝为腹壁切口疝的一种，因此本章定义的脐疝为经脐环疝出的原发性腹壁疝，不包括脐旁疝及脐部切口疝。

一、发病率及病因

成人脐疝一般是获得性的，只有少数为婴幼儿时期脐疝的延续，或具有先天性因素的基础，例如脐环发育得相对较大，占人群原发性腹壁疝的10%[2]，在腹外疝中发病率仅次于腹股沟疝。各种原因的腹内压增高是主要的病因之一，可见于肥胖、便秘、前列腺增生症、肝硬化腹水等情况，妊娠引起的腹内压增高、长期重体力劳动人群也有较高的脐疝发病率。

二、病理生理及病理解剖特点

成人脐疝的病理生理特点是部分患者合并腹内压增高，例如肥胖引起的腹内压增高，这个特点可能影响到手术方式的选择，例如是否使用疝修补网片的问题。在脐部腹横筋膜、腹膜外筋膜（腹膜外脂肪）、腹膜在脐环处融合，腹膜外筋膜不明显，脐环区域内的部位只有腹横筋膜和皮肤覆盖，成为腹壁的薄弱点，因此在腹内压增高时，腹腔内容物容易疝出而形成脐疝。也有研究认为脐疝患者存在胶原代谢异常。由于脐环是一个坚硬的纤维组织环，扩张性差，导致脐疝常出现嵌顿，是嵌顿疝常发的腹外疝之一。

三、诊断及评估

脐疝主要表现为脐部包块，一般可回纳，多数没有明显的不适，有的病例偶尔在体检中被发现。有时小肠或大网膜进入脐环，可有腹部胀痛的感觉。查体可触及脐部缺损。当肠管嵌顿于脐环时，患者可出现明显的腹痛和肠梗阻症状；当肠管坏死穿孔后，可出现肠外瘘或弥漫性腹膜炎。依靠临床表现和查体，一般可以确诊脐疝，多数情况无须特殊的辅助检查。

（一）鉴别诊断

脐疝需注意与脐部切口疝鉴别（图 21-1），两者虽都为脐部的腹外疝，但病因与病理生理并不完全相同；脐旁疝为脐部旁边的白线疝，也应与脐疝鉴别。此外，有时还需要与以下情况鉴别：肝硬化引起的腹壁静脉曲张，脐部肉芽肿，恶性肿瘤在腹部的种植。

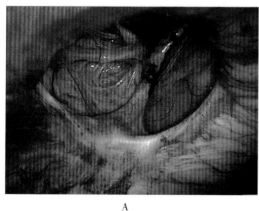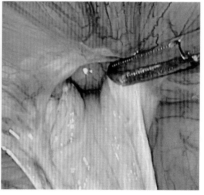

A　　　　　　　　　　　　　　B

图 21-1　腹腔镜下观察，A 图脐部切口疝的疝囊内见小梁状的结构，为腹壁切口疝疝囊的特点，B 图（原发性）脐疝内为光滑的腹膜

（二）评　估

目前尚无统一的脐疝标准，根据疝环的直径（D），一般临床研究将脐疝分为三型，分别为[3]：D < 2cm 为小型，2cm ≤ D < 4cm 为中型，D ≥ 4cm 为大型。临床上也常以疝环直径 ≥ 2cm 作为使用疝修补网片进行修补的标准，因此以上的分型具有一定的实用意义。对于成人脐疝的评估主要包括两个方面，即疝环的直径和是否合并腹内压增高。疝环可以通过手工测量，必要时可行超声检查，特殊的脐疝可行 CT 等影像学检查。腹内压的评估主要分析是否存在腹内压增高的因素，例如肥胖等，必要时可经膀胱测量腹内压。

四、治疗原则

手术是治愈成人脐疝的唯一方法，原则上一旦确诊应择期手术治疗，但小的、无症状、可复性脐疝可以观察，无须即刻手术干预。

（一）特殊情况下的适应证

特殊情况下，存在手术适应证选择的困境，如何做出选择需要根据具体的病情决定。

1. 肝硬化腹水合并脐疝

对于肝硬化腹水后出现脐疝，在肝硬化的不同阶段病情差异较大，是否手术存在争议，但对于难治性腹水的情况，手术后腹内压的增高，可引起腹腔筋膜室综合征，并且有较高的复发率，对于这种情况，只有在腹水可以控制时才实施择期手术，经颈静脉肝内门体分流术（TIPS）可控制腹水并降低死亡率[4]，是较好的术前治疗手段之一。出现嵌顿等急诊情况下行急诊手术，手术后需注意腹水的治疗。

2. 老年人的脐疝

虽然无症状的脐疝可以观察，但老年人的手术比一般成年人的手术死亡率高 3.5 倍[5]。对于老年人脐疝，建议及早手术治疗，以减少手术相关的并发症。

3. 肥胖患者的脐疝

肥胖症是脐疝的病因之一，也是术后复发的原因之一，因此肥胖是一个重要的风险因素，对于肥胖症引起的脐疝目前尚无统一的建议，对于 BMI > 50kg/m² 的脐疝患者，建议先减重后再手术[6]。

（二）手术相关问题

由于脐疝特殊的解剖特点和病理生理特点，脐疝手术需要考虑的相关问题也有其特殊之处。

1. 是否使用疝修补网片

对于腹壁切口疝，小型的腹壁切口疝即直径 < 4cm 的腹壁切口疝可以直接缝合修补，成人脐疝并没有借鉴这一标准，原因为成人脐疝与腹壁切口疝具有不同的病理生理学特征。成人脐疝使用疝修补网片进行修补的标准尚无一致的推荐意见，一般认为直径在 2cm 以上的成人脐疝应采用疝修补网片进行修补，但成人脐疝一般由腹内压增高引起，有的病例腹内压增高持续存在，例如肥胖和便秘的患者，有的病例腹内压增高的原因已经消失，如妊娠期出现的脐疝，因此应考虑是否有导致复发的因素[7]，特别需要注意有无腹内压增高的因素。建议在成人脐疝手术中积极考虑使用疝修补网片，即使是直径 < 1cm 的脐疝，疝修补网片的应用也可减低复发率[8]，一项随机、双盲的多中心对照研究有力地支持 1~4cm 的脐疝使用疝修补网片的作用，并建议在所有的脐疝中都使用疝修补网片[9]，因此对于合并腹内压增高的情况，应积极采用疝修补网片进行修补。

2. 麻醉方法的选择

由于脐疝的范围局限，可以在局部麻醉下实施手术，皮肤局部浸润麻醉和超声引导下腹直肌后鞘阻滞麻醉可以较好地满足手术要求，是一种没有被充分利用的麻醉方式，有潜力成为主要的麻醉方式之一[10]。成人脐疝的修补方法多样，也可以在全麻下用腹腔镜技术进行修补。

3. 手术方式的选择

由于脐疝一般体积不大，可以方便进入肌后间隙（腹直肌与腹直肌后鞘之间），并且可以避免腹腔内疝修补网片与内脏接触的潜在风险，因此一般推荐开放下手术[11]，但也有研究认为腹腔镜技术具有更好的临床效果[12]，可根据具体的病情、患者和手术医生的意愿个体化选择手术方式。

由于目前并无一致认可的指南，手术和麻醉的各种建议也带有个人主观的色彩，因此在立足于脐疝病理生理与病理解剖合理性的基础上，可以个体化做出治疗选择。

（三）术后治疗

手术后一般无须特殊治疗，在一段时间的监护及患者完全复苏后，可以进流食，提倡完善的术后疼痛管理和早期下床活动。

第二节　开放手术

成人脐疝的开放手术包括直接缝合的修补术和使用疝修补网片的修补术，可以在全麻、硬膜外阻滞麻醉和局部麻醉下进行。

一、直接缝合修补术

采用绕脐的腹部正中切口，但不进入腹腔。逐层切开皮肤、腹白线，暴露脐环，游离疝囊并回纳腹腔，采用不可吸收缝线缝合脐环，要求缝合有足够的边距和针距，然后缝合腹白线并逐层缝合切口。在单纯缝合修补中 Mayo overlap 法常被提及，其实质是将腹直肌前鞘横向重叠缝合，具体的方法为（图 21-2）：游离疝环周围腹直肌前鞘，将足侧的腹直肌前鞘横向缝合到头侧腹直肌前鞘边缘上 1cm，形成头侧在上、足侧在下的重叠，然后将头侧的腹直肌前鞘的边缘与足侧腹直肌前鞘缝合。

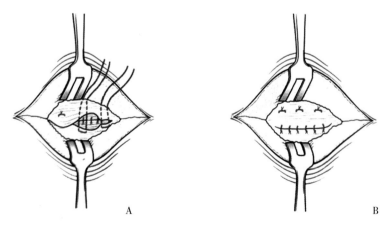

A　　　　　　　　　　　　　　　　B

图 21-2　Mayo overlap 法

二、脐下缘弧形小切口脐疝无张力修补术

使用疝修补网片的开放成人脐疝修补术采用肌后修补术，手术的技术原则与一般的腹壁切口疝相同，即关闭缺损并放置疝修补网片。手术可以在绕脐的腹部正中切口下进行，但由于脐部解剖上的特殊性，采用绕脐半周的弧形小切口也可方便进入腹直肌与腹直肌后鞘之间的间隙，并且切口愈合后的瘢痕可以被很好地隐蔽起来。

（一）切　口

采用绕脐下缘半周的弧形小切口（图 21-3），切开皮肤，脐部最深处的皮肤较薄，注意避免分破皮肤。

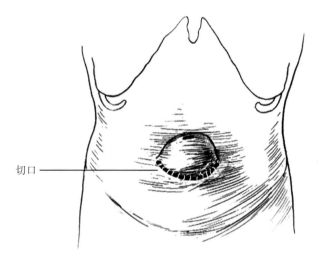

切口 ————

图 21-3　成人脐疝开放手术的弧形小切口

（二）游离疝囊

游离疝囊，由于疝囊颈部与脐环粘连紧密，尽量细致游离，不分破腹膜，将疝囊从脐部的皮肤上游离下来，必要时可以切开疝囊，然后缝合疝囊并回纳至腹腔（图 21-4）。

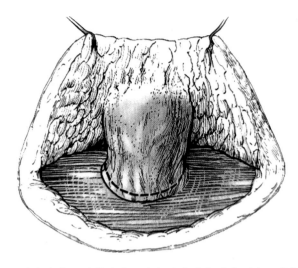

图 21-4 游离疝囊，并将疝囊从脐部的皮肤上游离下来，或切开疝囊

（三）进入肌后间隙

在脐环的边缘环形切开，进入腹直肌与腹直肌后鞘之间的间隙，用手指钝性分离出其间隙（图 21-5）。

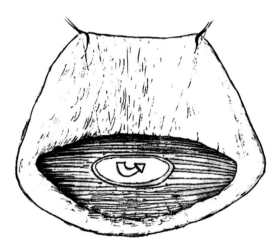

图 21-5 进入肌后间隙

（四）关闭缺损

将脐环与腹直肌后鞘一起缝合，关闭腹壁缺损。

（五）放置疝修补网片

根据脐环的直径，选择合适的疝修补网片并适当修剪后放置在腹直肌与腹直肌后鞘之间的间隙（图 21-6），并用手指推平疝修补网片，然后缝合固定在脐环部位。笔者习惯使用超普疝修补装置（ultrapro hernia system, UHS），在下层疝修补网片展平后剪去上层疝修补网片，然后固定。

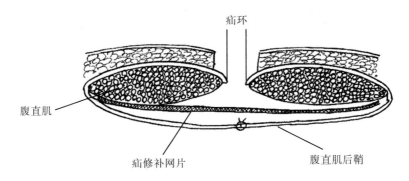

图 21-6　将疝修补网片放置于腹直肌与腹直肌后鞘之间的间隙，并用手指推平

（六）缝合皮下组织及皮肤

缝合皮下组织，皮肤用可吸收缝线皮内缝合。

本手术方式借鉴了腹股沟疝 Gilbert 手术的经验，并且由于腹直肌与腹直肌后鞘之间的间隙明显，手术操作上更加方便易行，可以在绕脐半周的小切口下完成，在微创的同时兼顾了美观。腹直肌后鞘阻滞麻醉可以为手术提供良好的麻醉条件，综合麻醉和手术因素，成人脐疝提倡开放性手术治疗。

第三节　腹腔镜手术

腹腔镜成人脐疝修补术一般采用 IPOM-Plug，其与腹壁切口疝相比，没有明显的腹腔粘连，手术较为易行。此外，还可以在 eTAP 和 eTEP 下进行修补，但技术要求较高。

一、IPOM-Plug 手术

患者采用平卧位，套管一般采用三孔法，布置在一侧腹部（图 21-7），其中至少一个套管为 10~12mm，以置入疝修补网片。首先对腹腔进行全面探查，松解粘连，将疝内容物回纳腹腔，测量脐环直径，关闭脐环部位的缺损。根据脐环的直径，选择合适大小的防粘连疝修补网片，覆盖以脐为中心的部位，并固定。固定的方式可以采用单纯的钉合固定，或悬吊固定与钉合固定联合的方式。最后撤除气腹及器械，缝合穿刺孔。

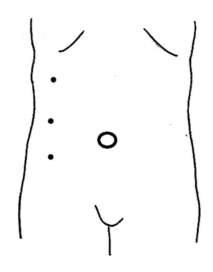

图 21-7　成人脐疝 IPOM-Plug 套管位置

二、eTAPP 与 eTEP

对于成人脐疝的修补术，也可在腹腔镜下游离腹膜前间隙或肌后间隙，关闭缺损，并放置疝修补网片进行修补（图 21-8 至图 21-11），其操作技术与该部位的腹壁切口疝相同，但相比于腹壁切口疝，其在脐疝下操作相对容易，技术上安全可行[13]，在技术熟练者操作时可作为备选的技术之一[14]，但仍然存在技术上的挑战。

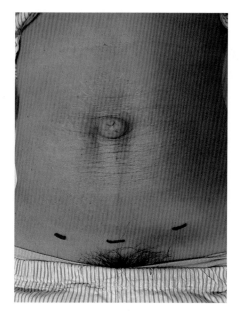

图 21-8　成人脐疝合并腹直肌分离症。本图片由香港大学深圳医院胃肠外科刘剑文提供

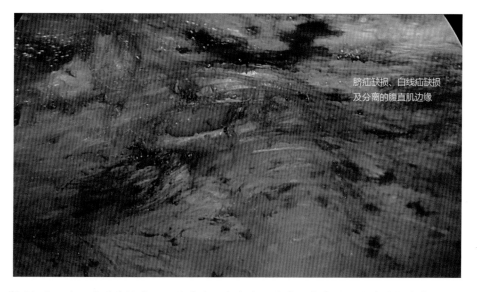

图 21-9　进入腹膜前间隙，可见脐疝、白线疝及腹直肌分离症。白线疝与腹直肌分离症的鉴别要点为是否存在白线缺损，图片可见白线部位缺损。本图片由香港大学深圳医院胃肠外科刘剑文提供

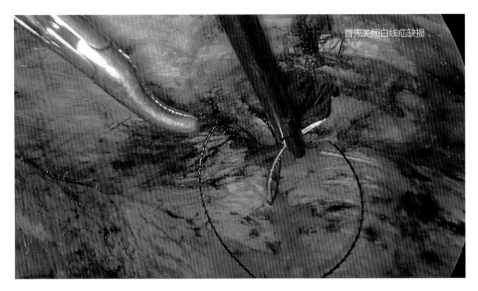

图 21-10 先缝合白线疝部位的缺损，再缝合其他缺损及缝合腹直肌分离。本图片由香港大学深圳医院胃肠外科刘剑文提供

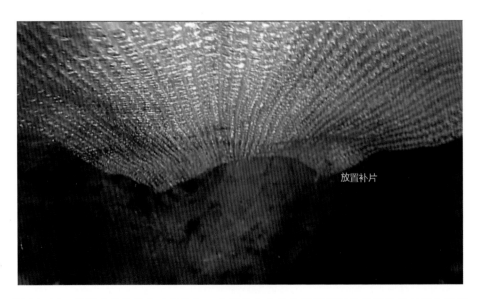

图 21-11 放置疝修补网片（补片）。本图片由香港大学深圳医院胃肠外科刘剑文提供

以上手术的入路根据术者的习惯不同而呈多样化，同样的术式也可以在机器人的手术设备下完成，操作的基本要求与腹腔镜手术相同。

（孙卫江，李　亮，江燕飞）

参考文献

[1] Coste AH, Jaafar S, Parmely JD. Umbilical Hernia [M]. Treasure Island (FL): Stat Pearls Publishing, 2022, PMID: 29083594.

[2] 尤里·W. 诺维茨基. 现代疝外科学：理论与技术 [M]. 陈杰，申英末主译. 天津：天津科技翻译出版有限公司，2018：154–163.

[3] Frey S, Jurczak F, Fromont G, et al. Are the relative benefits of open versus laparoscopic intraperitoneal mesh repair of umbilical hernias dependent on the diameter of the defect? [J]. Surgery, 2022, 171(2):419–427.

[4] Malik AK, Varghese C, Pandanaboyana S, et al. Risk factors for decompensation and death following umbilical hernia repair in patients with end-stage liver disease [J]. Eur J Gastroenterol Hepatol, 2022, 34(10):1060–1066.

[5] Patel S, Smiley A, Feingold C, et al. Chances of Mortality Are 3.5-Times Greater in Elderly Patients with Umbilical Hernia Than in Adult Patients: An Analysis of 21,242 Patients [J]. Int J Environ Res Public Health, 2022, 19(16):10402.

[6] 詹皮耶罗·坎帕内利. 疝外科手术技巧 [M]. 陈杰，申英末主译. 天津：天津科技翻译出版有限公司，2022：388–393.

[7] Ehlers AP, Howard R, Delaney LD, et al. Variation in approach for small (<2 cm) ventral hernias across a statewide quality improvement collaborative [J]. Surg Endosc, 2022, 36(9):6760–6766.

[8] Henriksen NA, Jensen KK, Bisgaard T, et al. Suture or Mesh Repair of the Smallest Umbilical Hernias: A Nationwide Database Study [J]. World J Surg, 2022, 46(8):1898–1905.

[9] Kaufmann R, Halm JA, Eker HH, et al. Mesh versus suture repair of umbilical hernia in adults: a randomised, double-blind, controlled, multicentre trial [J]. Lancet, 2018, 391(10123):860–869.

[10] Çalışkan B, Metin Ç, Şen Ö. Ultrasound-Guided Rectus Sheath Block as the Single Anaesthetic Technique for Umbilical Hernia Repair: A Report of 3 Cases [J]. Turk J Anaesthesiol Reanim, 2022, 50(2):151–154.

[11] 刘为民，吴立胜. 欧洲疝学会和美国疝学会关于脐疝和上腹部疝治疗联合指南解读（3）[J]. 中华疝和腹壁外科杂志 (电子版)，2021，15(5):445–447.

[12] Kalyan M, Rathore SS, Verma V, et al. Laparoscopic Versus Open Ventral Hernia Repair: Experience at a Tertiary Care Center in Western Rajasthan [J]. Cureus, 2022, 14(7):e27279.

[13] 傅锦波，洪晓泉，旷鹏昊，等. 侧方入路腹腔镜下完全腹膜外成人脐疝修补术 5 例经验 [J]. 中国普通外科杂志，2021，30(4):406–411.

[14] Kumar N, Jaiswal P, Sinha N, et al. Novel Technique of Laparoscopic e-TEP (Extended View Totally Extraperitoneal Repair) for Umbilical Hernia at a Tertiary Care Centre of Eastern India: a Case Series [J]. Maedica (Bucur), 2022, 17(2):329–335.

第 22 章 白线疝与腹直肌分离症

白线疝（white line hernia）为原发性腹壁疝之一，发病率较低，并常伴有腹内脏器疾病及其他腹外疝。腹直肌分离症（diastasis rectus abdominis 或 diastasis recti abdominis，DRA）是两侧腹直肌距离病理性增大，并无白线裂开，不属于腹外疝，由于与白线疝有相似的临床特点，因此与白线疝一起进行讨论。

第一节 白线疝

白线疝是由于白线裂开而形成的腹壁疝，以脐部以上多见，罕见于下腹部，脐上部的白线疝又称为上腹部疝，脐下部的白线疝又称为下腹部疝。

一、发病率及病因

白线疝属于少见病，多见于 20~40 岁的男性，未检索到近年发病率的调查报道，白线疝发生与腹内压升高有密切的关系，多见于便秘、慢性咳嗽等情况。

二、病理生理及病理解剖特点

白线疝出现于白线裂开的病理解剖下，因此白线的结构改变与白线疝有密切的关系。白线由腹壁 3 层扁肌的腱膜边缘交织融合而成，在显微镜下形成 2 层，上层的纤维呈交叉的交织状，下层的纤维为横行走向，下层纤维常不规则，形成粗细不等的纤维束，因此纤维束之间存在潜在的裂隙。在腹内压增高的情况下，例如慢性咳嗽的反复冲击，白线的潜在间隙可能裂开，从而形成白线疝。在起始阶段，白线疝较小，疝出不明显，疝出物可能为腹膜外筋膜（腹膜外脂肪），在体表无法观察到，随着病情的进展，疝环逐渐增大而表现为明显的腹外疝。根据病程与病理的特点，白线疝分为两个阶段或病理分型。

（一）第一阶段：无疝囊型

当白线裂开时，首先疝出组织为腹膜外筋膜（腹膜外脂肪）或镰状韧带、肝圆韧带，无腹膜脱出，因此无疝囊疝出，也无内脏疝出。无疝囊型疝是原发性腹壁疝的特点之一，与精索脂肪瘤下移形成的脂肪疝具有类似的原理。

（二）第二阶段：有疝囊型

随着疝环逐渐增大，腹膜外筋膜疝出增多，带动腹膜疝出，内脏可随之疝出，白线疝疝囊内以大网膜最多见，其次为小肠。

多数白线疝停留在第一阶段，少数发展为明显的白线疝而形成明显的腹壁缺损。

三、诊断及评估

由于第一阶段的白线疝不明显，有时形成的包块也较为隐蔽，主要表现为上腹部白线部位的局部隐痛，以咳嗽或用力时明显，疼痛时有的患者可出现恶心、呕吐等症状，其原因为疝环对组织的压迫造成。当疝环逐渐增大，可出现白线部位可复性包块，此时疼痛多数减轻或消失，与疝环对组织的压迫减轻或消失有关。局部体征为白线部位的包块，一般直径为2~4cm，巨大的白线疝罕见。在疾病的第一阶段，由于只有腹膜外筋膜疝出，在外观和触诊的特点上类似于脂肪瘤，有的患者在行体表脂肪瘤切除术中才确诊，因此对于拟诊腹部正中线部位的脂肪瘤，应行超声检查，以排除白线疝。Litten 征与诱发疼痛两项诊断试验也可作为鉴别诊断的体征。

（一）Litten 征

患者立位，将食指放在怀疑疝的部位，嘱患者咳嗽，在患者咳嗽时手指可感受到冲击或组织疝出的感觉，即为 Litten 征阳性。

（二）诱发疼痛

如肿物比较明显，可用食指和拇指捏住肿物，向外牵拉，常因肝圆韧带、腹膜或大网膜被牵拉而诱发疼痛，为诱发疼痛阳性。

在白线疝的第一阶段，还可能被误诊为慢性胆囊炎、慢性胃炎、慢性胰腺炎等，而长期药物治疗无效。根据典型的症状和体征，一般可诊断白线疝，对于疝出不明显的病例，可予超声检查，高频彩色超声对白线疝具有很好的特异性和灵敏度[1]，诊断试验也可作为鉴别诊断的依据之一。一般不需要 CT 等检查进行病情评估，但对于巨大的腹壁白线疝，或者怀疑合并其他病变等，可行 CT 等检查，进行更全面的评估。

四、治　疗

确诊白线疝后原则上应手术修补，但白线疝嵌顿的机会不大，无症状的白线疝可暂时观察。白线疝的手术原则为：游离回纳疝囊，或结扎切除远段疝囊；关闭腹壁缺损；使用或不使用疝修补网片进行加强。

（一）使用疝修补网片的指征

对于使用疝修补网片的指征，目前并无循证医学上的标准，临床上习惯在缺损 ≥ 3cm 时使用疝修补网片；也有的学者参考腹壁切口疝的标准，在缺损 ≥ 4cm 时使用疝修补网片；由于白线疝与脐疝一样，具有腹内压增高的因素，因此也可以借鉴研究较多的脐疝的经验，以缺损 ≥ 2cm 作为使用疝修补网片的标准。落实到具体的手术，可以根据具体的病情，是否具有腹内压增高等因素，综合分析、个体化处理。当白线疝位于欧洲疝学会腹壁切口疝分型为 M1 及 M5 的区域，应参考剑突下疝与耻骨上疝的手术原则。

（二）开放手术

开放手术的单纯缝合修补术，在回纳疝囊后直接缝合修补即可，不同的术者在技术细节上有不同的体会，基本的要求为：足够的边距与足够的针距，避免在过高的张力情况下缝合。使用疝修补网片进行修补时，一般采用肌后技术，将疝修补网片放置在腹直肌与腹直肌后鞘的肌后间隙，或放置在腹膜前间隙。

（三）腹腔镜手术

腹腔镜白线疝修补术可采用 IPOM-Plug 技术、eTAPP 技术或 eTEP 技术，具体的术式可根据具体的病情与术者的技术偏好进行选择，技术要求与一般的腹壁切口疝或脐疝相同，有条件的单位也可以在机器人手术下完成。

由于白线疝一般较为局限，因此手术方式选择上存在多样性，也可以在局部麻醉下完成。

第二节　腹直肌分离症

腹直肌分离症常见于产后，以前不被重视，目前认为是一种常见的情况，但腹直肌分离症并非白线疝，两者具有本质上的差异。腹直肌分离症的特征为白线两侧的腹直肌分离和白线变宽变薄，但白线完整，没有腹壁筋膜、腱膜的缺损。疝与腹壁外科、整形外科（腹壁整形）及妇产科均收治腹直肌分离症，不同专科有不同的诊疗指南，存在观点上的差异。

一、发病率及病因

腹直肌分离症与妊娠期腹内压的增高以及腹壁的生理性松弛有密切的关系，肥胖、腹部手术史也是腹直肌分离症的原因之一，中国育龄期妇女产后腹直肌分离的发生率为 45.14%[2]，国外有报道为 57%[3]，说明腹直肌分离症是较为普遍的问题，但腹直肌分离大于 5cm 的严重病例罕见[4]。男性腹直肌分离症罕见，可能与女性腹直肌分离症具有不同的病因[5]，但目前缺乏相关的研究。

二、病理生理及病理解剖特点

妊娠期腹壁松弛在垂直和水平方向都存在，与妊娠期间腹壁松弛的生理作用及腹内压增高有关。随着产后腹壁的松弛和腹内压的降低，腹壁及白线逐渐恢复，当白线无法恢复到正常状态时，即出现腹直肌分离症。长期的腹直肌分离症对病理生理的影响较大，对脊柱和盆底功能产生影响[6]，可引起慢性腰痛和盆腔痛[7]，影响呼吸及排便等。关于白线的宽度目前常用的标准为 Beer 标准（表 22-1）和 Rath 标准（表 22-2），两者各有特点。在病理解剖上，超过以上标准的白线宽度即为腹直肌分离症。腹直肌分离症还可能存在腹肌力量减弱的问题，研究发现腹部突出的患者腹肌的力量比突出不明显的患者弱[8]。

表 22-1　Beer 标准

平面	宽度（mm）
剑突	15
脐孔上方 3cm	22
脐孔下方 2cm	16

说明：Beer 分类的标准根据 150 名未生育女性正常的白线宽度制定

表 22-2　Rath 标准

平面	腹直肌的间距（mm） 年龄（< 45 岁）	腹直肌的间距（mm） 年龄（≥ 45 岁）
脐以上	10	15
脐水平	27	27
脐以下	9	14

三、临床表现、诊断及评估

腹直肌分离症主要表现为腹部中线部位的松弛（图 22-1 和图 22-2），实际上在纵向和横向上腹壁都有不同程度的松弛，主要的症状为腹痛和腹胀，但不同的患者差异很大，自我形象的损害也是患者主要的问题之一[9]，有的患者伴有腰痛、排便无力等症状。触诊以食指和中指沿腹部正中线触诊腹直肌的边缘，可以触及两侧腹直肌之间距离增大，形成"缺损"的感觉（图 22-3）。

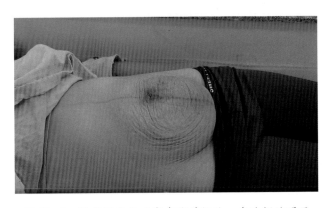

图 22-1　腹直肌分离症患者腹壁松弛，皮肤褶皱明显

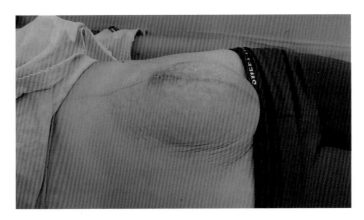

图 22-2　增加腹压，可见腹部明显隆起

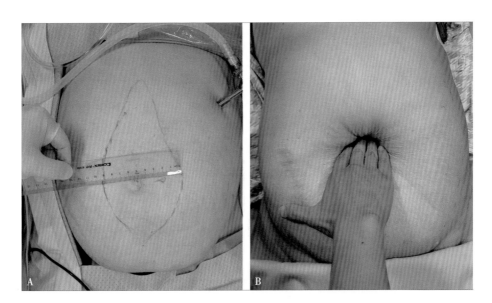

图 22-3　A 图为手术中标记的腹直肌内侧缘；B 图为手术前查体的情况，腹直肌分离最宽区域可插入 4 指

（一）诊断标准

腹直肌分离症的诊断方法有多种，不同的医生有不同的偏好或习惯，在鉴别诊断上，腹直肌分离症应与白线疝以及腹壁切口疝相鉴别。

1. 方法一

根据 Beer 标准或 Rath 标准进行诊断。

2. 方法二

理论上，白线超出正常的宽度即可诊断腹直肌分离症。国内研究表明双侧腹直肌内侧缘间距（inter-rectus distance，IRD）< 2cm[10]，在临床诊断上，一般触诊时两侧腹直肌间任意两点的距离 ≥ 2cm 即为腹直肌分离症，欧洲疝学会也以 > 2cm 为诊断标准[11]。

3. 方法三

临床上另一诊断方法为：患者仰卧位，两腿弯曲并露出腹部，身体放松，医生食指和中指并拢，垂直探入腹部，可嘱患者双手放胸前，上身轻轻抬起，感觉到两侧腹肌向中间挤压手指，若感觉不到挤压，可加入更多手指，找到两侧紧张的肌肉。诊断标准为[12]：两侧腹直肌距离在 2 指以内（含 2 指），为正常；两侧腹直肌距离在 2~3 指（3~5cm），为腹直肌分离症轻度；3~4 指（5~8cm），为中度；> 4 指（> 8cm），为重度。

（二）影像学检查

临床上常用的影像学检查，如 B 超、CT 和 MR 都可以对腹直肌分离症进行诊断和评估。B 超可以显示出白线的完整性（图 22-4），与白线疝进行鉴别，并测量腹直肌之间的距离。CT 及三维成像可以直观地显示出腹直肌分离症的特点及测量其宽度，在 CT 上可见腹白线增宽但完整（图 22-5），在三维重建上，可直观显示腹直肌分离的情况（图 22-6），用于手术方案的制订和疗效的评估。MR 也可以精确地反映腹壁的解剖细节，动态成像技术还可以显示肌肉的运动和功能[13]，但目前在临床上应用不多。

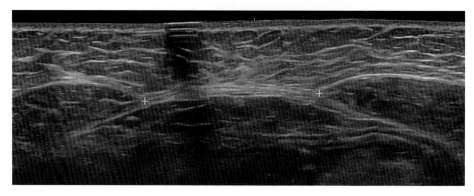

图 22-4　超声显示腹直肌分离症的白线结构完整（两个 + 号之间）

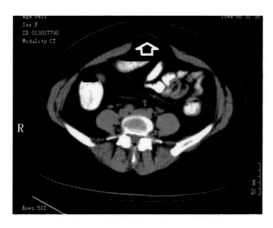

图 22-5　CT 片上可见腹白线完整（白色箭头所示），皮下脂肪厚

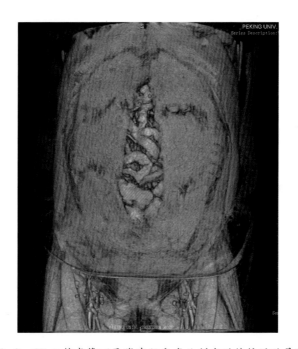

图 22-6　CT 三维成像可见腹直肌分离从剑突延续接近耻骨联合

（三）评　估

　　Nahas 分型是常用的手术方案评估工具（表 22-3），基于肌腱膜变形的角度进行分型，为来自整形外科的评估工具，因此不仅考虑白线修复的需要，也考虑到体型的角度，与之对应的还有皮肤和皮下脂肪（浅筋膜）的分

型（有各种不同的分型系统，可查阅相关的腹壁整形专著），两者结合才能对腹直肌分离症的整体腹壁解剖异常情况进行全面评估，所以单纯从疝与腹壁外科理解上往往难以完全掌握其要点。各分型的意义及治疗原则如下。

A 型：产后腹直肌分离症，无垂直方向的腹直肌及腱膜松弛，通过前鞘折叠缝合即可达到治疗目的，无须考虑垂直方向的松弛问题。

B 型：腹直肌分离症后，肌肉腱膜层垂直方向延长，腹外斜肌折叠可以纠正垂直方向的折叠。

C 型：先天性腹直肌分离症，由于发育的原因，腹直肌不位于正常的位置，白线宽，需要向中线推进腹直肌的位置，可以行腹壁成分分离法及腹横肌松解术，形成推进肌瓣。

D 型：肥胖无明显腰线的患者，伴有发达的腹外斜肌腱膜，可以将腹直肌前鞘折叠，腹外斜肌腱膜向前推进，从而形成腰线，达到更美观形体的效果。

因此全面的腹直肌分离症评估还需要从患者的侧面进行观察，评估腹壁垂直方向上的松弛程度，如果评估后有整形的需要，则要与整形外科医生进行探讨，以制订更符合患者需求的手术方案。

表 22-3　Nahas 分型

变形分类	病因	纠正方法
A 型	妊娠	前鞘折叠
B 型	肌腱膜层薄弱	腹外斜肌折叠
C 型	先天性	腹直肌推进
D 型	肥胖	前鞘折叠和腹直肌推进

欧洲疝学会制定了基于疝与腹壁外科角度的腹直肌分离症分型标准[11]（表 22-4），侧重于腹直肌之间的距离及是否合并肥胖、脐疝和（或）腹壁疝。

表 22-4　欧洲疝学会腹直肌分离症分型

T 类型	D 腹直肌之间的距离	H 合并脐疝和（或）腹壁疝
T1= 产后 T2= 合并肥胖	D1 = 2~3cm D2 = 3~5cm D3 > 5cm	H0= 有 H1= 无

目前的各种分型系统都不完美，并且各自带有明显的专科色彩，未来需要多学科交流与合作，制定出更加全面的分型系统。

四、治　疗

腹直肌分离症的治疗方法多样，包括非手术治疗与手术治疗，其中手术是主要的治疗方法，不仅可以修复腹直肌分离，还可以恢复腹壁功能[14]，提高生活质量。腹直肌分离症多见于产后女性，同时合并肥胖等问题，有的患者有较高的形体恢复的要求，因此根据 Nahas 分型制订治疗方案，并需要考虑多学科合作的问题。

（一）非手术治疗

非手术治疗主要的措施为腹带包扎与锻炼，有的单位还开展电刺激[15]等理疗。产后用腹带包扎腹部，并进行以增强腹壁重要区域力量的锻炼，可以缩小腹直肌间的距离，缩窄白线。非手术治疗需要在产后早期开展，对较轻的腹直肌分离症效果较好，但推荐锻炼治疗的证据级别很低[16]，对于分离距离 > 3cm 的腹直肌分离症效果不佳。

（二）手术治疗的争议问题

腹直肌分离症的手术治疗借鉴腹壁切口疝的原则及技术，但腹直肌分离症与腹壁切口疝、原发性腹壁疝不能等同，因此在治疗上存在一些争议。从疝与腹部外科的角度看，主要的争议点为是否需要使用疝修补网片，以及使用合成疝修补网片还是脱细胞支架补片（生物补片）。腹直肌分离症与妊娠期的腹内压增高有关，产后患者的腹内压恢复正常，如产后无腹内高压的情况下，是否仍借鉴腹壁切口疝的原则选择疝修补网片进行手术，在临床上仍存在争议。

笔者认为，腹直肌分离症在整形外科、妇产科中均有治疗，有较为成熟的不使用疝修补网片的经验，因此对于无腹内压增高因素的病例，可以不采用疝修补网片。由于合成疝修补网片无法随着腹壁的舒张与收缩而发生变化，因此对于有再次妊娠要求的患者，不能采用合成疝修补网片。有学者采用脱细胞支架补片，但仍然缺乏足够的临床研究支持。

（三）缝合修补术

单纯的缝合修补，首先评估腹直肌前鞘、腹直肌后鞘与白线的情况，一般采用两层缝合的方法[17]。

第一层：可以将腹白线重叠到合适的宽度后直接缝合。如果白线过宽，可以切除部分白线后缝合，缝合要求用不可吸收的缝线，不同的学者有不同的风格和习惯，例如8字缝合或三角缝合等，基本要求按照正规关腹的要求，有合适的针距和边距即可。

第二层：评估缝合后腹直肌前鞘是否松弛。如松弛明显，可用不可吸收的缝线，在腹直肌前鞘较厚的边缘再次缝合关闭中线，起到进一步加固及塑形的作用。

最后缝合皮肤及皮下组织，必要时切除部分多余的皮肤。如果需要与整形外科联合手术，切口及入路均有不同的特点，需要多学科合作进行。

（四）使用疝修补网片的修补术

使用合成疝修补网片的手术具有较低的复发率[18]，且并发症发生率低，在腹直肌分离症的手术中也被广泛应用。一般采用肌后技术，但肌前技术也有应用[19]。腹腔镜下手术可以采用 IPOM-Plug 技术，如果采用脱细胞支架补片，其一面必须放置在血运丰富的组织上，因此建议采用肌后技术。

（五）腹腔镜技术或机器人技术

腹腔镜技术、机器人技术治疗腹直肌分离症的方案及指征仍然存有争议[20]。不涉及整形的需求，单纯的腹直肌分离症修复也可采用腹腔镜技术；条件具备的单位还可以采用机器人技术，基本要求与开放手术相同。手术的层面可以进入腹腔内进行手术，或进入腹直肌与腹直肌后鞘之间的间隙进行手术。

五、主要并发症

腹直肌分离症手术后严重的并发症不多，包括感染、神经损伤、血肿、血清肿、复发、局部皮肤坏死等。由于分离创面较大，血清肿较为常见，一般无须特殊处理，可自行吸收。

（李　亮，刘　淼，邵沁文，李茂林）

参考文献

[1] 梁舒媛，李楠，彭柳清，等 . 高频彩色多普勒超声在白线疝诊断中的应用 [J]. 中华疝和腹壁外科杂志（电子版），2020, 14(2):134–137.

[2] 刘雅莉，赵琼蕊，李娟，等 . 中国育龄期妇女产后腹直肌分离发生率 meta 分析 [J]. 中国公共卫生，2020，36(10):1507–1509.

[3] Kaufmann RL, Reiner CS, Dietz UA, et al. Normal width of the linea alba, prevalence, and risk factors for diastasis recti abdominis in adults, a cross-sectional study [J]. Hernia, 2022, 26(2):609–618.

[4] Tuominen R, Jahkola T, Saisto T, et al. The prevalence and consequences of abdominal rectus muscle diastasis among Finnish women: an epidemiological cohort study [J]. Hernia, 2022, 26(2):599–608.

[5] Nienhuijs SW, Berkvens EHM, de Vries Reilingh TS, et al. The male rectus diastasis: a different concept? [J]. Hernia, 2021, 25(4):951–956.

[6] Harada BS, De Bortolli TT, Carnaz L, et al. Diastasis recti abdominis and pelvic floor dysfunction in peri- and postmenopausal women: a cross-sectional study [J]. Physiother Theory Pract, 2020, 7:1–7.

[7] Yuan S, Wang H, Zhou J. Prevalence and risk factors of low back and pelvic pain in women with rectus abdominis diastasis: a multicenter retrospective cohort study [J]. Korean J Pain, 2022, 35(1):86–96.

[8] Gluppe S, Ellström Engh M, Bø K. Primiparous women's knowledge of diastasis recti abdominis, concerns about abdominal appearance, treatments, and perceived abdominal muscle strength 6-8 months postpartum. A cross sectional comparison study [J]. BMC Womens Health, 2022, 22(1):428.

[9] Fuentes Aparicio L, Rejano-Campo M, Donnelly GM, et al. Self-reported symptoms in women with diastasis rectus abdominis: A systematic review [J]. J Gynecol Obstet Hum Reprod, 2021, 50(7):101995.

[10] 曹桢，刘子文 . 产后腹直肌分离的研究进展 [J]. 中华疝和腹壁外科杂志（电子版），2021, 15(6):549–552.

[11] Hernández-Granados P, Henriksen NA, Berrevoet F, et al. European Hernia Society guidelines on management of rectus diastasis [J]. Br J Surg, 2021, 108(10):1189–1191.

[12] 李雨洁，李倩，李俊 . 腹直肌分离症的整形外科治疗进展 [J]. 中国美容医学，2021, 30(4):169–172.

[13] Plumb AA, Windsor ACJ, Ross D. Contemporary imaging of rectus diastasis and the abdominal wall [J]. Hernia, 2021, 25(4):921–927.

[14] Olsson A, Kiwanuka O, Wilhelmsson S, et al. Surgical repair of diastasis recti

abdominis provides long-term improvement of abdominal core function and quality of life: a 3-year follow-up [J]. BJS Open, 2021, 5(5):zrab085.

[15] Wei R, Yu F, Ju H, et al. Effect of Electrical Stimulation Followed by Exercises in Postnatal Diastasis Recti Abdominis via MMP2 Gene Expression. Cell Mol Biol (Noisy-le-grand), 2022, 67(6):82–88.

[16] Gluppe S, Engh ME, Bø K. What is the evidence for abdominal and pelvic floor muscle training to treat diastasis recti abdominis postpartum? A systematic review with meta-analysis [J]. Braz J Phys Ther, 2021, 25(6):664–675.

[17] ElHawary H, Abdelhamid K, Meng F, et al. A Comprehensive, Evidence-Based Literature Review of the Surgical Treatment of Rectus Diastasis [J]. Plast Reconstr Surg, 2020, 146(5):1151–1164.

[18] Dumanian GA, Moradian S. Mesh abdominoplasty for rectus diastasis in women and men [J]. Hernia, 2021, 25(4):863–870.

[19] Nahabedian MY. Diastasis recti repair with onlay mesh [J]. Hernia, 2021, 25(4):855–862.

[20] Cuccurullo D, Guerriero L, Mazzoni G, et al. Innovations in surgical treatment of rectus abdominis diastasis: a review of mini-invasive techniques [J]. Minerva Chir, 2020, 75(5):305–312.

第23章 Spigelian 疝（半月线疝）

Spigelian 疝（半月线疝）是指从 Spigelian 腱膜（半月线）疝出的腹外疝，在临床上较为罕见，有时体表无法观察到包块而以腹痛首诊，在首先考虑常见病、多发病的诊断思维下容易误诊。

第一节 Spigelian 疝（半月线疝）相关的解剖及概念问题

1763 年比利时解剖学家 Adriaan van den Spigelian 首次对 Spigelian line 使用半月线（semilunar line of spigelian）的名称。1764 年 Klinkosh 首次记载了半月线缺损引起的疝，并使用 Spigelian hernia 这一名称[1]。在文献上，习惯上将 Spigelian 疝与半月线疝等同，半月线有时也被称为 Spigelian 线，但从严格的解剖学定义上看，Spigelian 腱膜与半月线有不同的定义。

一、Spigelian 疝与半月线疝的定义问题及意义

从严格的解剖学定义分析，Spigelian 疝与半月线疝具有不同的病理解剖特点。

（一）半月线与半月线疝

半月线是腹壁扁肌，即腹横肌、腹内斜肌及腹外斜肌腱膜在腹直肌外缘形成的腱膜，从耻骨结节沿腹直肌外缘至第 8、9 肋软骨[2]，略呈弧形，为腹壁的潜在薄弱点之一。理论上，从半月线疝出的腹外疝称为半月线疝。

（二）Spigelian 腱膜与 Spigelian 疝

Spigelian 腱膜常被称为 Spigelian 筋膜，实际上其解剖本质为腱膜，

Spigelian 腱膜由腹内斜肌与腹横肌的腱膜组成[3]。影像学研究发现[4]：在脐以上水平，腹直肌与腹横肌的肌性部分相接，在脐下水平腹横肌外缘开始与腹直肌分开，在弓状线水平，腹横肌外缘与腹直肌的距离为 2.4cm，在脐至弓状线的部位为腹横肌腱膜，与腹内斜肌均以腱膜的形式存在。可见在弓状线下，由于无腹横肌腱膜存在，Spigelian 腱膜仅由腹内斜肌腱膜组成，存在薄弱的解剖学基础，因此弓状线以下称为 Spigelian 疝疝出的常见部位，从这个角度看，Spigelian 疝的定义为通过 Spigelian 腱膜疝出的腹外疝在解剖学上具有合理性。

由于半月线包括腹壁 3 层扁肌的腱膜，而 Spigelian 腱膜只包括腹内斜肌与腹横肌的两层腱膜，由于腹外斜肌腱膜为坚韧的组织，疝囊难以突破腹外斜肌腱膜，因此临床上非常罕见疝囊通过腹外斜肌腱膜，一般在外表上无法观察，或只有轻微的隆起，并且腹外斜肌在下腹部内侧以大范围腱膜形式存在，与腹内斜肌之间形成潜在的间隙，因此呈现腹壁间疝的特点，所以在半月线这个区域疝出的腹外疝，其本质是从 Spigelian 腱膜疝出，称为 Spigelian 疝更为合理。如果腹外斜肌腱膜也被破坏，疝囊突破 Spigelian 腱膜与腹外斜肌腱膜，此种情况下，半月线全层形成缺损，可称为半月线疝。

二、区分 Spigelian 疝与半月线疝具有解剖学上的合理性

这种类型的疝常出现在腹直肌后鞘弓状线以下的 Spigelian 腱膜区域（图 23-1），这个区域又称为 Spigelian 疝带。Spigelian 腱膜与弓状线交汇点为 Spigelian 疝最常见疝出的部位，与弓状线为腹横肌腱膜的下缘，这一区域无腹横肌腱膜的覆盖，Spigelian 腱膜仅由腹内斜腱膜组成有关而变得薄弱有关（见本专著第 5 章关于腹直肌鞘解剖本质的论述）。因 Spigelian 腱膜的这个区域是一个天然的薄弱区，从解剖学分析可以合理解释形成腹外疝的病因，也可以印证 Spigelian 疝名称的合理性。当 Spigelian 腱膜与腹外斜肌腱膜出现缺损，形成半月线疝，显然由于没有坚韧的腹外斜肌腱膜的存在，半月线疝的病理解剖与 Spigelian 疝具有不同的内涵，腹外斜肌腱膜是否薄弱，对治疗的指导意义也不相同。在这个区域腹外斜肌腱膜的意义相当于腹股沟管的前壁，腹股沟疝修补术的重点在其后壁，Spigelian 疝也具有相似的手术重点，修补的重点在 Spigelian 腱膜。

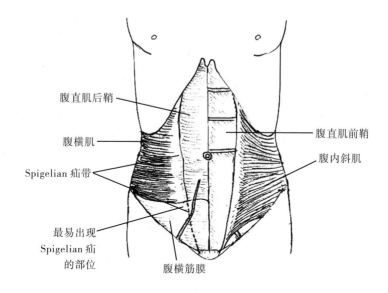

图 23-1　Spigelian 疝带

三、解剖上的不同导致临床表现的差异

由于腹外斜肌腱膜较为坚韧，Spigelian 疝出现时，腹外斜肌腱膜未被破坏，因此疝囊常常位于腹外斜肌腱膜与腹内斜肌之间，在外表上看不到半月线疝的包块，或只是扁平的隆起，呈现腹壁间疝的形式，也是 Spigelian 疝容易嵌顿的原因。当腹外斜肌腱膜被破坏时，即可在体表见到包块（图 23-2），但实际上腹外斜肌腱膜破坏的情况很罕见。

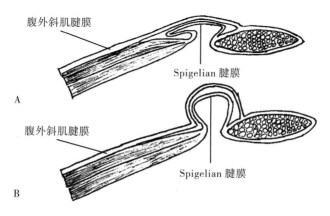

图 23-2　A 为 Spigelian 疝，呈腹壁间疝的形式；B 为半月线疝，呈腹外疝的形式

由于目前并没有一致认可的区分 Spigelian 疝与半月线疝的标准，也缺乏足够的研究基础，因此笔者建议：①区分 Spigelian 疝与半月线疝，以更精准地指导治疗；②需要学术界达成共识，准确定义 Spigelian 腱膜与半月线的定义；③是否可以将 Spigelian 疝与半月线疝看作一个疾病的两个阶段，即半月线疝为 Spigelian 疝的进展阶段。由于目前尚无 Spigelian 疝与半月线疝的严格定义，因此实际上往往不予区分，各种文献及专著中 Spigelian 疝往往与半月线疝并存使用，读者需要根据文献或专著的思维做出区分。

第二节　Spigelian 疝（半月线疝）的诊治原则

Spigelian 疝（半月线疝）在临床表现上与一般的腹外疝不同，因此在临床表现、诊断与评估上有其特殊性。

一、病理生理及病理解剖特点

Spigelian 疝占全部腹外疝的 1%~2%[5]，女性多于男性，以中老年女性最为多见。Spigelian 疝的常见病理生理因素为腹内压增高，或者存在胶原代谢异常的可能，也有创伤引起 Spigelian 疝的报道[6]，腹壁外伤引起的腱膜组织变性也是病因之一。由于 Spigelian 腱膜的解剖特点，在腹内压增高等情况下，腹膜外筋膜（腹膜外脂肪）、腹腔脏器容易疝出而形成 Spigelian 疝。女性由于骨盆宽大，Spigelian 腱膜相对男性而言较宽，弓状线以下部位容易出现 Spigelian 疝，多次妊娠引起腹壁腱膜松弛，对 Spigelian 筋膜也产生影响，因此妊娠是女性 Spigelian 疝的常见病因之一。当腹腔内脏器从 Spigelian 筋膜疝出后难以突破腹外斜肌腱膜，因此疝囊一般位于腹壁间，形成腹壁间疝，疝内脏器通常为小肠或大网膜，也可为阑尾、输卵管及卵巢、膀胱，甚至有胃进入疝囊的报道[7]。以腹壁下动脉为界，位于腹壁下动脉足侧的 Spigelian 疝称为低位 Spigelian 疝，在临床上通常被误诊为腹股沟疝。鉴别要点为：在病理上，低位 Spigelian 疝从 Spigelian 腱膜部位疝出，而腹股沟直疝从直疝三角疝出。低位 Spigelian 疝由于从腱膜性质的 Spigelian 腱膜疝出，因此疝环边缘坚硬锐利；而腹股沟直疝从直疝三角疝出，疝环为腹横筋膜，质地则较为柔软。需要注意的是，腹股沟直疝可与 Spigelian 疝合并存在（图23-3至图23-5），但往往在术中才能确诊，术前一般无 Spigelian 疝的表现，需要注意探查，避免术后 Spigelian 疝加重而造成复发的假象。

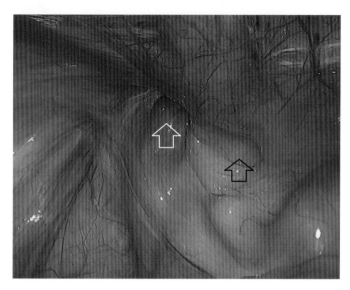

图23-3　手术探查见直疝三角部位形成直疝（白色箭头），其内侧 Spigelian 腱膜部位凹陷（黑色箭头）

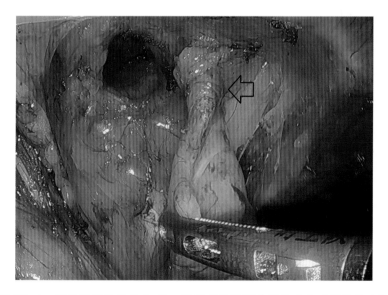

图23-4　游离腹膜后见 Spigelian 腱膜部位腹膜外脂肪疝出（黑色箭头）

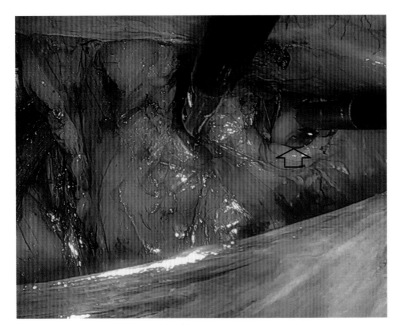

图23-5　游离Spigelian部位疝出的脂肪后，可见Spigelian部位的疝环（黑色箭头所示）

二、诊断及评估

Spigelian疝主要表现为半月线部位局部疼痛，通常在腹内压增高时出现，例如咳嗽时，疼痛一般突然出现，为腹腔脏器疝入疝囊所致，当疝内容物回纳后疼痛消失。由于疝囊通常位于腹壁肌肉腱膜层的间隙内，在体表一般无法观察到包块，有时可触及疝囊部位压痛；有时可触及疝囊的包块，或在体表观察到轻微隆起包块，平卧位或按压包块时，包块可消失。当出现半月线疝嵌顿时，疼痛程度变得激烈，还可伴有恶心、呕吐、肠梗阻等消化道症状。

非急诊的情况下，可行超声检查，MDCT在疑难的病例中也有重要的诊断意义[8]，尤其是在肥胖等影响超声检查的情况下。Spigelian疝的评估内容主要为疝环的大小以及是否合并其他类型的腹外疝。

由Spigelian疝发病率低，有时体表无包块的表现，体检容易漏诊或误诊，尤其多见于以急性腹痛就诊的患者，具有较高的并发症发生率，在急性腹痛鉴别诊断时应考虑存在Spigelian疝的可能性[9]，行腹部盆腔CT检查对诊断有帮助。低位Spigelian疝需与腹股沟直疝鉴别（图23-6）。女性的腹股沟直疝有时也表现为腹壁间疝。由于女性腹股沟直疝发病率非常低，常误诊为 Spigelian 疝[10]，需要注意鉴别，鉴别的要点为仔细辨别疝囊疝出的位置。罕见情况下，腹腔脏器可以经腹直肌后鞘的弓状线疝入腹直肌后鞘与腹直肌之间，称为弓状缘疝，本质上仍为 Spigelian 疝，属于腹壁间疝的一种。

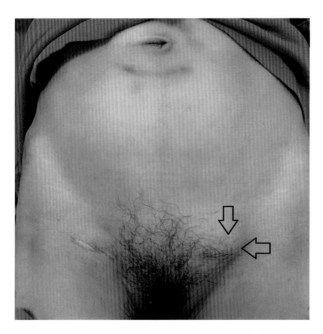

图 23-6　女性患者左侧低位 Spigelian 疝并嵌顿，可见疝的部位稍隆起，位于半月线的部位（腹直肌外侧缘），影像学检查发现伴有完全性肠梗阻。本图片由湛江中心人民医院许成裘医生提供

三、治疗原则

　　由于 Spigelian 疝容易出现嵌顿，因此一经确诊应择期手术治疗[11]，低位 Spigelian 疝的治疗可参考腹股沟疝的治疗原则，注意疝修补网片的覆盖足够的范围即可。在 Spigelian 疝中，腹外斜肌腱膜通常不被破坏，坚韧的腹外斜肌腱膜是预防复发的重要结构，使用疝修补网片加强的层次为 Spigelian 腱膜，即腹内斜肌腱膜与腹横肌腱膜（部分区域缺乏腹横肌腱膜），因此一般没有将疝修补网片放置于腹外斜肌腱膜表面的 Onlay 术式，手术方式主要为 Inlay、Sublay 与 IPOM-Plug 手术。当腹外斜肌腱膜也被破坏，即形成本文严格区分定义的半月线疝时，应按一般的腹外疝治疗原则处理。

手术中低位 Spigelian 疝有时与腹股沟直疝难以鉴别，手术鉴别的要点为低位 Spigelian 疝的疝环位于腹直肌外侧缘，边缘坚韧，手术中回纳疝内容物较为困难，往往需要切开疝环；而直疝的疝环通常位于直疝三角的中心位置，边缘柔软，疝内容物容易回纳。

第三节　Spigelian 疝（半月线疝）的手术

Spigelian 疝（半月线疝）位于下腹部的前腹壁，手术理念和手术技术与腹股沟疝具有相似之处，无论是开放手术，还是腹腔镜手术，都可借鉴腹股沟疝的手术经验。

一、开放手术

开放手术包括单纯的缝合修补术与使用疝修补网片的无张力修补术，目前无明确的使用疝修补网片的标准，笔者一般参考白线疝的标准，当缺损直径大于 3cm 时，采用疝修补网片。

（一）手术切口

由于 Spigelian 疝的疝囊往往不明显，手术前可在超声检查下定位疝囊的位置。在疝部位，沿皮肤纹理方向做切口，长度与疝囊直径相同或略长于疝囊的直径。

（二）切开腹外斜腱膜

切开皮肤及皮下组织，显露腹外斜肌腱膜，由于疝囊通常位于腹外斜肌腱膜下，因此需要切开腹外斜肌腱膜后才能见到疝囊。沿腹外斜肌腱膜纤维走行方向切开，并游离腹外斜肌腱膜。

（三）回纳疝囊、测量缺损

提起疝囊并游离，可在疝囊颈部结扎、切除远端疝囊，或直接回纳疝囊。测量疝囊颈部的直径，如缺损直径 ≤ 3cm，可直接用不可吸收缝线缝合修补，如缺损 > 3cm，需放置疝修补网片。

（四）放置疝修补网片

可用手指沿疝囊游离腹膜前间隙，然后将疝修补网片放置于腹膜前间隙，可放置单层的疝修补网片，要求网片的边缘超过缺损 3~5cm，然后缝合腹壁缺损，缝合时带上疝修补网片而起固定作用。也可以使用超普疝修补装置，下层疝修补网片放置于腹膜前间隙，连接柱缝合于疝环，上层疝修补网片放置在腹外斜肌腱膜与腹内斜肌腱膜之间，缝合腹外斜肌腱膜。

（五）逐层缝合切口

缝合皮肤及皮下组织。

由于腹外斜肌腱膜与腹内斜肌之间有明显的间隙，也可以将单层疝修补网片放置在这个间隙。

二、腹腔镜手术

低位 Spigelian 疝的腹腔镜手术可以采用 TEP 与 TAPP 相似的手术步骤，注意疝修补网片覆盖肌耻骨孔及半月线疝以外足够的区域即可；非低位 Spigelian 疝的腹腔镜手术可使用 eTAPP 技术或 eTEP 技术。以上手术也可以在机器人设备下完成。

（李　亮，邹湘才，江燕飞）

参考文献

[1] 三毛牧夫 . 图解疝手术的基础与要点 [M]. 刘金钢，李航宇主译 . 沈阳：辽宁科学技术出版社，2019：109–114.

[2] 李国新，邓雪飞，杨晓飞 . 普通外科临床解剖学 [M]. 2 版 . 济南：山东科学技术出版社，2021：28.

[3] Huttinger R, Sugumar K, Baltazar-Ford KS. Spigelian Hernia [M]. Treasure Island (FL): StatPearls Publishing, 2022, PMID: 30855874.

[4] Punekar IRA, Khouri JS, Catanzaro M, et al. Redefining the Rectus Sheath: Implications for Abdominal Wall Repair [J]. Plast Reconstr Surg, 2018, 141(2):473–479.

[5] 詹皮耶罗·坎帕内利 . 疝外科手术技巧 [M]. 陈杰，申英末主译 . 天津：天津科技翻译出版有限公司，2022：401–403.

[6] Duke B, Grozenski A, Kiel J. Spigelian Hernia Secondary to Blunt Trauma [J]. Curr Sports Med Rep, 2021, 20(3):137–139.

[7] Chiu SH, Chang WC, Lin HH, et al. Spigelian Hernia of Stomach with Gastric Outlet Obstruction [J]. Intern Med, 2020, 59(6):867–868.

[8] Azar SF, Jamadar DA, Wasnik AP, et al. MDCT imaging in Spigelian hernia, clinical, and surgical implications [J]. Clin Imaging, 2021, 74:131–138.

[9] Haji Rahman R, Punjwani A, Notario-Ringwald J, et al. Non-strangulated Spigelian Hernia: A Case Report [J]. Cureus, 2022, 14(8):e27699.

[10] Cervantes BYH, Lambert RG, Lopez DM, et al. Giant intraparietal inguinal hernia misdiagnosed as spigelian hernia in an old woman [J]. Pan Afr Med J, 2020, 36:117.

[11] Hanzalova I, Schäfer M, Demartines N, et al. Spigelian hernia: current approaches to surgical treatment-a review [J]. Hernia, 2021 Oct 19. doi: 10.1007/s10029-021-02511-8. Epub ahead of print. PMID: 34665343.

第 24 章　腰　疝

腰疝（lumbar hernia）是一种腰部原发性的腹壁疝，与其他原发性腹壁疝从薄弱的腱膜疝出不同，腰疝从肌肉的间隙疝出。需要注意的是腰疝不包括腰部的切口疝。

第一节　概　述

腰疝也是少见的腹外疝之一，与腰部的肌肉分布有关，腰部存在上腰三角（Grynfeltt-Lesshaft triangle）与下腰三角（Petit triangle）两个薄弱区，当腹膜后脂肪组织或腹腔脏器通过这两个区域疝出即为腰疝，发生在上腰三角的称为上腰疝，发生在下腰三角的称为下腰疝。

一、发病率及病因

腰疝属于少见病，解剖因素是腰疝的基础，后天性因素也可导致解剖学上的改变，从而引起腰疝。自 2000 年以来先天性腰疝仅报道 85 例[1]，成人的原发性腰疝患病率也很低，但目前未见有明确的发病率报道。

（一）上腰三角

上腰三角为底边在头侧的三角形，边界为：头侧为第 12 肋和下后锯肌，外侧为腹内斜肌的背侧缘，内侧为腰方肌或竖脊肌。上腰三角的表面被背阔肌覆盖，底部为腹横肌的起始腱膜和腹横筋膜，近第 12 肋处只有腹横筋膜覆盖，成为最薄弱的区域。

（二）下腰三角

下腰三角为底边在足侧的三角形，边界为：外侧为腹外斜肌，内侧为背阔肌，下方为髂嵴。下腰三角的底面为腹内斜肌，表面为浅筋膜。这两个区域缺乏足够的肌肉层次的覆盖。

（三）腰疝的病因

成年人的原发性腰疝具体原因不清，慢性咳嗽、便秘、前列腺增生症等导致腹内压增高是腰疝的主要病因之一，由于上腰三角的面积较下腰三角大，因此上腰疝较下腰疝常见。肌肉发育异常，导致上腰三角与下腰三角区域的面积较大，可形成腰疝，一般见于儿童和青少年。肌少症或肌肉萎缩导致肌肉体积缩小及力量减弱，从而导致上腰三角与下腰三角的面积增大而形成腹外疝，这类腰疝多见于老年人，尤其多见于消瘦体弱的老年人。脊髓疾病、脊髓手术后[2]或腰部外伤[3-4]可导致肌肉变性而萎缩，从而形成腰疝。

二、病理生理及病理解剖特点

腰疝患者可能存在腹内压增高、肌少症、脊髓损伤等相关疾病及其病理生理问题，疝囊内可出现腹膜后的脂肪组织或腹腔脏器，根据疝囊的内容物，可以分为3型，分别为：①腹膜外型，为腹膜后脂肪疝出，无疝囊；②腹膜旁型，腹腔脏器以滑疝的形式形成疝囊一部分；③腹腔内型，腹腔内脏器疝入腹膜形成疝囊。由于腰疝通常不会形成巨大疝，因此对呼吸和循环的影响较小。

三、诊断及评估

腰疝主要表现为腰部包块（图24-1），站立时明显，侧卧位消失，包块质地软并易于还纳，一般无症状。有的腰疝有肠道疝入，从而出现腹胀、腹部隐痛等"消化不良"的症状。腰疝发生嵌顿不多见，嵌顿病例多见于腹腔内型，常见嵌顿的脏器为结肠（图24-2），从而出现局部疼痛和肠梗阻的表现[5]。根据上腰三角与下腰三角的可复性包块（图24-3），可以做出初步诊断，一般无须借助辅助检查进行诊断。影像学检查的意义为可以对病变进行评估，CT和MR检查各有特点，MRI可清楚显示病变处深筋膜缺损及肌层，而CT可显示疝囊及疝环，观察相邻骨骼更佳，两者结合有利于对病情进行评估[6]，确定疝内容物的性质，对避免副损伤及制订手术方案有参考价值。

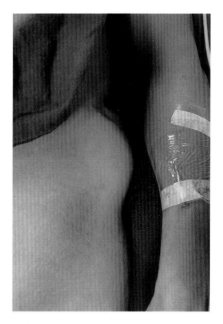

图 24-1　腰疝的临床表现。本图片由深圳市宝安区中心医院邱振雄医生提供

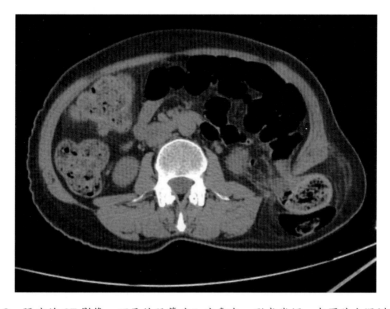

图 24-2　腰疝的 CT 影像，可见结肠管疝入疝囊内，形成嵌顿。本图片由深圳市宝安
区中心医院邱振雄医生提供

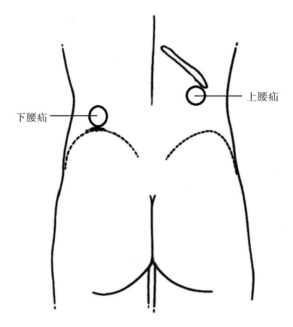

下腰疝

上腰疝

图 24-3　腰疝在体表的位置

四、治疗原则

　　腰疝有逐渐增大的倾向，应及早手术，如有手术禁忌证，可用绷带束扎，以防腰疝进一步扩大。根据手术入路的不同，可分为前入路手术和后入路手术，基本原则为采用足够大的疝修补网片覆盖缺损及其以外的区域。前入路手术是非常安全和有效的手术方式[7]，经腰部皮肤逐层切开，采用单纯缝合修补或 Sublay 法。后入路手术一般采用腹腔镜技术进入腹膜后间隙。由于发病率低，对于腰疝手术治疗的研究仍然缺乏足够的临床依据[8]，更优化的治疗方案需要进一步的研究。

第二节　开放手术

　　腰疝的开放手术包括单纯缝合修补术和使用疝修补网片的无张力修补术，可以采用局部麻醉、椎管内麻醉或全身麻醉。手术取侧卧位，患侧在上，健侧在下，健侧屈膝、屈髋，患侧下肢伸直，腰部垫高。

一、手术步骤

通过疝块表面沿皮肤纹理作切口（图24-4），切口略长于疝块直径，然后切开皮肤和皮下组织。

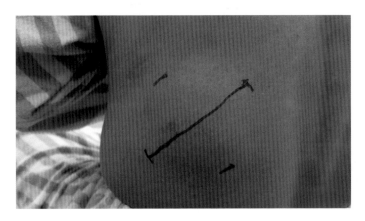

图24-4　腰疝手术切口

（一）疝囊的处理

找到疝囊后，仔细游离疝囊至疝颈部，对于无疝囊型腰疝，可以见到疝出的腹膜后脂肪组织（图24-5）。如疝囊内脏器无嵌顿或缺血等情况，可以直接将疝囊回纳，也可以切开疝囊，回纳腹腔脏器后切除多余疝囊，并缝合疝囊颈部。

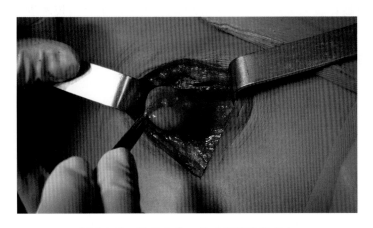

图24-5　游离疝囊，见后腹膜脂肪疝出

（二）评估缺损，选择合适的修补方式

测量缺损的直径，目前尚无采用无张力疝修补术的标准，有的学者参考其他原发性腹壁疝的标准，当缺损直径 ≥ 3cm 时使用疝修补网片。笔者认为腰疝存在腹内压增高、肌少症及肌肉萎缩等因素，应结合病因，个体化考虑，可以考虑积极采用疝修补网片进行修补。

1. 缝合修补

缝合修补采用不可吸收缝线，可直接将缺损周围的肌肉腱膜缝合，也可以进行重叠缝合。重叠缝合时，将缺损的肌肉腱膜首先缝合在背阔肌腱膜的下面，然后将背阔肌腱膜覆盖其上，再将背阔肌腱膜边缘与周围组织缝合。

2. 无张力修补术

用食指沿疝囊游离腹膜后间隙，其操作类似于腹股沟疝的 Gilbert 手术，或用纱布推压进行钝性分离（图 24-6 和图 24-7），游离出足够的空间，然后放置疝修补网片并展平（图 24-8 和图 24-9）。可以在缝合缺损的同时带上疝修补网片而起固定的作用，如缺损大导致缝合后张力大，也可以不缝合缺损，将疝修补网片缝合固定在缺损的边缘。

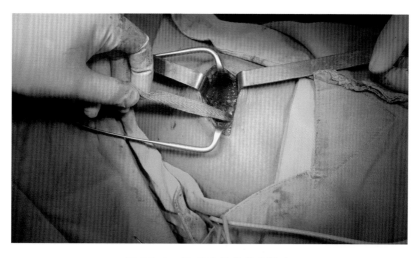

图 24-6　纱布游离腹膜后间隙

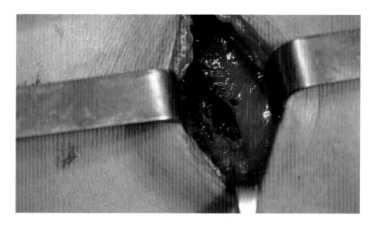

图 24-7 腹膜后间隙游离后

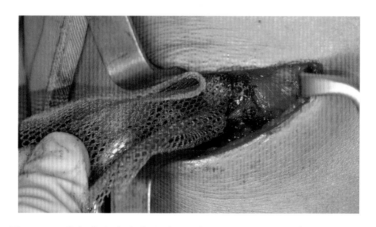

图 24-8 将超普疝修补装置（UHS）的下层网片放置在腹膜后间隙

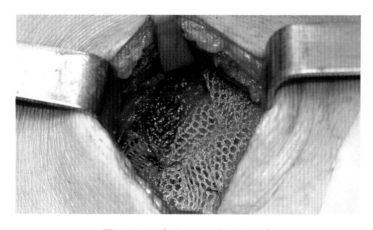

图 24-9 展平 UHS 的上层网片

根据手术中的情况，决定是否放置引流管，最后缝合皮肤和皮下组织。

二、手术后的处理

手术后注意监护，待患者麻醉完全复苏后可恢复正常的饮食与活动，注意疼痛管理，引流管一般在 24h 内拔除。

第三节　腹腔镜手术

腹腔镜腰疝修补术包括完全腹膜外入路与经腹腔入路，技术原则及体位与开放手术相同，但技术相关风险稍有不同。

一、手术步骤

手术取侧卧位，气管插管全身麻醉，由于手术入路的不同，操作也稍有差异。

（一）完全腹膜外入路

在腹直肌外侧缘（或半月线外侧缘）做一长 1.5cm 的切口，确认进入腹膜前间隙后，用食指钝性游离，然后置入 10mm 的套管，接气腹管，用推镜法钝性游离出腹膜外间隙（或腹膜后间隙）。也可以用气囊进行分离。然后在这个切口上方及下方 5cm 各置入一 5mm 的套管，补充游离腹膜前间隙（或腹膜后间隙）。

（二）经腹腔入路

经腹腔入路的手术先进入腹腔，探查后切开结肠旁沟处的侧腹膜，进入腹膜后间隙，游离出足够的空间。

（三）放置疝修补网片

尽量缝合关闭腹壁缺损，然后将足够大的疝修补网片置入，以缺损部位为中心展平，将疝修补网片固定 2 圈。由于后腹壁肌肉的表面有较多神经通过（图 29-10），因此固定时注意避免神经损伤。为避免神经损伤，可用黏合固定的方式固定或采用自固定型疝修补网片。

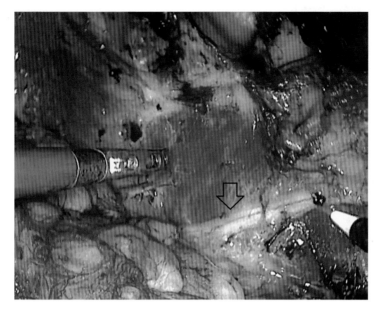

图 24-10　腹腔镜腰疝手术见肌肉表面的神经（箭头所示）

（四）撤除气腹及操作器械

在撤除气腹和操作器械前，对于经腹腔入路的手术，需要缝合关闭腹膜切开部位。

腹腔镜手术容易出现副损伤，常见为肠管、神经和血管的损伤，因此需要注意观察和精细操作。

二、手术后的处理

手术后的处理与开放手术相同。

在入路的选择上，完全腹膜外入路与经腹腔入路各有优缺点。一般来说对于腹腔内型与腹膜旁型的腰疝，腹腔入路可以直视观察腹腔脏器，副损伤的概率较低，但关于其技术上的优缺点有不同的观点，也有学者认为经腹腔入路具有更高的血管损伤风险[9]，因此具体的术式选择可以根据术者自身的技术特点灵活选用。

（邹湘才，何立锐，李　亮）

参考文献

[1] Tasis N, Tsouknidas I, Antonopoulou MI, et al. Congenital lumbar herniae: a systematic review [J]. Hernia, 2022, 26(6):1419–1425. doi: 10.1007/s10029-021-02473-x. Epub ahead of print. PMID: 34347187.

[2] Rafols M, Bergholz D, Andreoni A, et al. Bilateral Lumbar Hernias Following Spine Surgery: A Case Report and Laparoscopic Transabdominal Repair [J]. Case Rep Surg, 2020, 2020:8859106.

[3] Nguyen RB, Trivedi AA, Yang JY, et al. A rare presentation of delayed traumatic lumbar hernia after motor vehicle collision [J]. J Surg Case Rep, 2022, 2022(5): rjac188.

[4] Baig N, Elberm H, Warren P. Traumatic inferior lumbar hernia [J]. J Surg Case Rep, 2022, 2022(5):rjac240.

[5] Vasilenko T, Vrzgula A, Pribula V, et al. Incarcerated lumbar hernia in the Petit's triangle as a cause of large bowel obstruction [J]. Rozhl Chir, 2020, 99(9):413–416.

[6] 刘宏，王海宝，余长亮 . 腹部 CT 和 MRI 诊断腰疝 [J]. 中国医学影像技术，2021，37(7):1025–1028.

[7] Vagholkar K, Vagholkar S. Open Approach to Primary Lumbar Hernia Repair: A Lucid Option [J]. Case Rep Surg, 2017, 2017:5839491.

[8] Henriksen NA, Kaufmann R, Simons MP, et al. EHS and AHS guidelines for treatment of primary ventral hernias in rare locations or special circumstances [J]. BJS Open, 2020, 4(2):342–353.

[9] Li B, Yu J, Qin C, et al. Retroperitoneal totally endoscopic prosthetic repair of primary lumbar hernia [J]. Hernia, 2021, 25(6):1629–1634.

第五部分

腹壁发育异常相关疾病

腹壁发育异常可导致先天性腹壁疾病，主要包括脐疝、卵黄囊与脐尿管遗留相关疾病、脐膨出和腹裂等疾病。部分儿童脐疝、脐尿管囊肿等在疝与腹壁外科处理，梅克尔憩室等在胃肠外科处理，一部分先天性腹壁异常由儿外科或新生儿外科处理。作为疝与腹壁外科的专科医生，对这方面疾病有一定程度的了解，有利于保持专科知识和技能的完整性。

第 25 章　脐发育异常相关疾病

　　脐（umbilicus）位于腹部正中线，平第 3~4 腰椎之间。脐是胚胎发育的重要结构，脐环的发育与中肠的发育密切相关。胚胎第 4 周，胚盘开始卷曲，卵黄囊一部分被卷入胚胎内，一部分在胚胎外，胚胎内的部分成为原肠，与胚胎外的卵黄囊通过卵黄管相通。随着胚胎的卷曲和腹壁向中线的发育，卵黄管通过的部位形成原始的脐环，一起通过脐环的有脐动脉、脐静脉及脐尿管（图 25-1），包裹这些管道的圆柱状结构即为脐腔，最终发育成脐带。

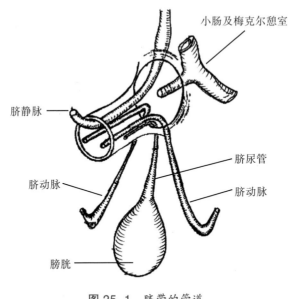

图 25-1　脐带的管道

一、脐的发育

　　脐与脐带内管道的发育异常可导致相关的疾病，这些问题有的在小儿外科处理，有的在疝与腹壁外科处理，因此有必要简要理解其内涵。

（一）脐与卵黄管的发育

卵黄管于第 5 周闭锁，不再与消化道相通，但仍与中肠相连，导致在发育的过程中，U 形的肠袢进入脐带近端，于第 6 周形成生理性的脐疝，由于腹腔没有足够的空间容纳迅速生长的中肠，生理性的脐疝逐渐增大，然后随着腹腔的发育，空间增多，肠袢开始退回腹腔，于第 10 周完全回纳，第 12 周时腹壁发育完善，原始的脐环发育为成熟的脐环，脐环中间的孔道为脐孔，在此过程中，脐根部的卵黄管逐渐缩小，最后退化消失。出生后脐带被结扎，脐带脱落后脐孔为瘢痕组织从而形成封闭的腹腔。

（二）脐尿管与脐动脉、脐静脉

尿囊是原始消化管末端的盲囊，在人类胚胎期尿囊并不重要，存在数周即退化。尿囊的动脉和静脉发育成为脐动脉和脐静脉，出生后脐动脉闭锁成为肝圆韧带。脐动脉形成的肝圆韧带与脐环在解剖上有多种关系（参见本书第一章内容），在阻止脐疝的形成上也发挥作用。随着胚盘的卷曲，尿囊的胚胎内发育成脐尿管，与膀胱相连，出生后闭合成纤维条索，从膀胱顶部延伸至脐，即脐正中韧带。

脐部及卵黄管、脐尿管的发育过程中，可出现相关的疾病，这些疾病不仅见于儿童，也可见这些疾病在成人中首诊。

二、脐膨出与儿童脐疝

儿童脐疝（图 25-2）需要与脐膨出鉴别，两者都表现为脐部可复性包块，都需要进行手术修补，但两者并不完全等同，脐膨出属于更严重的腹壁畸形，只有羊膜和腹膜（图 25-3），没有皮肤，脐膨出的治疗难度更大。

（一）脐膨出的治疗

脐膨出（omphalocele）：由于出生缺陷导致持续性腹腔内容物疝入脐带近端，是由于间质生长缺陷导致腹壁在脐环处融合失败，未能形成脐环所致。脐膨出一般合并其他畸形，如贝 – 维（Beckwith-Wiedemann）综合征、Cantrell 五联症、泄殖腔外翻综合征（即 OEIS 综合征）等，只有 20% 的先天性脐膨出为单纯性膨出 [1]，因此需要注意对患儿进行全面的检查和评估。脐膨出没有一致的分型标准，一般以直径 5cm 为界，小于 5cm 为小型脐膨出，

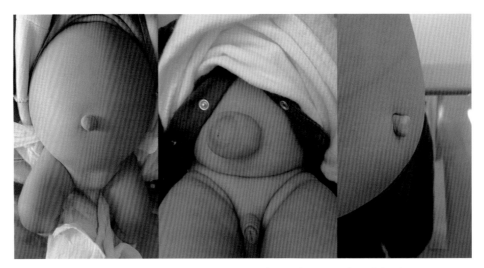

图 25-2　儿童脐疝。本图片由深圳市儿童医院冯奇医生提供

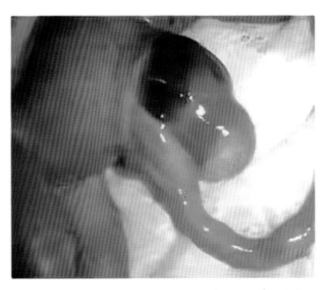

图 25-3　脐膨出。本图片由深圳市儿童医院冯奇医生提供

≥ 5cm 为巨大脐膨出。脐膨出患儿在出生后，注意保持羊膜囊的湿润，并注意避免机械性损伤，可用生理盐水纱布覆盖膨出物，或将新生儿整个下半身包入无菌袋中。小的脐膨出一般可以行一期修补，巨大的脐膨出腹腔容积相对变小，回纳疝出脏器可引起腹内压增高，引起严重的病理生理问题，手术死亡率高达 33%[2]，一般采用硅胶袋包裹疝出脏器，逐步回纳疝出脏器，

让腹腔扩大并适应脏器的回纳后再修补。

（二）儿童脐疝的治疗

儿童脐疝是由于脐孔未闭合，肠管、大网膜等腹腔脏器疝入未完全闭合的脐环所致，与成人脐疝的治疗原则不同。新生儿的脐疝有自愈的可能，儿童脐疝手术不能使用合成疝修补网片，单纯缝合修补即可。

儿童或新生儿的脐疝通过保守治疗可能治愈，方法为（图 25-4）：在脐部放一枚硬币或纽扣或类似形状的物体（游戏币），然后用胶布粘贴固定或用绷带、布条包扎固定。通过阻止腹腔脏器的疝出，脐孔可逐渐瘢痕化而愈合。保守治疗无效或较大儿童的脐疝，可采用手术缝合修补。

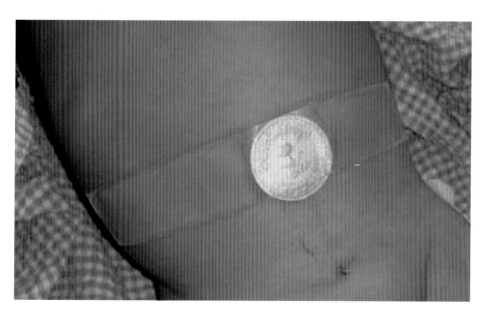

图 25-4　儿童脐疝的保守治疗

三、卵黄囊遗留相关疾病

在脐与中肠（小肠）之间的卵黄管都可能出现退化不全而表现为卵黄管遗留相关的疾病，在儿童卵黄管残留中，男女的比例为 2.3∶1[3]，主要表现为以下 5 种情况（图 25-5）。

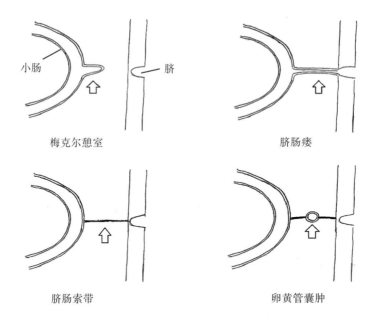

小肠　　脐

梅克尔憩室　　　　　　　　　脐肠瘘

脐肠索带　　　　　　　　　　卵黄管囊肿

图 25-5　不同形式的卵黄管遗留

（一）梅克尔憩室

靠近中肠一侧的卵黄管未闭锁未退化，其他部位闭锁退化，卵黄管遗留与肠管相同，形成具有与小肠组织结构相同的盲管样结构，称为梅克尔憩室（Meckel diveriticulum）。梅克尔憩室是临床上卵黄管遗留最常见的类型，占胃肠道发育畸形的 0.6%~4%[4]，梅克尔憩室体积差异很大，从直径只有 1cm 到巨大的梅克尔憩室[5]均在临床上发现。

梅克尔憩室通常表现为急腹症，以急性梅克尔憩室炎引起的急性腹痛就诊，临床表现类似急性阑尾炎，有时急性阑尾炎与急性梅克尔憩室炎同时存在，因此行阑尾切除术时应常规探查回肠[6]。由于梅克尔憩室内可有异位的胃黏膜或异位胰腺等组织，可出现黏膜溃疡而表现为消化道出血。有时梅克尔憩室可与周围组织粘连，导致粘连性肠梗阻、腹内疝或肠扭转，梅克尔憩室也可以成为腹外疝或腹内疝的疝内容物（图 25-6）。

（二）脐　窦

脐窦（umbilical sinus）是因卵黄管的脐侧未闭锁，中肠侧闭锁退化所致。脐窦内被覆黏膜，可分泌黏液。脐窦表现为脐部不断有液体流出，有

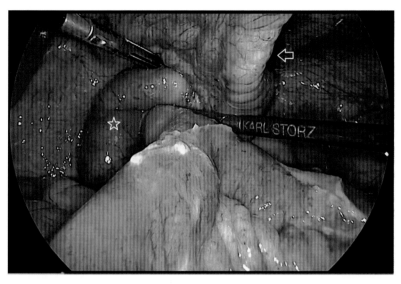

图 25-6　可见梅克尔憩室（五角星所示）嵌顿在脐正中皱襞（白色箭头所示）与膀胱形成的隐窝内，形成腹内疝嵌顿

的脐窦黏膜含有异位的腺体，分泌物呈酸性或碱性，对周围皮肤具有腐蚀性。当脐窦由于引流不畅等原因发生感染时，可出现感染或形成脓肿，表现为脐部红肿及脓性液体流出。一般用消毒液控制感染，但单纯消毒后，感染可能再次出现，难以彻底治愈，如出现反复感染，即需要行脐部切除术。

（三）脐　茸

脐茸（umbilical villus）是因卵黄管的脐侧未闭锁，中肠侧闭锁退化所致，脐窦内残留部分黏膜。患儿出生不久后即出现脐部红色肿物，呈息肉状，可分泌黏液，与脐窦一样也可出现感染。脐窦与脐茸两者在卵黄管的发育角度看具有相同的本质，不同的是脐窦一般看不到黏膜，表现为开口较小的窦状结构，而脐茸为在开口较大的脐窦的基础上，可以看到残留的黏膜，与肠黏膜具有相似的红色外观，因此表现为息肉样外观。一般用消毒液控制感染，但单纯的消毒难以彻底治愈，反复感染者需要行脐部切除术。

（四）卵黄管囊肿

卵黄管囊肿（viteline cyst 或 enterocystoma）为卵黄管两端闭锁，但未退化，而形成纤维条索，中间部分未闭锁而形成囊肿，囊肿的大小差异很大，曾有巨大囊肿的病例报道[7]。卵黄管囊肿一般无症状，多在影像学检查或手术时发现，有时可出现以其为支点的肠扭转从而出现肠梗阻的表现。

（五）脐肠索带

脐肠索带（omphalomesenteric cord）也称为卵黄管韧带（viteline ligament），为卵黄管闭锁但未退化的结果，一般无临床症状，但可发生以其为支点的肠扭转。

（六）脐肠瘘

脐肠瘘（vitlline fistula）为卵黄管未闭锁所致，只占卵黄管遗留的2%[8]，患病率很低。由于与小肠相通，导致小肠内容物经瘘管排出，可引起脐部及周围皮肤感染。根据脐部排出物的性质可以做出初步诊断，通过瘘管造影可以确诊。手术切除卵黄管及对应部位的部分肠管或部分肠壁，即可治愈。

四、脐尿管遗留相关疾病

与卵黄管类似，脐尿管的发育异常也可导致相应的病理状态，根据脐尿管闭锁部位的不同，可形成不同的脐尿管遗留（图25-7），主要发育异常如下。

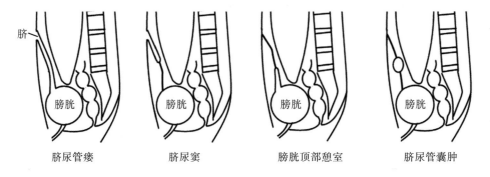

脐

脐尿管瘘　　　　　脐尿窦　　　　　膀胱顶部憩室　　　　脐尿管囊肿

（膀胱　膀胱　膀胱　膀胱）

图 25-7　不同形式的脐尿管遗留

（一）脐尿管囊肿

脐尿管的两端闭锁，中间未闭锁，管壁上皮分泌液体形成囊肿，称为脐尿管囊肿（urachal cyst）。脐尿管囊肿位于下腹壁的正中，处于腹膜与腹横筋膜之间，多无症状 [9]。当脐尿管囊肿合并感染时，可出现腹痛、发热、局部压痛，因位于下腹部，容易误诊为急性阑尾炎。脐尿管囊肿可以向脐部突破，导致脐部有液体流出或脓液流出，也可以向膀胱破裂，形成脓尿或泌尿系感染。有时脐尿管囊肿发生破裂，如合并感染，感染性的物质可引起腹膜炎的表现。脐尿管囊肿有时可在体表触及，与腹壁肌层来源的肿物鉴别要点为：让患者收缩腹直肌，如无法触及肿物，即为脐尿管囊肿。超声检查是最简便的辅助检查，CT 和 MR 可以同时对腹部进行全面检查。

（二）脐尿窦

脐尿管的脐部未闭合即形成脐尿窦（urachal sinus）。脐尿窦为脐部开口的盲管，其内皮可分泌液体并从脐部流出，因此脐部长期流出透明的液体，合并感染时可出现红肿、流脓。脐尿窦和脐窦都表现为脐部液体流出，合并感染时都表现为脐部流脓，即使术前经过超声及 CT 检查，有时在术前仍难以鉴别，往往需要在手术中追踪其来源才能最后确诊 [10]。

（三）膀胱顶部憩室

脐尿管的膀胱侧未闭锁，可形成膀胱顶部憩室（diverticulum at the top of the bladder）。膀胱顶部憩室一般无症状，多数在膀胱等检查中意外发现。膀胱顶部憩室可出现感染、结石或癌变，从而出现相应的临床表现，如尿频、尿急或血尿等。

（四）脐尿管瘘

脐尿管全程未闭锁，导致脐部与膀胱相通，即为脐尿管瘘（urachal fistula）。脐尿管瘘表现为脐部尿液流出，流量的大小与瘘管的直径、体位等而不同。由于长期的尿液流出，脐部有尿骚味。当脐尿管瘘出现感染时，可出现脐部红肿、流脓及泌尿系感染的表现，如尿频、尿急、尿痛和发热等。脐尿管瘘的确诊手段包括瘘管造影和瘘口注射亚甲蓝液，瘘管造影可以直观显示瘘管的形态，从瘘口注射亚甲蓝液，经尿道排出蓝色的尿液，也可确诊脐尿管瘘。

综上所述，脐尿管遗留可发生感染，罕见情况下脐尿管遗留的内皮可发生癌变 [11]。无论哪种形式的脐尿管遗留都需要手术切除，脐尿窦需要切除脐部，脐尿管瘘需要切除脐部和部分膀胱，并行人工再造的脐成形术，以恢复脐部的外观。如出现感染等，应先引流及抗感染，控制感染后再手术，手术后仍需抗感染治疗[12]。

五、其他脐部疾病

有的人脐窝深，脐窝内皮肤褶皱多，容易存留污垢并且不易清洁，容易出现感染，或因清理污垢时皮肤擦伤而感染，治疗的主要方法为局部消毒，如长期无法治愈，可考虑切除脐部，行脐成形术。卵黄管遗留与脐尿管遗留中，其黏膜也可发生癌变，但非常罕见，治疗原则以彻底切除为主。

（李　亮，赵永灵，李茂林）

参考文献

[1] 赵家耀，孙希文．先天性脐膨出的发病机制及诊治研究 [J]．医学信息，2022，35(7):30-33.

[2] 黄紫君，徐素婷，李莎，等．程序化包扎法、延期手术治疗巨型脐膨出的疗效分析 [J]．临床小儿外科杂志，2020, 19(4):301-305.

[3] 张琪，裴勘斌，苏海兴，等．儿童卵黄管病变的临床特征分析 [J]．中国实用医刊，2020，47(17):1-3.

[4] Sagar J, Kumar V, Shah DK. "Meckel's diverticulum: a systematic review [J]. J R Soc Med , 2006, 99: 501-5.

[5] Munasinghe BM, Dhanuksha DC, Samarathunga RD, et al. Acute abdomen following axial torsion of a Giant Meckel's diverticulum in a young male: A case report [J]. Int J Surg Case Rep, 2022, 99:107631.

[6] Elgazar A, Awad AK. Triple presentation of acute appendicitis, Meckel's diverticulum, and hemorrhagic ovarian cyst: A rare case report and literature review [J]. Int J Surg Case Rep, 2021, 87:106462.

[7] Tawada M, Misao Y, Ichikawa K, et al. Meckel's diverticulum adenocarcinoma accompanied with vitelline duct remnant and huge cystic lesion: A rare case report [J]. Int J Surg Case Rep, 2020, 75:16-22.

[8] Rege SA, Saraf VB, Jadhav M. Persistent omphalomesenteric duct and urachus presenting as an umbilical hernia [J]. BMJ Case Rep, 2022, 15(4):e247789.

[9] Faye PM, Gueye ML, Thiam O, et al. Infected urachal cyst in an adult, report of two Observations [J]. Int J Surg Case Rep, 2022, 97:107394.

[10]　Wu M, Carroll J, Newman S, et al. Urachal sinus presenting as an acute umbilical Infection [J]. ANZ J Surg, 2023, 93(3):720–721. doi: 10.1111/ans.17924. Epub ahead of print. PMID: 35869968.

[11]　Perez D, Neeman B, Kocherov S, et al. Current management of the urachal anomalies (UA). Lessons learned from the clinical practice [J]. Pediatr Surg Int, 2022, 38(11):1619–1623.

[12]　Ramdani H, Benelhosni K, MoatassimBillah N, et al. Infected Urachal Sinus in an Adult [J]. Cureus, 2021, 13(6):e15693.

第 26 章　腹壁发育异常相关疾病

腹腔的形成与原始的胚盘卷曲成圆筒状的结构有关，在这个过程中形成腹壁，但腹壁肌肉的发育与腹壁的形成并不同步，最初的腹壁并无肌肉，腹壁的肌层由生肌节逐渐向中线推进而形成。在胚胎第 7 周时形成 3 层扁肌，在腹壁扁肌在中心对合前形成腹直肌，胚胎第 12 周腹壁肌肉在腹部正中线对合并形成脐环。当胚盘的卷曲或肌层的推进出现异常，即出现先天畸形，形成腹裂等发育异常相关疾病。

第一节　梅干腹

腹壁肌层发育异常在临床上非常罕见，当腹壁肌层先天性缺如或部分缺如时，出现腹壁松弛，皮肤形成褶皱，常伴有其他先天性发育异常，例如膀胱发育异常、睾丸下降异常等，由于失去肌层的支撑作用，腹壁的外观像梅脯（青梅果制成的一种蜜饯），因此称梅干腹（prune-belly syndrome）（图 26-1），国内有的文献称为先天性腹壁肌肉发育不良综合征（congenital abdominal wall muscular dysplasia syndrome）。梅干腹病情差异大，严重的先天性腹壁肌肉发育不全综合征胎儿出生后短时间内即死亡，死亡率 10%~15%[1]，死因为羊水过少引起的肺发育不全。

一、病理与病理生理

梅干腹为胚胎第 6~10 周腹壁肌肉与泌尿系统发育异常所致，在病理上表现为腹前外侧壁的肌肉缺如和泌尿系统发育异常[2]。

（一）病　理

腹壁肌层缺如可以为全层缺如，腹壁只有皮肤和腹膜，或其中的一部

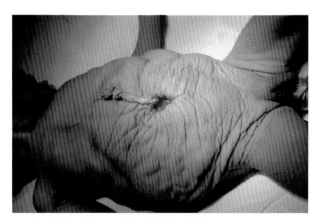

图 26-1　梅干腹

分肌肉缺如，也可以表现为腹壁的一侧肌肉缺如（图 26-2 至图 26-4）或双侧肌肉缺如。肌肉缺如的好发部位依次为腹横肌、脐下腹直肌、腹内斜肌、腹外斜肌、脐上腹直肌。当腹壁的全层肌肉缺如时可出现典型的梅干腹外观，但腹壁的一层肌肉缺如，可能无典型的外观表现。腹壁肌肉发育不良综合征常合并严重的泌尿系统发育畸形，常见有膀胱壁增厚，膀胱扩张，输尿管扩张、迂曲、无蠕动，睾丸体积小、下降异常等。腹壁肌肉发育不良有时还表现为肠旋转异常、肛门直肠畸形、先天性髋关节脱位、肺发育不全等。

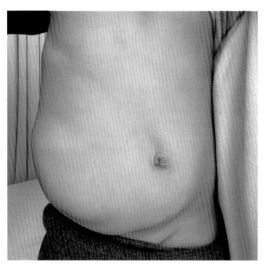

图 26-2　一 3 岁女童腹壁一侧肌肉缺如站立位所见。本图由中山市人民医院普外科袁柏祥医生提供

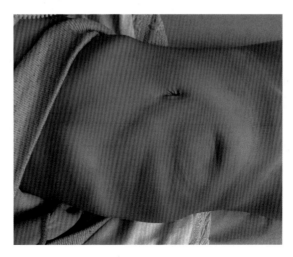

图 26-3　一 3 岁女童腹壁一侧肌肉缺如平卧位所见。本图由中山市人民医院普外科袁柏祥医生提供

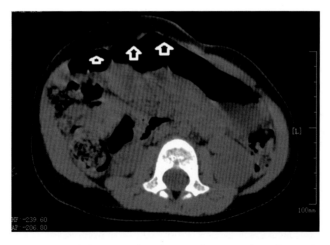

图 26-4　CT 见病变侧腹壁扁肌及腹直肌部位呈线状的影像，对侧腹直肌及腹壁扁肌发育正常。本图由中山市人民医院普外科袁柏祥医生提供

（二）病理生理

由于腹壁肌肉对脊柱的运动功能发挥着重要的作用，有的患儿活动受限，不能由平卧位直接变为坐位，由于腹壁无力，可影响到排便、排尿及咳嗽等生理功能。由于腹壁缺乏肌层的支撑，在腹内压的作用下容易逐渐出现腹壁疝。由于腹壁松弛，容易形成肠扭转而出现肠坏死。

二、临床表现及诊断

典型的腹壁肌肉发育不良综合征有典型的梅干腹的外观，如皮肤松弛、褶皱明显，腹壁软弱，一般无症状，由于腹壁只有皮肤和腹膜，可以看到患儿的内脏和肠管的蠕动，提起皮肤，即可轻易触诊到肠管等内脏。单块肌肉发育不良时可无典型的梅干腹外观，局部肌肉发育不良即视缺损范围的大小而出现不同程度的表现。由于腹壁无力，可不同程度影响患者的活动、排便、排尿及咳嗽等活动，严重者可出现排便、排尿和咳嗽无力，容易出现便秘、排尿无力、泌尿系感染、呼吸道感染等。根据典型的腹部外观，发育异常的特点，可以做出初步诊断，CT 和超声检查可进一步确诊，需要注意有无其他部位的畸形，尤其是泌尿系统，可行静脉肾盂造影以及肾功能等检查。

三、治　疗

腹壁肌肉发育不良综合征一般采用保守治疗，利用腹带包扎腹部，保护腹部内脏，并对腹部有一定的张力支持作用，有利于患儿的活动，部分腹壁肌肉缺如程度较轻者，可在以后的发育中逐渐闭合。手术治疗一般针对泌尿系统的畸形，治疗的目标为保留肾功能和上尿路[3]，形成腹壁疝时可以进行修补，一般采用直接缝合修补或腹壁折叠修补，或使用脱细胞支架补片（生物补片）或自体材料修补，由于该病患病率低，具体可参考的经验很少。

第二节　腹　裂

腹裂（gastroschisis）也是一种腹壁发育异常的疾病，与腹壁的发育有关，男性多于女性，多见于低出生体重的婴儿，尤其是出生体重低于 2500g 的患儿。腹裂总体患病率很低，常合并其他的发育异常，如脐膨出等。随着优生优育政策的推广，国内腹裂的患病率很低，国内桂林地区根据医院的数据统计显示腹裂是最不常见的出生缺陷之一[4]，但在贫穷的非洲撒哈拉南部地区腹裂占出生缺陷的 3.22%[5]。

一、病理与病理生理

腹裂的具体形成原因及过程尚不明确，一般认为其过程如下：在胚胎发育过程中，头襞、尾襞和两个侧襞同时发展，头襞形成胸壁、上腹壁和膈肌，尾襞形成下腹壁和膀胱，两个侧襞即形成两个侧腹壁，4个皱襞向脐部汇合，最后形成脐环。在这个过程中，受某种因素的影响，头襞和尾襞已经汇合到位，而两个侧襞或其中一个侧襞未发育到汇合的部位，即产生腹裂。因此腹裂的患者脐部可以是正常的，腹裂可以位于脐的左侧或右侧。一般裂口较小，边缘整齐，也可见从剑突至耻骨结节的长裂口。

（一）腹腔脏器疝出

从腹裂中疝出的脏器常见有胃肠道、输卵管及卵巢，脱出的脏器长期被羊水浸泡，受羊水中尿素、尿酸、无机盐等物质的刺激而出现化学性炎症，出现水肿、增厚表面为胶冻样物质覆盖，有时可见胎粪色的纤维假膜。长时间浸泡在羊水中，可使肠管缩短，影响到消化吸收，并且出现蠕动障碍，但在肠管回纳腹腔后，可恢复正常。

（二）合并其他畸形

腹裂的患儿也常伴有其他的发育异常或畸形，例如先天性肠旋转异常、卵黄囊遗留相关疾病、腹股沟疝、先天性心脏病等。

二、临床表现及诊断

患儿出生后，可见胃肠道从脐旁的裂口疝出，无羊膜覆盖，也无羊膜破裂的痕迹。肠管水肿、僵硬、蠕动减弱，表面覆盖胶冻样物质或胎粪色的纤维假膜。疝出的肠管有缺血坏死及穿孔的风险。根据典型的临床表现可以确诊，应注意与脐膨出鉴别，主要鉴别点为：腹裂有正常的脐和脐带，裂口位于脐的一旁，疝出的脏器无囊膜包裹，注意胶冻样的假膜并非囊膜；脐膨出没有正常的脐环，膨出的脏器有囊膜包裹。

三、治　疗

一旦发现腹裂应尽早手术，手术方案主要取决于腹裂的大小、疝出脏器的体积、简单腹裂还是复杂腹裂，手术的目的为[6]：复位疝出脏器，关闭腹壁缺损，并避免腹内压过高。由于腹裂患儿多数为早产儿或合并先天性的疾病，因而较普通的健康新生儿代偿能力差，容易出现低体温、酸中毒、脱水等状况，也容易出现腹腔感染和白血症，需要注意监护和护理。

（一）手术前或转诊过程中的处理

手术前或转诊的过程中，以无菌生理盐水纱布包裹疝出的肠管，然后外面包裹干纱布，防止肠管扭转，外面可再覆盖一层塑料膜，防止水分蒸发，并注意维护患儿的体温恒定；留置胃管，并经常抽吸，防止呕吐引起呼吸道感染及胃肠道胀气。

（二）手　术

手术时将污染的肠管清洗干净，如果肠管有病变，可以行一期切除，一般对腹裂进行一期修补，如腹腔容积小，脏器回纳后可引起腹腔高压，引起不利的生理影响，应分期修补。分期修补时，先缝合皮肤、关闭腹腔形成计划性腹壁疝，然后行二期修补。也有的术者将硅胶袋缝合在腹裂边缘，临时闭合腹腔，然后转至监护病房，逐渐缩小硅胶袋（图 26-5 和图 26-6），最后在腹腔脏器可安全回纳时修补腹裂。

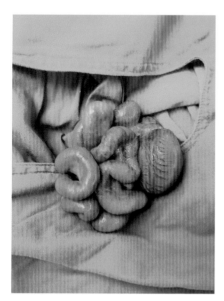

图 26-5　腹裂患儿的术中图片，可见肠管水肿及表面的胶冻样物质

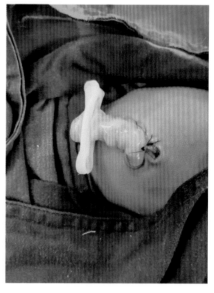

图 26-6　由于腹腔空间相对小，脏器无法完全回纳，用硅胶袋包裹脏器，缝合于腹裂边缘，逐渐缩小硅胶袋（采用图中的塑料夹子），实现脏器安全回纳腹腔

早产和低出生体重是影响患儿住院时间的重要因素[7]，腹裂的患儿病死率高，合并其他先天性畸形越严重，死亡率越高，需要注意新生儿的监护。手术后注意营养支持治疗，可促进患儿的恢复。

（张庆峰，刘　波，李　亮）

参考文献

[1] Pomajzl AJ, Sankararaman S. Prune Belly Syndrome [M]. Treasure Island (FL): StatPearls Publishing, 2022, PMID: 31334968.

[2] Arlen AM, Nawaf C, Kirsch AJ. Prune belly syndrome: current perspectives [J]. Pediatric Health Med Ther, 2019, 10:75–81.

[3] Lopes RI, Baker LA, Dénes FT. Modern management of and update on prune belly Syndrome [J]. J Pediatr Urol, 2021, 17(4):548–554.

[4] Yang X, Zeng J, Gu Y, et al. Birth defects data from hospital-based birth defect surveillance in Guilin, China, 2018–2020 [J]. Front Public Health, 2022, 10:961613.

[5] Tiruneh C, Gebremeskel T, Necho M, et al. Birth prevalence of omphalocele and gastroschisis in Sub-Saharan Africa: A systematic review and meta-analysis [J]. SAGE Open Med. 2022 Sep 20;10:20503121221125536. doi: 10.1177/20503121221125536. PMID: 36161211; PMCID: PMC9500260.

[6] Khushal S, Ladd MR, Fundora JB, et al. Gastroschisis for the Gastroenterologist: Updates on Epidemiology, Management, and Outcomes [J]. J Pediatr Gastroenterol Nutr, 2022, 75(4):396–399.

[7] Bajinting A, Sutthatarn P, Osei H, et al. Predictors of length of stay for simple gastroschisis: analysis of ACS NSQIP-P database [J]. Pediatr Surg Int, 2022, 38(10):1371–1376.

第六部分

腹壁缺损

　　腹壁疝本质上为腹壁缺损，但腹壁缺损并不完全等同于腹壁疝。腹壁缺损常指由于外伤、感染、坏死等原因引起的腹壁成分的缺失，从而导致腹腔开放或腹壁切口疝。复杂的腹壁缺损是腹壁外科的难题之一，其治疗涉及复杂的腹腔开放管理和复杂的腹壁修复，需要多学科合作和耐心的管理。

第 27 章 腹壁缺损概述

腹壁缺损与腹壁切口疝在概念上很难完全区分，但两者并不等同，治疗理念上也存在差异，特别是复杂的腹壁缺失，在治疗上有其特殊之处。

一、腹壁缺损定义

在疝与腹壁外科，有必要厘清腹壁缺损与腹壁切口疝在概念上的不同，尤其是复杂腹壁缺损与复杂腹壁疝的不同。

（一）腹壁缺损

腹壁缺损是指各种原因所导致的腹壁组成结构的分离、裂开、部分或全部缺失及松弛薄弱所形成的缺损[1]，腹壁缺损可分为 3 型（图 27-1），分别为[2]：Ⅰ型，仅涉及皮肤及部分皮下组织缺损；Ⅱ型，以腹壁筋肉筋膜（腱膜）组织缺损为主，腹壁皮肤的完整性依然存在；Ⅲ型，全层腹壁缺失。

（二）腹壁切口疝

腹壁切口疝是指由于各种原因致腹壁切口的肌肉腱膜层未愈合或裂开而形成缺损，但皮肤已经愈合，腹腔脏器经过缺损疝出的病理状态。腹壁缺损并非都形成腹壁切口疝，如Ⅰ型腹壁缺损，但腹壁切口疝可以认为是腹壁缺损的Ⅱ型。

（三）复杂腹壁缺损

复杂腹壁缺损（complex abdominal wall defect，CAWD）没有统一的定义。目前较为公认的描述为：通常发生在严重的全身或腹部外伤、腹部手术后，在解剖上涉及多处腹壁组织损伤或破坏，并且不能及时治愈或不能完全治愈。复杂腹壁缺损是外科的疑难危重疾病之一，治疗时间长，造成患者严重的痛苦，或带来严重的心理影响，可能导致患者的后续治疗延迟，

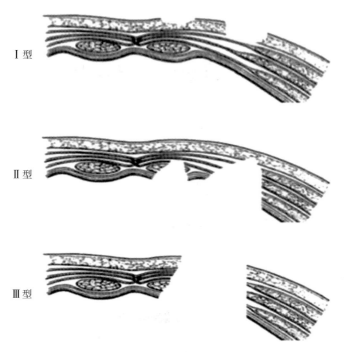

Ⅰ 型

Ⅱ 型

Ⅲ 型

图 27-1　腹壁缺损的分型。本图引自：中华医学会外科学分会疝与腹壁外科学组，中国医疗保障国际交流促进会临床实用技术分会腹壁修复与重建外科学组．腹壁缺损修复与重建中国专家共识（2019 版）[J]. 中国实用外科杂志，2019，39（2）：101-109.

如化疗等，影响后续治疗。

（四）复杂腹壁疝

复杂腹壁缺损与复杂腹壁疝，有一定的交叉，但两者并不等同，复杂腹壁疝是指巨大或合并一系列并发症的腹壁疝[3]，这些并发症均会影响到治疗腹壁疝的方案和效果，复杂腹壁疝包括：巨大和多发腹壁疝，嵌顿性或绞窄性腹壁疝，再发或复发性腹壁疝，合并感染的腹壁疝，合并肠瘘的腹壁疝，合并腹水的腹壁疝，合并腹腔严重粘连的腹壁疝，合并脏器脱出的腹壁疝，特殊位置的腹壁疝，合并腹壁肿瘤的腹壁疝。

Ⅰ 型腹壁缺损采用单纯缝合或采用皮瓣修补治疗，Ⅱ 型腹壁缺损与腹壁切口疝在治疗理念上有相同之处，腹壁缺损的治疗可以借鉴腹壁切口疝的理念，但复杂的腹壁缺损在治疗上有特殊之处，将在本书第 28 章中论述，本章重点论述复杂腹壁缺损的其他相关问题。

二、复杂腹壁缺损的病因

复杂腹壁缺损的病因多样，与外伤、手术、感染、腹壁肿瘤等因素有关，常见的病因如下。新生儿出生缺陷导致的腹壁缺损，如腹裂、脐膨出等，也涉及复杂的多学科问题和复杂的重建技术[4]，但一般在小儿外科及产科处理，不作为疝与腹壁外科复杂腹壁缺损的重点处理范畴。

（一）腹壁疝修补术后复发合并感染

多次修复失败的复发性腹壁疝合并感染，有的病例可能合并疝修补网片侵蚀肠管引起的肠瘘等，需要处理复杂的感染问题，或合并软组织的缺失，常规修补困难，然后再行手术修补。

（二）全身或腹部外伤

严重的全身外伤或腹部外伤，导致腹部多处软组织缺损，腹腔脏器脱出，无法通过直接缝合腹壁关闭腹壁缺损。

（三）腹腔或腹壁感染导致大面积腹壁坏死

腹部手术后，由于并发症，例如吻合口瘘等，导致腹腔感染、切口裂开、切口组织坏死，形成肠空气瘘（吻合口或肠管裂口直接暴露在空气中），或由于其他原因导致严重的腹壁坏死性筋膜炎，导致腹壁软组织大面积的坏死。复杂腹腔感染居 ICU 病房中常见死亡率的第 2 位[5]，控制感染是复杂腹壁缺损治疗中重要的措施之一。

（四）腹壁肿瘤切除术

巨大的腹壁肿瘤切除后需要切除大范围的腹部，切除范围包括肌肉腱膜及皮肤，有时还需要联合切除部分腹腔脏器，切除后腹腔缺乏腹壁的覆盖，需要复杂的重建手术进行修复。

（五）损伤控制外科形成的医源性复杂腹壁缺损

由于腹部急诊手术采用损伤控制的理念，或手术中腹内压升高而无法正常关闭，需要进行腹腔开放疗法，有时需要采用计划性腹壁疝的措施，然后二期进行腹壁修补。腹腔开放疗法常应用于外伤、重症胰腺炎及腹腔感染，有的学者将损伤控制外科与腹腔开放疗法也作为复杂腹壁缺损来看待，但这种情况下腹壁组织是完整的，腹腔无法关闭的主要原因为腹内高压，因此是否可作为复杂腹壁缺损存在争议。

　　患者可能合并糖尿病等多系统疾病，因此复杂腹壁缺损需要多学科的合作和专门的技术[6]，需要针对每个具体案例的个性化处理，治疗涉及感染的控制、局部伤口的管理、重症监护、营养支持和复杂的腹壁修复手术，并非简单缝合腹壁缺损或采用疝修补网片即可治愈。

三、复杂腹壁缺损的临床表现及病理生理

　　常见的复杂腹壁缺损为外伤和吻合口瘘、肠瘘引起的腹壁切口裂开。复杂腹壁缺损一般表现为腹腔开放状态、严重的腹腔感染，外伤引起的复杂腹壁缺损可能合并严重的多发伤和复合伤，因此患者往往处于危重状态。不同病因的复杂腹壁缺损存在不同的病理生理问题，但其基本的核心问题相同，主要的病理生理问题如下。

（一）严重的创伤

　　无论是外伤还是手术，都给患者造成严重的创伤，患者机体处于应激状态，导致机体的高分解代谢。

（二）脓毒血症

　　肠瘘或其他原因造成的腹腔感染，可短时间内引起严重的脓毒血症，甚至感染性休克，有的患者因此出现切口裂开，需要及时引流或手术清除感染物质。

（三）腹腔开放

　　由于腹腔感染导致腹内压升高引起的切口裂开，或主动开放腹腔，都会形成腹腔开放的状态，导致腹腔脏器外露，各种原因引起的腹腔渗出，容易出现水分蒸发和感染，长时间开放腹腔容易出现肠穿孔。

（四）水电解质平衡紊乱

　　由于腹腔开放、引流或肠瘘的流失，容易出现水电解质丢失，出现水

电解质平衡紊乱。

（五）营养不良

由于创伤、感染等原因的消耗，以及摄入不足，患者往往出现较为严重的营养问题，需要注意营养支持治疗。

（六）腹壁功能不全

由于腹壁缺损面积大，有的病例存在腹壁功能不全的问题，直接缝合修补将导致腹内压升高，严重者将出现腹腔筋膜室综合征。

四、复杂腹壁缺损的治疗

对于复杂腹壁缺损，首先应及时处理其危及生命的问题，例如：组织多学科进行抢救，以抢救患者的生命为首要目标；脓毒血症患者，应及时引流、开放腹腔、清除感染性物质并加强抗感染治疗。

（一）腹腔开放与伤口管理

腹腔开放疗法是各种原因引起的复杂腹壁缺损重要治疗措施，复杂腹壁重建的基本原则与困难腹壁的处理原则相同，具体的措施可参考本书第 7 章"腹腔开放疗法与困难腹壁的处理"，但在具体的问题上更为复杂。由于腹壁修复手术的复杂性，因此手术前需要控制感染，清除腹腔污染物、脓液、留置双套管进行冲洗和引流，或行肠造口转流粪便，复杂伤口的管理需要耐心与专门的技术（具体内容将在第 28 章"复杂腹壁缺损的治疗流程"中论述）。目前伤口管理上主要采用负压封闭引流技术，在伤口管理的同时需要注意控制感染和营养支持治疗，提倡尽早开始肠内营养，一般在 36~48h 内开始肠内应营养支持[7]。

（二）腹壁修复

当伤口达到一定的条件，就可以闭合腹腔，主要的指征为：腹腔感染已经治愈，肠内瘘或肠外瘘通过手术切除和肠吻合可以治愈。重建的方式多样，可以考虑计划性腹壁疝、植皮或一期修复腹壁缺损。

> **小　结**
>
> 　　复杂腹壁缺损与复杂的腹壁疝具有内涵上的不同，目前尚没有被一致认可的复杂腹壁缺损的定义。复杂腹壁缺损的治疗需要多学科的合作，治疗复杂并且治疗时间长，对外科医生的耐心和技术是一个挑战。

（江燕飞，邹湘才，李　亮）

参考文献

[1]　唐健雄，李绍春，李绍杰 . 腹壁重建修复手术现状和技术创新 [J]. 中国实用外科杂志，2021，41(4):367–370.

[2]　Gu Y, Wang P, Li H, et al. Chinese expert consensus on adult ventral abdominal wall defect repair and reconstruction [J]. Am J Surg, 2021, 222(1):86–98.

[3]　杨硕，陈杰 . 复杂腹壁疝治疗相关要点 [J]. 中国实用外科杂志，2021，41(4):387–391.

[4]　Staab V. Management of Abdominal Wall Defects [J]. Surg Clin North Am, 2022, 102(5):809–820.

[5]　李幼生，黎介寿 . 复杂腹腔感染的外科升阶梯治疗 [J]. 中国实用外科杂志，2019，39(6):542–544+551.

[6]　Latifi R, Gogna S. Surgery for Complex Abdominal Wall Defects: Update of a Nine-Step Treatment Strategy [J]. Surg Technol Int, 2022 March 10. 40. HR 1557.

[7]　马云丽，罗娟，叶向红 . 腹腔开放患者肠内营养支持的研究进展 [J]. 护士进修杂志 , 2020, 35(9):789–792.

第 28 章　复杂腹壁缺损的治疗流程

复杂腹壁缺损（complex abdominal wall defect，CAWD）患病率不高，并且病情个体化明显，因此缺乏治疗指南的指导，目前被广泛认可的治疗流程为"九步法"，对临床治疗与评估具有重要的指导意义。

一、肠外瘘与肠内瘘的评估

在复杂腹壁缺损中，大部分患者合并肠外瘘和肠内瘘（统称为肠瘘），可能同时合并腹腔脓肿、切口裂开、腹壁坏死等情况，在疾病早期，很难将肠瘘引起的感染与其他原因引起的感染区分开来，因此应早期进行评估，避免延迟检查造成治疗的延长，腹腔脓肿或感染难以控制，可能导致更多并发症的出现。

（一）参考前次手术情况

由于腹腔感染，使肠外瘘与肠内瘘的评估较为困难，评估应参考前次手术的情况，仔细研究原来的手术记录，必要时与前次手术的医生沟通。

（二）影像学检查

CT 检查是重要的评估手段，可以发现脓肿的位置、肠瘘的位置及其他病变。超声检查一般不用于病情评估，但在超声引导下可以进行精确的穿刺引流。

（三）手术探查

如果有必要，应果断进行手术探查。手术探查可以对腹腔进行探查，同时清除感染物质和坏死组织，确定肠外瘘与肠内瘘的位置，必要时进行肠切除、肠吻合和肠造口（图 28-1），有利于腹腔感染的控制。手术后开放腹腔，采用纱布（图 28-2）、Bogota 袋、疝修补网片、负压封闭引流装置等缝合于切口的边缘或贴合于腹壁皮肤上，并注意开放腹腔的管理。

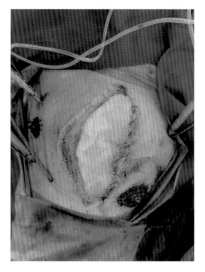
图 28-1　腹腔开放 + 肠造口 + 引流。本图片由华中科技大学协和深圳医院胃肠外科张洪贞医生提供

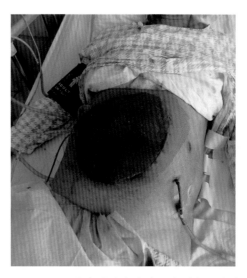
图 28-2　用纱布（纱布含有络合碘）及疝修补网片处理开放腹腔。本图片由华中科技大学协和深圳医院胃肠外科张洪贞医生提供

二、感染的控制与评估

处理肠瘘后，腹腔感染仍然是这个阶段的主要问题，同时还可能合并其他部位的感染，例如泌尿系感染、肺部感染等，需要仔细检查并注意控制感染，同时维持水电解质酸碱平衡。治疗的主要方法为抗生素的应用和引流，用药前需要进行细菌培养和药敏试验，开始可根据经验用药，然后根据药敏试验的结果调整治疗方案。腹腔脓肿治疗的主要方式仍然为引流，如果引流不理想，可以考虑再次手术清除腹腔脓肿或超声引导下穿刺引流。

三、优化的营养支持

营养支持是腹壁缺损重要的治疗措施之一，对患者身体的恢复和腹壁修复手术具有重要的意义，但往往被忽略。

（一）营养支持开始的时间和方式

营养支持治疗应尽早开始，原则上在血流动力学稳定后即开始，一般在腹腔开放后 36~48h 开始，开始阶段以肠外营养支持治疗和肠内营养治疗联合的方式，并逐渐过渡到肠内营养支持为主。肠内营养应充分利用所有的小肠，肠瘘并不是肠内营养的禁忌，可以将从肠瘘漏出的肠液输入瘘口远端的小肠，或将漏出的胆汁回输。

（二）能量供应

由于腹腔开放、手术和感染引起的应激，过量的能量供应容易出现喂养过度的问题，根据每千克体重 20~25kcal 的能量供应有时不能准确供应机体的能力需求，因此最好的方法是用间接代谢测量的方式确定每天的能量需求。

（三）注意肠内喂养的速度

由于腹腔开放，肠管直接暴露，加上肠管水肿、肠蠕动能力差，因此在肠内营养开始时需要注意喂养的速度，用肠内营养泵匀速输入，从较小的速度，例如 5~10mL/h 开始，然后逐渐提高喂养的速度。

在营养支持的同时需要动态对评估的效果进行评估，并调整治疗方案，如近期体重下降 10%~15%，血清白蛋白低于 30g/L，应推迟手术，继续营养支持。

四、伤口护理

伤口护理贯穿整个治疗的过程，从切口裂开或腹腔开放到腹壁重建，都需要专业的伤口管理。伤口管理的困难之一为引流腹腔的渗液和肠空气瘘流出的肠液，以往采用无菌塑料膜和引流管的方法，引流效率低，目前采用负压封闭引流（vacuum sealing drainage，VSD）的方式，提高了管理的效果。VSD 的主要操作为：将多孔的聚乙烯薄膜覆盖在腹腔最内侧，其上覆盖泡沫海绵和引流管，最外一层贴薄膜封闭，将引流管接负压，可以将腹腔的液体吸引出来，同时也封闭了腹腔，有效减少了腹腔感染。有的患者可能还有肠造口，也需要注意对造口的管理，减少造口相关的皮肤感染。

五、重新进行解剖学评估

当患者恢复到一定的程度后，需要考虑手术修复的问题，因而需要再次对腹部进行评估，重点为腹腔内是否存在瘘管和腹壁缺损的情况。为此需要研究既往的手术情况，必要时可以再次与原来的手术医生进行讨论。

（一）评估内容

了解腹壁的解剖情况是腹壁重建的基础，腹壁评估的重点为腹外斜肌、腹内斜肌、腹横肌的情况，腹直肌及腹直肌鞘的情况，腹壁血管的情况，腹壁组织成分分离法或腹横肌松解术的可行性。腹腔内评估的重点是腹腔脓肿是否存在、肠内瘘和肠外瘘的情况。

（二）影像学检查

增强 CT 检查是重要的辅助检查手段，可以了解腹壁和腹腔内的情况，有的医院也用 MR 检查进行评估，利用三维可视化技术[1]，可以提高评估的效果。如考虑 CT 或 MR 无法准确评估瘘管的情况，可以行瘘管造影或消化道造影检查。

六、确定再次手术的时间及切除肠外瘘

再次手术的时间主要决定于炎症是否已经控制和肠外瘘是否已经稳定。炎症的控制效果评估困难不大，但肠外瘘的评估较为困难，也存在遗漏的可能。肠外瘘难以通过营养支持自行闭合，肠外瘘也是手术后腹腔感染再发的根源，因此可通过手术切除肠外瘘，消除肠外瘘带来的后续风险，即可考虑腹壁重建手术。腹腔开放的时间不宜过长，过长时间的腹腔开放将导致新的肠空气瘘的出现，但无具体的标准，通常肠外瘘稳定后形成纤维化窦道，需要 2~3 个月的时间，但也有长达 1 年以上的案例，应个体化评估。

七、手　术

第一次手术后的 2~3 个月，腹腔粘连严重，肠管被胶冻样物质包裹和粘连在一起，可能形成冰冻腹腔样的改变，因此进腹困难，可以从原切口的上方或下方先进腹，然后逐渐扩大暴露范围。

（一）松解粘连

由于腹腔粘连严重，并且常有胶冻样的物质位于肠襻之间，肠管常粘

连呈球状，并且肠管水肿、质地脆，松解困难，应注意小心分离。

（二）切除瘘管

松解肠粘连的同时注意肠外瘘和肠内瘘的观察，所有的肠外瘘和肠内瘘均应切除，并缝合修补肠穿孔部位，必要时可切除部分肠管，行肠吻合术。

（三）腹壁重建

当完成腹腔粘连及瘘管等切除后，用大量生理盐水冲洗腹腔，重新评估腹壁的情况，根据腹壁缺损的成分不同和腹内压选择相应的腹壁修复方式，必要时可以形成计划性腹壁疝，再行二期手术修复。首先将腹壁缺损边缘尝试对合在一起，经膀胱测量腹内压，如腹内压达到 20mmHg 或以上，应放弃直接缝合腹壁缺损。

1. 直接缝合腹壁缺损、疝修补材料加强

对于可直接对合腹壁缺损而无明显腹内压升高的病例，可直接缝合修补，疝修补材料可放置于肌后或肌前。如果缝合无明显的张力，也可以不使用疝修补材料加强。

2. 腹横肌松解术、疝修补材料加强术

无法直接关闭腹壁缺损，但腹横肌、腹直肌后鞘相对完整，腹直肌及腹直肌前鞘缺损明显的病例，可以行腹横肌松解术，缝合关闭腹壁缺损，然后在肌后放置疝修补材料加强。

3. 腹壁组织成分分离法、疝修补网片加强术

无法直接缝合关闭腹壁缺损，腹横肌、腹直肌后鞘缺损明显，腹直肌及腹直肌鞘前相对完整的病例，可行腹壁组织成分分离法关闭腹壁缺损。如果腹膜可以游离并缝合关闭腹腔，可以将疝修补网片放置于腹膜前间隙，如果无法游离足够的腹膜前间隙，可在肌前放置疝修补网片。但在组织成分分离法中，是否选择疝修补材料在不同的术者中存在差异 [2]，有的术者并不选择疝修补材料加强。

4. 桥接法 IPOM

如果腹壁成分分离法、腹横肌松解术无法达到关闭腹壁缺损的目的，可以用桥接法 IPOM 修复腹壁缺损。如果皮肤也无法关闭，可采用皮瓣覆盖在疝修补网片上，一般需要整形科医生协助手术。

5.肌皮瓣修补

如果腹壁成分分离法、腹横肌松解术无法达到关闭腹壁缺损的目的，也可以选择肌皮瓣或皮瓣进行修补[3]，但技术上需要整形科医生来支持。

6.暂时性关腹、二期修补

如果患者身体情况不适合做复杂的手术，通过腹壁成分分离法、腹横肌松解术无法达到关闭腹壁缺损的目的，可以单纯缝合皮肤，暂时关闭腹腔，形成计划性腹壁疝，再行二期修补。

7.植皮、二期修补

当 VSD 后，腹壁切口下的肠管和大网膜表面可以逐渐被类似肉芽的一层纤维化组织覆盖，如果皮肤无法拉拢缝合，可在其上面植皮（图 28-3 至图 28-6），随着植皮的存活和生长而封闭腹腔，形成计划性腹壁疝，再行二期手术修补。

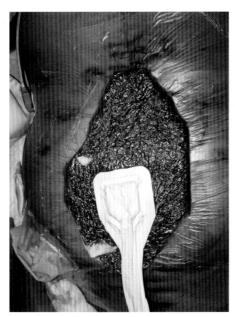

图 28-3　VSD 引流

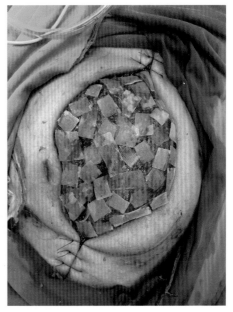

图 28-4　引流后创面清洁，形成一层肉芽样的组织覆盖在肠管和大网膜表面，用凡士林纱布暂时覆盖创面，促进肉芽进一步形成

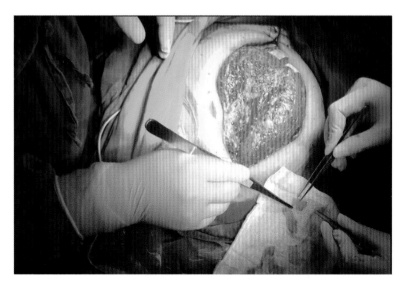

图 28-5　清创后植皮手术

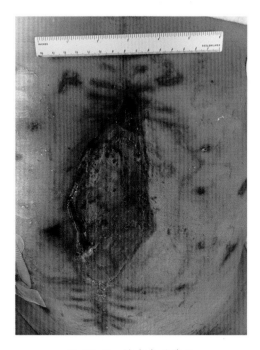

图 28-6　植皮成功存活

　　在复杂的腹壁重建中，腹壁组织成分分离法与腹横肌松解术是有用的工具，在此基础上结合其他的修补方式可以实现复杂的腹壁重建，有的学者从腹壁功能的角度考虑，认为采用肌皮瓣的修补术可以最大限度恢复腹壁的功能，具体腹壁重建方式的选择根据具体的病情、术者的技术特点、当地的医疗条件等灵活选择。

（四）腹壁修补材料相关问题

理论上由于复杂腹壁缺损手术并非 I 类切口，感染的风险高，但目前的实践表明使用合成疝修补网片并不增加感染的风险[4]。为规避合成疝修补网片的感染风险，有的术者选择腹横肌松解术或腹壁组织成分分离法进行修补，而不使用合成的疝修补网片，或使用脱细胞支架补片进行加强。关于脱细胞支架补片的疗效有不同的观点，有的研究认为与合成疝修补网片有相同的疗效[5]，与使用合成疝修补网片修补术相同，是否闭合腹壁缺损为是否复发的重要因素[6]，因此同样需要关闭腹壁缺损。但有的研究认为脱细胞支架补片术后出现切口疝的风险较高，或手术后腹壁整体膨出及松弛程度明显。笔者认为，存在污染或潜在污染的情况下，例如肠切除、肠内容物污染或潜在污染，手术中发现仍存在脓肿等情况下，使用脱细胞支架补片更为安全，可吸收疝修补网片也可作为选择之一[7-8]。

八、手术后的治疗

复杂腹壁缺损的情况下，并且可能使用了合成的疝修补网片进行修补，因此手术后感染的风险高，因此需要使用抗生素治疗。手术后的皮肤可能存在坏死的风险，尤其是腹壁组织成分分离法[9]和肌前修补术，腹横肌松解术也有较高的伤口并发症发生率[10]，需要注意观察。手术后需要持续监测腹内压，注意呼吸和循环的状态，及时发现问题并进行处理。手术后仍需要进行营养支持治疗，并逐渐过渡到口服营养支持治疗。

九、随　访

由于复杂腹壁缺损的病例少见，长期治疗效果和生活质量的数据缺乏，随访的数据对治疗方案的优化具有重要的意义，因此所有复杂腹壁缺损的病例都应接受长期的随访，至少每年随访一次。

复杂腹壁缺损的治疗是一项复杂的外科治疗项目，需要多学科的合作，尤其是外科、重症医学科、营养科，以及伤口管理师等专业人员的参与，有时还需要整形外科的参与。复杂腹壁缺损的治疗周期长，在治疗过程中需要处理各种并发症和难以预料的问题，因此需要个体化的治疗，也需要足够的耐心。

（邹湘才，江燕飞，李　亮，陈映群）

参考文献

[1] Song Z, Dong W, Yang D, et al. Application of 3D Visualization Technology in Complex Abdominal Wall Defects [J]. Int J Gen Med, 2021, 14:2449–2457.

[2] Podolsky D, Ghanem OM, Tunder K, et al. Current practices in complex abdominal wall reconstruction in the Americas: need for national guidelines?[J]. Surg Endosc, 2022, 36(7):4834–4838.

[3] Roubaud MS, Baumann DP. Flap Reconstruction of the Abdominal Wall [J]. Semin Plast Surg, 2018, 32(3):133–140.

[4] Birolini C, Tanaka EY, de Miranda JS, et al. The early outcomes of complex abdominal wall reconstruction with polyvinylidene (PVDF) mesh in the setting of active infection: a prospective series [J]. Langenbecks Arch Surg, 2022, 407(7):3089–3099. doi: 10.1007/s00423-022-02625-2. Epub ahead of print. PMID: 35906299.

[5] Shao JM, Ayuso SA, Deerenberg EB, et al. Biologic mesh is non-inferior to synthetic mesh in CDC class 1 & 2 open abdominal wall reconstruction [J]. Am J Surg, 2022, 223(2):375–379.

[6] Dirani M, Chahine E, D'Alessandro A, et al. The use of Permacol® biological mesh for complex abdominal wall repair [J]. Minerva Surg, 2022, 77(1):41–49.

[7] Lima DL, Estrada A, Pereira X, et al. VERSATILITY OF POLY-4-HYDROXYBUTYRATE (PHASIX™) MESH IN ABDOMINAL WALL SURGERY [J]. Arq Gastroenterol, 2022, 59(2):226–230.

[8] Schecter SC, Imhoff L, Lasker MV, et al. Single-stage abdominal wall reconstruction in contaminated and dirty wounds is safe: a single center experience [J]. Surg Endosc, 2022, 36(8):5766–5771.

[9] Bakula B, Sever M, Karačić A, et al. Extensive Abdominal Skin Necrosis Following Anterior Component Separation for a Large Ventral Hernia: A Case Report [J]. Front Surg, 2021, 8:779046.

[10] Montelione KC, Zolin SJ, Fafaj A, et al. Outcomes of redo-transversus abdominis release for abdominal wall reconstruction [J]. Hernia, 2021, 25(6):1581–1592.

急诊及其他腹壁疾病

　　相对于腹股沟疝，腹壁疝的急诊相对少见，但一般而言病情更为严重，其处理原则主要参考腹股沟疝急诊手术的经验。发生于腹壁肌肉腱膜层的肿瘤主要为腹壁硬纤维瘤。发生在腹壁的原发性腹壁肿瘤多样，还包括腹壁脂肪瘤、血管瘤、神经纤维瘤等，但这些肿瘤主要发生于皮肤，通常由普外科或皮肤外科治疗，无须专业的疝与腹壁外科知识，因此不在本专著中论述。此外，还有腹膜癌及腹膜种植转移癌等肿瘤疾病，一般不在腹壁外科处理，因此本书也未做论述。第七部分还就腹壁相关的腹痛及腹壁外科的卫生经济学问题等进行了初步讨论。

第 29 章　嵌顿或绞窄性腹壁疝的治疗

与腹股沟疝相比，嵌顿或绞窄的腹壁疝等急诊问题相对少见，但不同的病例病情差异很大，手术也相对复杂。有的病例危重，病情复杂。

一、病　因

不同类型的腹壁疝发生嵌顿或绞窄的概率不同，也与年龄有关，目前缺乏患病情况的大规模调查资料。与腹股沟疝嵌顿的原因相同，腹壁疝、腹壁的嵌顿也是腹腔脏器由于某种力量的作用下，例如咳嗽导致腹内压瞬间升高，腹腔脏器突然通过狭窄的疝环，由于疝环的回缩，疝出的脏器无法回纳而出现嵌顿，或进展为缺血坏死而出现绞窄。

二、临床表现、病理及病理生理

嵌顿或绞窄的情况多见于疝环较小的腹壁疝，直径 3~4cm 的缺损最容易出现嵌顿[1]，例如脐疝、腹腔镜手术套管穿刺孔疝、Spigelian 疝、小的腹壁切口疝等，有时较大的腹壁疝也可出现嵌顿或绞窄，疝的内容物常为活动度较大的脏器，包括大网膜、小肠、回盲部、横结肠、乙状结肠、卵巢或输卵管等。临床上常见为脐疝嵌顿或套管穿刺孔疝嵌顿，当腹腔脏器嵌顿于腹壁疝或腹壁切口疝时，嵌顿部位出现疼痛，有的病例疼痛较为严重，如为肠道嵌顿，可出现肠梗阻的表现，出现腹痛、腹胀、呕吐、肛门停止排气排便等。嵌顿引起的血供障碍视嵌顿程度不同而不同，一般先表现为静脉回流受阻，逐渐出现动脉供血的障碍，进而出现组织缺血坏死，患者可出现腹膜炎的症状和体征，腹肌紧张、腹部压痛和反跳痛，疝囊出现红肿，如不及时处理，最终可能出现疝囊破溃，形成肠外瘘。造口旁疝也可能出现嵌顿，并造成更为复杂的局面，并发症发生率和死亡率很高[2]。

三、辅助检查与病情评估

多数病例可以快速做出诊断，但对于 Spigelian 疝合并嵌顿有时在体表并无异常，以腹痛为主要表现，需要注意诊断及鉴别诊断。如何进行快速和准确的病情评估在嵌顿性或绞窄性腹壁疝的治疗中具有重要的意义，有利于快速做出手术决策。

（一）临床表现

根据症状的轻重，局部的体征，如压痛、反跳痛、腹肌紧张等，可初步对病情进行评估。

（二）实验室检查

Bostanci 等 [3] 研究认为：中性粒细胞 – 白细胞比、淋巴细胞 – 单核细胞比、血小板 – 淋巴细胞比、血液炎症学指标、系统免疫 – 炎症指标等指标升高可能提示肠绞窄。但对于血清学标志物能否预测肠坏死存在争议，临床实际应用不多。

（三）影像学检查

急诊情况下，常用的影像学检查为 CT 及超声检查，在临床上有重要的意义。腹部 CT 检查可以提供较为全面的信息，对诊断和治疗方案的制订都有积极的意义。CT 可以评估疝环的位置、疝内容物以及血供情况，特别是增强 CT，当出现嵌顿组织缺血时，可出现无动脉增强的表现，螺旋 CT 相对强化值（REV）对绞窄性肠梗阻患者缺血性肠坏死情况有较高的准确性 [4]，如出现肠壁积气、肠系膜静脉积气，即为比较可靠的肠坏死征象。高频彩色多普勒超声检查根据血流特点可间接判断是否存在组织坏死，还可以对嵌顿疝的部位、直径等进行初步评估，在孕妇、儿童等特殊人群中具有不可替代的特殊作用 [5]。

目前尚无一致的评估标准，临床上往往出现临床评估与影像学评估、实验室检查评估矛盾的情况，因此需要根据实际的病情进行个体化处理，原则上如有不一致之处，应以手术为优先考虑。

四、治 疗

对于腹壁疝的嵌顿，有手法回纳和急诊手术两个选择。嵌顿时间不长，症状较轻，以及无腹膜炎体征的情况，可以进行手法回纳。回纳后禁食和观察。虽然手法回纳可作为嵌顿性腹壁疝的治疗措施，但无具体的标准，目前的评估手段也并不理想，需要进行个体化考虑。其他情况应进行急诊手术，以挽救即将缺血坏死的脏器或切除坏死的脏器。

（一）手术前的准备

嵌顿或绞窄的腹壁疝病情差异较大，同时常合并肠梗阻，因此手术前可能存在脱水或酸碱平衡紊乱，或因肠坏死而处于休克或休克前期，手术前应积极纠正，同时做好手术准备。

（二）手术方式的选择

手术中首先需要解除嵌顿，并判断组织的活力，有可能需要切除坏死的组织，并行消化道重建，对于嵌顿性或绞窄性腹壁疝、腹壁切口疝的手术相关问题存在一些争议，也与术者的技术偏好有关，主要问题如下。

1. 开放手术与腹腔镜手术

常规情况下，嵌顿性或绞窄性腹壁疝、腹壁切口疝采用开放性手术，但目前腹腔镜技术已经成熟，不少术者开始采用腹腔镜进行手术，关于开放手术与腹腔镜手术的优劣问题有不同的观点。研究表明，腹腔镜手术的优势为较低的浅表部位感染和较短的住院时间[6]，其他问题与开放手术相同，术者可以根据具体的病情和自身的技术特点选择具体的术式。

2. 是否使用疝修补网片

目前对于嵌顿疝是否采用合成疝修补网片进行修补，不同的术者有不同的选择偏好，多数术者认为嵌顿疝无肠坏死的感染及污染情况，或大网膜等脏器的无菌性坏死，可以采用合成疝修补网片进行修补。但一项全国性的队列研究证明[7]，急诊的腹壁切口疝手术并发症增高，尤其是肌后修补术，因此应避免在肌后放置疝修补网片，并建议采用单纯缝合修补术或肌前修补术。如果出现肠管坏死的情况，原则上不能采用合成疝修补网片进行修补，如无法关闭腹壁缺损，可采用脱细胞支架补片（生物补片）进行修补。对于急诊情况下使用脱细胞支架补片也没有一致的推荐意见，有的研究认为并没有优势，因此不推荐使用[8]。如病情重，且缺乏脱细胞支架补片的条件下，可先缝合皮肤，形成计划性腹壁疝，再进行二期修复。

3. 是否采用腹壁组织成分分离法

在择期手术中，腹壁组织成分分离法可以使腹壁肌肉腱膜层向中线延展，从而实现无张力或低张力下关闭腹壁缺损，对于急诊手术中是否适用存在争议，有的学者支持采用，有的学者不支持采用，其理论为：在感染的情况下，进行大范围的组织游离，一旦出现感染，将出现严重的坏死性筋膜炎，从而造成非常严重的不良结局。笔者认为在合并肠坏死和感染的情况，一般病情加重、可能存在脓毒血症等情况，应慎重采用腹壁成分分离法。

嵌顿性或绞窄性腹壁疝的治疗原则不存在太多的争议，但其具体的细节问题还有较多存在争议的观点，不同专家的处理措施存在较为强烈的个人色彩，因此在具体的治疗上应个体化处理。

五、术后治疗

手术后根据患者的生命体征及腹腔感染情况决定是转重症监护病房还是回到普通病房，根据是否有肠坏死等情况决定抗生素的使用方案，根据是否切除肠管及肠功能的恢复情况决定禁食及恢复饮食的方案。对于高龄患者，对并发症应有充分的预估，做好预防并及早处理，早期诊断及预防肺部感染具有积极作用[9]。

六、腹壁切口疝合并粘连性肠梗阻

腹壁切口疝合并粘连性肠梗阻有时也可见于临床，虽然与嵌顿性腹壁切口疝一样都存在肠梗阻的问题，但两者的病变性质不同。粘连性肠梗阻的原因为腹腔粘连导致肠管成角、扭曲或形成腹内疝引起，粘连性肠梗阻可通过保守治疗缓解，但有的肠梗阻保守治疗无效或可发展为肠坏死。巨大的腹壁切口疝，由于肠管与疝囊粘连，有时可出现肠管扭转而出现粘连性肠梗阻，腹部外形不对称（图 29-1），但这种肠梗阻肠管难以复位，因此保守治疗效果不理想，虽然没有肠缺血征象的出现，当保守治疗长时间无缓解时，手术治疗难以避免。手术的主要问题为：巨大的腹壁切口疝术前没有做好渐进性气腹等准备，如果进行腹壁切口疝修补术，术中术后出现腹腔高压，甚至腹腔筋膜室综合征的风险较高。对于粘连性肠梗阻，一般保守治疗 2 周无效即应考虑手术治疗。在手术中，完成肠粘连松解后，可以拉拢腹壁，测量腹内压，如果腹内压高于 20mmHg，不宜行腹壁切口疝修补术。在腹内高压的情况下，可以行桥接法的修补术，或暂时缝合皮肤、不关闭腹壁缺损，然后行二期手术。在急诊的情况下是否可采用腹壁组织成分分离法存有争议，可根据实际的病情个体化处理。

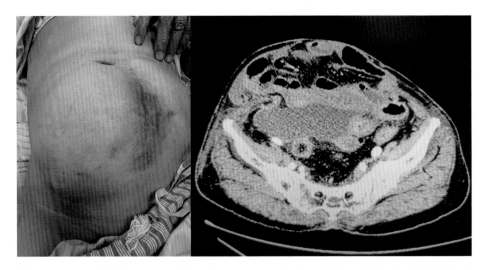

图 29-1 巨大腹壁切口疝合并粘连性肠梗阻。可见腹部明显不对称，CT 片见巨大腹壁疝疝囊内肠管积气。本图片由湛江中心人民医院普外三科（腹壁、疝外科）/ 小儿外科许成裘医生提供

（江燕飞，李　亮，莫智锋）

参考文献

[1] Sneiders D, Yurtkap Y, Kroese LF, et al. Risk Factors for Incarceration in Patients with Primary Abdominal Wall and Incisional Hernias: A Prospective Study in 4472 Patients [J]. World J Surg, 2019, 43(8):1906–1913.

[2] 傅晓键，姚琪远. 造口旁疝发生嵌顿及绞窄的治疗策略 [J]. 中国实用外科杂志，2022, 42(7):752–754.

[3] Bostanci MT, Yılmaz I, Seki A, et al. Haematological inflammatory markers for

indicating ischemic bowel in patients with incarcerated abdominal wall hernias [J]. Hernia, 2022, 26(1):349–353.

[4]　常永亮，张现平，王松太 . 螺旋 CT 相对强化值对绞窄性肠梗阻患者缺血性肠坏死情况的诊断价值分析 [J]. 中国肛肠病杂志，2022，42(5):21–23.

[5]　李绍春，唐健雄，唐文皓，等 . 腹壁嵌顿疝合并肠坏死的早期诊断 [J]. 中华疝和腹壁外科杂志 (电子版)，2019，13(1):13–15.

[6]　Kao AM, Huntington CR, Otero J, et al. Emergent Laparoscopic Ventral Hernia Repairs [J]. J Surg Res, 2018, 232:497–502.

[7]　Juul N, Henriksen NA, Jensen KK. Increased risk of postoperative complications with retromuscular mesh placement in emergency incisional hernia repair: A nationwide register-based cohort study [J]. Scand J Surg, 2021, 110(2):193–198.

[8]　Köckerling F, Alam NN, Antoniou SA, et al. What is the evidence for the use of biologic or biosynthetic meshes in abdominal wall reconstruction? [J]. Hernia, 2018, 22(2):249–269.

[9]　李绍春 , 黄磊 , 蔡昭 , 等 . 高龄病人腹外嵌顿疝合并肠坏死的诊疗体会 [J]. 外科理论与实践 , 2019, 24(4):356–358.

第 30 章　腹壁源性腹痛与脊源性腹痛

临床上，腹痛常来源于腹腔内脏器的疾病，但腹壁疾病及脊柱的病变也可引起腹痛，并且容易误诊，有的患者因此接受了不必要的手术，有的患者长期接受药物治疗，但腹痛依然无法好转。常见的腹壁源性腹痛或脊源性腹痛如下。

一、腹直肌鞘血肿

腹直肌血肿常积聚于腹直肌与腹直肌后鞘之间，称为腹直肌鞘血肿（rectus sheath hematoma），由于腹直肌及腹直肌前鞘较厚阻隔的原因，因此在体表见不到血肿以及血肿引起的淤青。抗凝治疗是腹直肌鞘血肿主要的危险因素[1]，治疗上以维持血流动力学稳定的保守治疗为主，腹壁创伤也可引起腹直肌鞘血肿[2]，治疗上需要同时考虑创伤相关的问题。

在腹直肌后鞘的弓状线以下，由于没有腹直肌后鞘，血肿直接刺激腹膜，可以引起腹痛及腹膜刺激征，出现下腹部腹直肌部位压痛及反跳痛。腹直肌鞘血肿常被误诊为急性阑尾炎、输尿管结石、妇科等疾病，腹直肌后血肿有时为自发性，有的有外伤史，有外伤史的情况下容易误诊为小肠破裂。

与急性阑尾炎鉴别的要点为：腹直肌后血肿疼痛部位位于腹直肌部位，不位于右下腹部，但需注意有时阑尾的末端位于腹直肌后，刺激相应部位的腹膜也可引起腹直肌部位的疼痛及腹膜刺激征；腹直肌后血肿无明显的感染表现，例如白细胞明显升高等。

与输尿管结石的鉴别要点为：输尿管结石有时伴有血尿和腰痛；输尿管结石的疼痛性质为肾绞痛，与腹直肌后血肿的疼痛性质不同。

与小肠破裂的鉴别要点为：小肠破裂有感染的征象，腹部压痛及反跳痛的范围明显超出腹直肌的部位，或全腹部呈板状腹、压痛伴有反跳痛，X线直立位检查可见膈下游离气体。

妊娠期也可出现自发的腹直肌后血肿[3]，由于罕见，诊断上更具挑战性，容易误诊为流产或卵巢囊肿破裂或扭转等，可以从全面的病情分析及超声检查的角度进行鉴别。

二、腹壁肌筋膜炎

　　腹壁肌筋膜炎为肌肉筋膜的非感染性炎症，多见于老年人，以下腹部多见，以右下腹部疼痛为主的病例容易被误诊为慢性阑尾炎。有的病例平时疼痛不明显或无疼痛，表现为间断出现右下腹部疼痛，因而被误诊为慢性阑尾炎急性发作或急性阑尾炎。因此，部分患者接受了不必要的阑尾切除术。

　　与慢性阑尾炎或慢性阑尾炎急性发作的鉴别要点为：腹壁肌筋膜炎没有腹膜刺激征，因此没有反跳痛，并且没有炎症的表现，如白细胞升高等。腹壁肌筋膜炎的患者也有腹部压痛，但按摩腹壁时，其作用类似于理疗，患者感觉舒适，疼痛减轻或消失。

三、腹股沟淋巴结病变

　　腹股沟是淋巴结集中的区域，淋巴结病变也可表现为腹痛，主要见于淋巴瘤及猫抓病。

　　腹股沟是原发性淋巴瘤的常见发病部位，当出现淋巴瘤时可出现腹痛。腹痛的特点为间断出现，一般出现发热后，发热的类型为弛张热，可伴有出汗，通常在下午，发热可自动消失，无发热时通常无腹痛，有时伴有恶心、呕吐、腹胀、食欲降低，每天症状时间相对固定，可触及腹股沟淋巴结肿大。由于常为下午发热并常伴有出汗，因此常被判断为午后潮热、盗汗而考虑结核，由于弛张热，因此又常往腹腔脓肿方向考虑诊断问题，但患者并无感染征象，发热可自动消退，并且消退后通常无腹痛等不适，血常规也无感染征象，确诊通常依靠淋巴结活检。

　　猫抓病 (cat-scratch disease, CSD) 是一种累及淋巴结的感染性疾病，由汉赛巴尔通体细菌感染引起，细菌为纤细、多形态的棒状小杆菌，革兰染色阴性，通常累及腹股沟淋巴结，表现为发热、疲乏、厌食、恶心、呕吐、腹痛等，有时可有头痛、脾肿大、咽喉痛及结膜炎。猫抓病有被猫抓伤或咬伤的病史，并出现其引流区域的淋巴结肿大[4]，因此又称为猫抓病性淋巴结炎，对于有猫、狗接触史，全身浅表淋巴结肿大的病例，要首先考虑到该病的可能性，影像学检查有提示诊断的意义，但由于该病罕见，有时确诊往往也需要依赖淋巴结活检和基因检测[5]。

四、脊源性腹痛

　　腹壁的感觉由下 6 对肋间神经支配（图 30-1），发自胸椎，胸椎的病变可压迫脊髓或神经根，引起相应支配区域的疼痛。这种类型的腹痛并非来自腹腔，也非来自腹壁，而是由脊柱的病变引起，称为脊源性腹痛（spinal endogenous abdominal pain）[6]。胸 10 支配下腹部及脐部，当胸 10 受压时，可出现下腹部疼痛，尤其是右侧的胸 10 受压时，出现右下腹部疼痛，常被误诊为慢性阑尾炎，有的患者甚至接受了阑尾切除术。

　　鉴别要点：这种疼痛的特点为，站立位明显，平卧位减轻或消失，常伴有胸椎间盘突出的其他症状，有的患者有驼背或胸椎压缩性骨折；胸椎或腰椎的其他神经根受压也可引起相应部位的腹痛，例如腰椎间盘突出症可出现腹股沟区疼痛，一般伴有腰痛、下肢麻木等；有时这些神经在腹壁的走行过程中，由于瘢痕或外伤等原因，腹壁神经被卡压，也引起类似的腹痛，应注意有无手术瘢痕及既往有无外伤等。

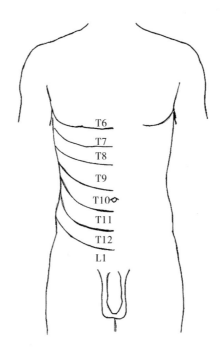

图 30-1　下 6 对肋间神经对腹壁的支配

（李　亮，林城标）

参考文献

[1]　Koyuncu A, Vardar YM. Rectus sheath hematoma as a revisited and rare cause of abdominal pain? [J]. Ann Ital Chir, 2022, 93:410–414.

[2]　Allen M, Sevensma KE. Rectus Sheath Hematoma [M]. Treasure Island (FL): StatPearls Publishing, 2022, PMID: 30085575.

[3]　刘静 . 妊娠期自发性腹直肌鞘血肿一例 [J]. 实用妇科内分泌电子杂志 , 2019, 6(32):184.

[4]　段纯 , 全斌 , 袁荆 , 等 . 猫抓病合并吉兰 – 巴雷综合征 1 例报告并文献复习 [J]. 中国感染控制杂志 , 2021, 20(10):938–942.

[5]　Zhu M, Zhang S, Shi Q, et al. Swollen inguinal lymph nodes with low fever and night sweat: diagnosis and treatment of case of cat-scratch disease lymphadenitis with sinus formation [J]. Heliyon, 2022, 8(9):e10448.

[6]　张操 , 冯智英 , 金旭东 . 脊源性腹痛的研究及治疗进展 [J]. 国际麻醉学与复苏杂志 , 2014， 35(10):944–947.

第 31 章　腹壁硬纤维瘤

发生在腹壁的肿瘤病种多样，如脂肪瘤、血管瘤、淋巴管瘤、淋巴瘤、腹膜间皮瘤、腹膜癌等。但这些肿瘤的治疗，包括手术治疗，多数不需要切除腹壁的肌肉及腱膜，不影响腹壁的功能，多数由普外科或皮肤外科治疗。腹壁硬纤维瘤（abdominal wall desmoid tumor）或腹壁侵袭性纤维瘤病（aggressive fibromatosis of abdominal wall）是发生在腹壁肌肉腱膜层的肿瘤，其手术治疗涉及腹壁缺损，并需要进行腹壁重建，因此与腹壁外科的理念密切相关。

一、患病率及病因

硬纤维瘤（desmoid tumor）是一种较为少见的肿瘤，丹麦每 100 万人中有 3.2 例 [1]。硬纤维瘤可发生在身体各个部位，以腹壁和肠系膜多见，腹部以外的硬纤维瘤罕见 [2]。发生于腹壁的硬纤维瘤称为腹壁硬纤维瘤，占硬纤维瘤总数的 2/3，以妊娠生育后的女性多见。本病的病因及发病机制未明，可能与以下因素有关。

（一）腹壁损伤

腹壁硬纤维瘤多发生在剖宫产术后，其他的手术或腹壁损伤后也可出现腹壁硬纤维瘤，具体原因不清。可能与手术或外伤引起的肌纤维破坏、局部出血或血肿导致的修复异常有关，也有学者认为与损伤引起的自身免疫反应有关。

（二）内分泌失调

由于本病多见于妊娠后的女性，并且雌激素受体拮抗剂治疗有效，也有妊娠期出现腹壁硬纤维瘤的报道 [3]，因此腹壁硬纤维瘤可能与激素的暴露有关 [4]。

（三）遗传因素

家族性腺瘤性息肉病患者常发生肠系膜的硬纤维瘤，由于家族性腺瘤性息肉病具有遗传性，并且易患硬纤维瘤，因此遗传因素在硬纤维瘤的发病中可能起作用。在一项针对 226 例家族性腺瘤性息肉病研究中，合并腹壁硬纤维瘤占 23.5%[5]，但腹壁硬纤维瘤与肠系膜硬纤维瘤的分子标志物特点存在差异，生物学行为也有不同之处。

二、病　理

腹壁硬纤维瘤的生物学行为比较特殊，这种肿瘤不发生转移，但在局部呈浸润性生长而侵犯周围的组织，因此肿瘤边缘不规则，没有包膜。肿瘤大体上为分叶状的肿物，质地坚韧，切面呈灰白色，周围的肌肉可出现萎缩变性，可侵犯血管、神经并破坏这些组织。镜下可见肿瘤由分化良好的成纤维细胞和胶原纤维交错排列而成，不同的肿瘤或同一肿瘤不同的部位细胞与胶原纤维的比例差异较大，有的部位可见玻璃样变，但细胞无异形性，可见核分裂，但无病理性的核分裂，可见多核的肌肉巨细胞。硬纤维瘤也可表达 CD34，可被误诊为隆突性皮肤纤维肉瘤（特别是硬化型）[6]。

腹壁硬纤维瘤切除后复发率较高，肿瘤直径大的肿瘤比直径小的肿瘤复发率高，家族性腺瘤性息肉病与既往复发病史是独立的危险因素[7]。腹壁硬纤维瘤的另一特点为：手术次数越多，复发机会越大，复发后生长速度更快，这种特点被称为良性肿瘤恶性表现[8]，多次复发的腹壁硬纤维瘤可能发展成为肉瘤，甚至发生转移。

三、临床表现

腹壁硬纤维瘤表现为无痛性的腹壁肿物，肿物可出现于腹壁任何部位，但以下腹部多见，尤其是原外伤部位或手术切口部位及其邻近区域。触诊肿物质地硬，与周围组织边界不清，巨大的腹壁硬纤维瘤可造成腹壁僵硬。根据其临床表现，可以做出初步的诊断，并选择合适的影像学检查进一步诊断及评估。

四、影像学检查

目前常用的检查，如超声、CT 及 MR 均可用于诊断及病情评估，超声检查适合于小的肿瘤的诊断及评估，直径大的肿瘤，需要对腹部进行全面评估时需要选择 CT 及 MR 检查。

（一）超声检查

超声可确定肿物在腹壁的位置和范围，通常为低回声，可作为诊断腹壁硬纤维瘤及鉴别诊断的检查方式之一。

（二）CT

在 CT 平扫上腹壁硬纤维瘤通常密度高于或等于周围的肌肉（图 32-1），可有钙化，边界清晰，但小的病变往往边界不清晰，呈浸润性改变。增强 CT 上可以更好地显示肿瘤的边界，边缘不规则，呈浸润周围肌肉的改变，见肿瘤内部分散存在条索状、小梁状或点状（条索状或小梁状的横断面为点状）（图 32-2），条索状或小梁状走行一致。

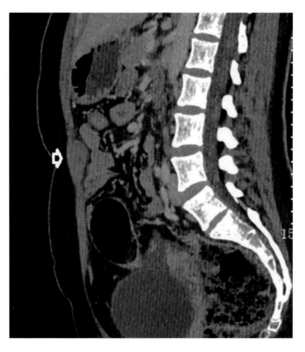

图 31-1 CT 平扫（矢状面成像）见腹直肌肿物。本图片由北京大学深圳医院医学影像科张辉医生提供

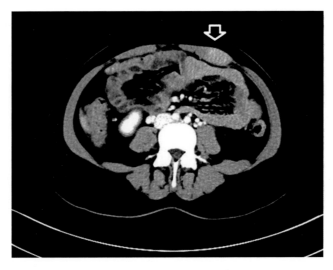

图 31-2 增强 CT 见腹直肌肿物与正常腹直肌分界不清，肿瘤内部见弥漫的点状强化。本图片由北京大学深圳医院医学影像科张辉医生提供

（三）MR

MR 的 T1 和 T2 加权图像上呈低信号，MR 的多平面成像对于评估肿物的起源和范围具有优势。因肿瘤内细胞与胶原的比例不同而有差异，以细胞成分为主的肿瘤（图 31-3），在 T1 加权像上为低信号，T2 加权像呈高信号，以纤维为主的肿瘤中，在 T1 与 T2 加权像上均为低信号。在同一肿瘤中，病灶的中央以细胞成分为主，病灶的边缘以纤维成分为主，在 T2 加权像上周围的信号低于中央区域。与 CT 相比，MR 能更精确地显示病灶的部位、范围和边界情况，具有更丰富的信号特征，有利于对肿瘤进行更精确的评估。

五、诊断与评估

根据腹部外伤史、手术史、妊娠以及肿物的部位和质地，结合影像学检查，可以做出诊断。腹壁硬纤维瘤位于肌肉腱膜层，根据其部位易于与其他类型的肿物鉴别，一般无须进行穿刺活检，由于腹壁子宫内膜异位症也位于手术切口，容易与腹壁硬纤维瘤混淆，需要注意鉴别诊断 [9]。小的腹壁硬纤维瘤超声检查后局部切除即可，大的肿瘤需要注意评估肿物的边界，确定切除范围，并注意肿物是否侵犯腹腔内脏器，如肠管、膀胱等。

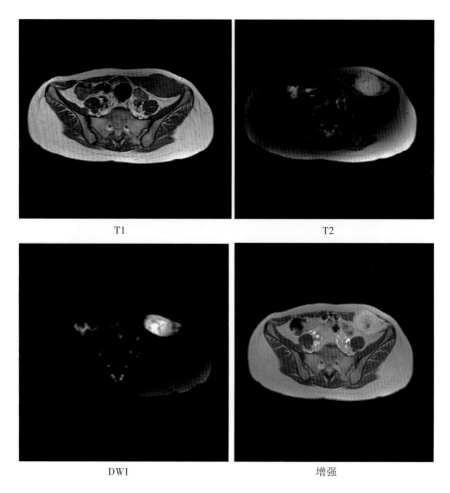

图 31-3　腹壁硬纤维瘤的磁共振 T1、T2、DWI 和增强图像。本图片由北京大学深圳医院医学影像科张辉医生提供

六、治　疗

手术切除和腹壁重建是腹壁硬纤维瘤的主要治疗方式，内分泌治疗等非手术治疗也有应用，在治疗上应早诊断、早治疗，虽然目前治疗有趋于保守治疗的倾向[10]，但不应因为盲目采用非手术治疗而延误治疗。

（一）手术治疗

腹壁肿瘤手术的基本原则为良好的局部控制和可接受的腹壁切口疝的发生率[11]，因此腹壁硬纤维瘤手术需保证足够的切缘及应用疝修补网片进行腹壁重建[12]，疝修补网片的应用原则与一般的腹壁疝的原则相同，也有的学者采用后组织成分分离法并取得良好的疗效[13]。由于腹壁硬纤维瘤手术后复发率高，因此足够的切缘是减少复发的最重要保证，手术切除的要求如下。

1. 足够的切除范围

将肿物所在的肌肉腱膜层连同腹膜一并切除，如侵犯肠管及膀胱等脏器，也应部分切除，切缘距肿瘤 2~3cm。

2. 切缘冰冻切片检查

为了确保合适的切缘，手术中取切缘组织进行冰冻切片检查。

由于腹壁硬纤维瘤的高复发率，如肿物巨大，无法达到切缘的要求，应放弃手术，以免肿瘤残留后的复发，以及手术刺激引起肿瘤的快速生长。对于肿瘤的切缘问题，也有不同的观点，一种观点认为：由于腹壁硬纤维瘤的高复发率，手术切除并不能有效预防复发，并且可造成腹壁结构和功能的破坏，因此切除肉眼可见的范围即可。

（二）非手术治疗

非手术治疗仅作为手术治疗的辅助治疗，或不愿意以及身体条件不能接受手术者的治疗。

1. 放射治疗

放射治疗可起治疗或辅助治疗作用[14]，可作为手术无法完整切除或手术后病理发现切缘阳性的病例，对切缘进行放射治疗可以作为一种补救的方法。如果肿瘤巨大，无法切除，或患者不愿意接受手术，放射治疗也可作为一种治疗选择，但腹部放射治疗有很高的并发症风险[15]，包括胃肠道穿孔、胃肠道瘘等。

2. 内分泌治疗

雌激素与腹壁硬纤维瘤的生长密切相关，雌激素受体阳性的病例，可使用他莫昔芬治疗，孕酮释放激素也有效，有时可以二者联用。其他的内分泌治疗也有报道，但内分泌治疗的疗效仍需要进一步研究。

3. 化　疗

化疗在腹壁硬纤维瘤的治疗中应用较少，主要用于肿瘤残留、肿瘤进展、放射治疗失败等情况。目前无一致推荐的化疗方案，常用的药物为长春新碱、氨甲蝶呤、阿霉素、放线菌素等，其中以长春新碱、氨甲蝶呤最为有效。

4. 介入治疗

有的学者尝试采用消融的方法进行治疗，Zhang 等采用无创的超声引导下高强度超声聚焦消融的方法治疗腹壁硬纤维瘤[16]，初步证明了其安全性。

腹壁硬纤维瘤属于少见病，基本的治疗原则为手术治疗，目前尚无标准的治疗方案推荐，在实际的临床上应进行个体化处理。由于腹壁硬纤维瘤的高复发率，手术后应定期进行影像学监测，根据条件选择超声、CT 或 MR 等检查。

（江燕飞，李　亮，许成裘）

参考文献

[1]　Anneberg M, Svane HML, Fryzek J, et al. The epidemiology of desmoid tumors in Denmark [J]. Cancer Epidemiol, 2022, 77:102114.

[2]　Minami Y, Matsumoto S, Ae K, et al. The Clinical Features of Multicentric Extra-abdominal Desmoid Tumors [J]. Cancer Diagn Progn, 2021, 1(4):339–343.

[3]　Mohd Sulaiman N, Mohd Dali F, Mohd Hussain MSB, et al. Abdominal wall desmoid tumour in pregnancy [J]. BMJ Case Rep, 2022, 15(6):e249966.

[4]　Debaudringhien M, Blay JY, Bimbai AM, et al. Association between recent pregnancy or hormonal contraceptive exposure and outcome of desmoid-type fibromatosis [J]. ESMO Open, 2022, 7(5):100578.

[5]　Cojocaru E, Gennatas S, Thway K, et al. Approach to screening for Familial Adenomatous Polyposis (FAP) in a cohort of 226 patients with Desmoid-type Fibromatosis (DF): experience of a specialist center in the UK [J]. Fam Cancer, 2022, 21(1):69–74.

[6]　刘静，陈云昭，王坚. 硬化性纤维瘤四例临床病理学分析 [J]. 中华病理学杂志，2020，49（4）：351–353.

[7]　Zhao M, Zhu G, Zhuang A, et al. Risk factors for recurrence of abdominal aggressive fibromatosis after radical surgery: An 8-year observational study from a chinese high-volume sarcoma center [J]. J Clin Transl Res, 2022, 8(5):339–343.

[8]　Kumar JN, Indirani M, Sampathirao N, et al. Fibromatosis with aggressive demeanor: Benign impersonator of malignancy [J]. World J Nucl Med, 2020, 20(1):121–124.

[9]　Cărăuleanu A, Popovici RM, Costea CF, et al. Abdominal wall endometriosis versus desmoid tumor—a challenging differential diagnosis [J]. Rom J Morphol Embryol,

2020, 61(1):45–50.

[10] Kasper B, Raut CP, Gronchi A. Desmoid tumors: To treat or not to treat, That is the Question [J]. Cancer, 2020, 126(24):5213–5221.

[11] Neuberg M, Mir O, Levy A, et al. Surgical management of soft tissue tumors of the abdominal wall: A retrospective study in a high-volume sarcoma center [J]. J Surg Oncol, 2021, 124(4):679–686.

[12] Wang K, Zhang J, Dong M. Clinical features and long-term outcomes of aggressive fibromatosis of the abdominal wall after surgical resection: A retrospective study and literature review [J]. Asia Pac J Clin Oncol, 2022, 18(1):127–132.

[13] Kumar P, Mishra TS, Sethi M, et al. Giant desmoid tumour of abdominal wall: resection and reconstruction by posterior component separation [J]. BMJ Case Rep, 2021, 14(1):e239046.

[14] Brener-Chaoul M, Cervantes-Gutiérrez Ó, Padilla-Longoria R, et al. Desmoid tumors: diagnostic and therapeutic considerations [J]. Gac Med Mex, 2020, 156(5): 439–445.

[15] Seidensaal K, Harrabi SB, Weykamp F, et al. Radiotherapy in the treatment of aggressive fibromatosis: experience from a single institution [J]. Radiat Oncol, 2020, 15(1):143.

[16] Zhang R, Chen JY, Zhang L, et al. The safety and ablation efficacy of ultrasound-guided high-intensity focused ultrasound ablation for desmoid tumors [J]. Int J Hyperthermia, 2021, 38(2):89–95.

第32章 腹壁外科的专科护理问题

腹壁外科的护理上与其他腹部手术的要求基本相同，各种基础护理、静脉血栓的预防和引流管的观察要求相同。在腹壁疝的护理中，也可以实施各种新的护理理念，例如加速康复外科理念等，以提高患者的医疗护理质量，促进患者尽早康复。但腹壁外科的护理也有特殊之处，体现在以下方面。

一、呼吸循环的观察

腹壁切口疝和原发性腹壁疝手术的特殊性在于可能影响到患者的呼吸和循环，尤其是腹壁功能不全（loss of domain，LOD）的情况，手术前的准备，包括渐进性气腹、腹带包扎、肉毒素的使用等，也可能影响到呼吸和循环，因此在护理上需要注意呼吸和循环的情况，及时汇报医生进行处理。有的患者渐进性人工气腹的阶段为居家进行，无法得到医院的及时监护，为此需要对患者进行详细宣教，并确认患者及家属已经掌握了相关的观察要点。由于手术后的腹内压升高可以影响到肾脏的血液灌注，从而影响到尿量的产生，围手术期护理的关键的要点为：注意询问患者呼吸的感受，注意患者的心率、血压、氧饱和度、尿量，并做好记录。

二、腹内压的监测

由于手术后可能引起腹内压升高，这种情况多见于巨大的腹壁切口疝或原发性腹壁疝，多数存在腹壁功能不全（LOD），有的患者术前未达到腹壁功能不全的指标，但耐受力差，术后也可能出现病理性腹内压升高，因此术后需要定时测量腹内压，及早发现腹内压的异常升高，避免发展为腹腔筋膜室综合征。目前测量腹内压的方法有直接法和间接法，以间接法较为常用。

（一）间接法腹内压测量

间接法有多种，常见的腹内压测量方法为经膀胱法和经胃管法两种，临床上以经膀胱测量法最为常用。

1. 经膀胱腹内压测量法

具体的方法为：①患者采取平卧位，在导尿管和引流管间接三通，三通的端口分别接导尿管、引流袋和测量管；②放空膀胱后，向膀胱内注入温生理盐水 25mL，测量管垂直于地面，然后以腋中线水平为 0 点用尺子量出测量管内水柱的高度，水柱的高端为腹内压，也可以用压力换能器连接在测量管，直接测量出压力；③水柱测量所得的数据为 cmH_2O，需要转换为 mmHg 单位，以 $1mmHg=1.33cmH_2O$ 计算。

注意：①若床头抬高至 30° 可能使腹内压增加 1.5~5.2mmHg[1]；②测量需要在腹肌与膀胱松弛的情况下进行，测量用的生理盐水最好采用温生理盐水（37℃~40℃），以避免刺激膀胱收缩，如无温生理盐水，需要停留 30~60s，待膀胱松弛后测量；③膀胱切除术或外伤性膀胱损伤患者应作为膀胱测压法的禁忌证，可采用其他技术替代；④注意无菌操作。

2. 经胃管法

首先留置鼻胃管，然后向胃内注入 50~100mL 温生理盐水，将鼻胃管提起，与地面垂直，测量腋中线水平的水柱高度即为腹内压。

此外还有经直肠测压法、经腹围测量法和经下腔静脉法间接测量腹内压，经腹围测量腹内压在腹壁切口疝、原发性腹壁疝手术后的意义非常有限，原因是手术后置入的疝修补网片并不能随着腹内压的升高而舒展，但腹内压增高时腹壁的紧张度增高。经直肠测压准确性差[2]，经下腔静脉测压操作复杂，因此这 3 种方法在临床上基本没有应用。

（二）直接法腹内压测量

直接测量法是指通过腹腔引流管或腹腔穿刺针连接传感器进行测压，还可以连接到腹腔镜手术中的气腹机进行测量。直接测量法准确性高，需要专门的仪器，一般适合在重症监护病房或手术中采用，或无法经膀胱及胃管测量腹内压的情况下采用，目前临床上应用少。

（三）测量要求

经膀胱法简单可靠[3]，因此一般采用该法进行腹内压测量，目前没有腹内压测量的具体要求，常见的做法为：术后每天测量 1~2 次，腹内压 < 12mmHg 时可以减少或停止测量腹内压。也有的单位在术前、术中、术后各测量一次[4]，根据术后的腹内压情况，决定是否继续测量。

三、皮瓣与切口的观察

腹壁切口疝的手术有时需要采用皮瓣修补，有的手术有较大的皮肤游离，例如腹壁组织成分分离法，因此可能出现皮瓣缺血的情况，每日查房时应注意观察皮瓣的血运情况。有的手术如复杂腹壁缺损的修补术，具有较高的切口感染风险，因此切口的观察也是日常护理的重要内容之一。及时发现问题并处理，可以提高皮瓣的成活率。皮瓣观察的主要内容为皮温、颜色、肿胀情况、毛细血管充盈情况等。不同的人观察的结果存在差异，通过观察尺的比对进行观察[5]，可以最大限度避免护理人员观察的主观性，提高观察的准确性。

四、造口护理

造口旁疝的手术需要注意造口的护理，包括术前护理、术后护理与出院后的指导 3 个方面。

（一）术前护理

术前由于造口旁疝的存在，影响到造口袋贴合的紧密性。肠内容物可能腐蚀皮肤，引起皮炎（图 32-1）、皮肤溃疡或感染，称为粪水性皮炎。也有的患者出现过敏性皮炎，为对造口袋或贴合剂过敏的表现。在手术前需要控制皮肤感染，使皮肤溃疡愈合，具体的措施如下。指导患者正确的造口袋安装技术，造口周围溃疡皮肤涂上保护剂，感染者可用抗生素药膏或抗真菌药的药膏涂抹，过敏者可涂类固醇药膏，再贴上造口袋。

（二）术后护理

由于造口旁疝手术需要放置疝修补网片，感染后可能需要手术取出疝修补网片，因此正确的造口护理很重要。

1. 造口的评估和护理

手术后需要对造口进行全面的评估，注意造口的观察，注意造口的形状，有无回缩，有无渗血、水肿，有无造口缺血坏死（图 32-2）。造口坏死需要向医生汇报，一般局部的黏膜缺血坏死不影响造口的功能，无须处理，大面积的造口坏死可引起造口狭窄，或肠内容物漏入腹腔，引起腹膜炎，需要再次手术造口。

2. 皮肤黏膜缝线的评估

正常的造口黏膜在皮肤稍下层，没有张力，皮肤与黏膜间紧密，没有空隙。皮肤和黏膜的分离可导致粪水渗入腹壁深处，引起感染等严重并发症，术后注意检查造口的皮肤与黏膜的缝线是否松动，皮肤黏膜是否分离，皮肤是否对缝线过敏。皮肤黏膜裂开的部位应及时予以缝合，避免粪便等内容物漏入腹壁组织间隙。

3. 造口周围皮肤的评估

注意造口周围的皮肤是否损伤、是否完整，皮肤有无皮疹及水疱，并注意正确取下和粘贴造口袋，造口袋的缺损以刚好可以套住造口为合适，同时注意展平造口袋的底板，避免折叠引起渗漏。

4. 造口功能恢复的评估

不同类型的造口功能恢复的征象不同，表现如下。

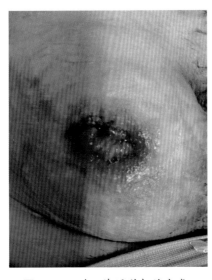

图 32-1 造口渗漏引起的皮炎

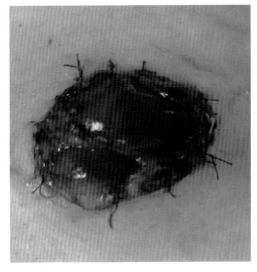

图 32-2 造口黏膜局部变黑，为坏死改变

泌尿造口：术后即有尿液排出。

空肠造口：通畅在术后48h开始排泄，最初流出一般为绿色的水样液体，每24h可达2000mL以上。

结肠造口：横结肠造口一般在术后3~4d开始排泄，一般为糊状大便；降结肠和乙状结肠排便恢复较慢，一般在术后5d才恢复排泄。

术后造口无排泄可能与术后肠功能恢复不良及造口的物理压迫有关，多见于结肠造口旁疝的手术。

（1）物理因素引起的造口不排泄

手术后肠蠕动恢复良好，但造口排气、排便不明显者，与肠管水肿有关，也可能与手术方式有关，例如Sugarbaker手术方式容易出现疝修补网片压迫肠管，造成粪便阻塞或排便不畅，可予手指扩张造口，以扩张到2指宽为合适，同时汇报医生，以排除手术方式的因素。

（2）肠功能恢复不良引起的不排泄

由于肠功能恢复不良引起的不排泄，可以等待观察，或刺激肠道蠕动，方法为：用20号导尿管插入造口，并注入液体石蜡或开塞露10~20mL。

（三）出院后的指导

出院前对患者及照料者进行辅导，让患者及照料者掌握正确的造口护理方法，指导患者或照料者选择合适的造口袋，同时指导患者进行合理的腹肌锻炼，可以增强腹肌的力量，减少造口旁疝复发的概率[6]。

五、复杂伤口管理与腹腔开放

腹壁外科常涉及复杂的伤口管理问题，复杂伤口也没有统一的定义，出现以下情况可定义为复杂伤口，包括：①3个月未愈合；②存在感染；③局部组织活力降低、坏死，或血供障碍；④存在影响愈合的系统性疾病。复杂伤口多见于腹壁疝术后感染或复杂腹壁缺损，有时需要开放腹腔，多数采用持续冲洗负压封闭引流的方法来处理，复杂伤口的管理需要造口与伤口治疗师耐心的治疗。复杂腹壁缺损常涉及腹腔开放的管理，目前多采用负压封闭引流的方法处理腹腔开放。在复杂伤口与腹腔开放的治疗中，注意观察贴膜是否松动，有无渗液，引流管有无堵塞，并记录引流物的性质和引流量。复杂伤口或腹腔开放的患者往往需要长期卧床，需要注意翻身，避免压疮形成。

六、营养支持的实施与肠液（或胆汁）回输

对于复杂的腹壁缺损，营养支持治疗是重要的治疗措施，原则上应由肠外营养支持逐渐过渡到肠内营养支持或肠内营养支持为主。待医生开出营养处方后，怎样落实营养支持需要专门的护理知识。肠外营养支持治疗按预定的速度静滴，肠内营养支持从小剂量开始，一般从 10mL/h，必要时可以从更低的速度开始，实施根据患者的耐受能力需要不断调整输注速度。在肠内营养的过程中，由于肠瘘或吻合口瘘，营养液和胆汁从瘘口流出，导致营养液丢失和水电解质平衡紊乱，可以将收集到的营养液和胆汁，经纱布滤过后，从瘘口输入远端的肠管，以充分利用营养液和肠道的吸收功能。

腹壁外科的护理与其他专科的护理有共同之处，也有其特殊性，目前疝与腹壁外科逐渐专业化，疑难性手术也逐渐增多，有的医院成立了独立的疝与腹壁外科，因此有必要加强对疝与腹壁外科护理的专业性，掌握相关的知识和技能。

（石威文，郭少云，李　亮）

参考文献

[1] 中国腹腔重症协作组 . 重症患者腹内高压监测与管理专家共识 (2020 版)[J]. 2020，19（10）：1030–1037.

[2] Staelens AS, Heymans A, Christiaens S, et al. Is it feasible to measure intra-abdominal pressure using a balloon-tipped rectal catheter? Results of a validation study [J]. J Clin Monit Comput, 2023, 37(1): 287–296. doi: 10.1007/s10877-022-00890-6. Epub ahead of print. PMID: 35907136.

[3] Łagosz P, Sokolski M, Biegus J, et al. Elevated intra-abdominal pressure: A review of current knowledge [J]. World J Clin Cases, 2022, 10(10):3005–3013.

[4] 金骥，吕倩雯，顾云鹏，等 . 经膀胱监测法预防腹壁整形术后高腹内压的效果 [J]. 中华医学美学美容杂志，2021, 27(4):330–331.

[5] 陶红芳，谢丽梅 . 皮瓣血液循环观察对皮瓣移植术后患者的效果 [J]. 中国城乡企业卫生，2022，37(7):118–120.

[6] 李珠钰，李绍杰，李绍春，等 . 基于快速康复理念的医护联合模式在疝外科中的应用 [J]. 中华疝和腹壁外科杂志 (电子版)，2021，15(6):553–555.

第 33 章　腹壁外科的卫生经济学问题

卫生经济学研究范围较广，其中的一个研究领域为医疗经济学，解决医疗价格与患者经济负担及医院合理医疗收入之间的矛盾。腹壁外科涉及高价值耗材和昂贵医疗设备的使用，部分手术技术要求高，但在目前的医疗技术收费制度下，技术性的收费偏低，因此存在较为突出的卫生经济学问题。

一、影响腹壁外科医疗价格的主要因素

腹壁外科病种多样，最具代表性的为腹壁切口疝，为腹壁外科的主要病种，并且腹壁切口疝的手术方式多样，其他病种发病率相对少见或罕见，因此腹壁切口疝可以代表腹壁外科的卫生经济学特点。

（一）手术方式与疝修补网片的选择

不同的手术方式对腹壁外科手术的医疗价格产生较大的影响，腹腔镜手术的价格高于开放性手术，价格高不仅体现在需要使用腹腔镜手术设备以及腹腔镜手术的劳务费较高，还体现在手术耗材上，例如疝修补网片的固定器，国内的单价价格大约在 5000~20000 元，因此耗材也会产生不少的费用。此外，腹腔镜手术多数采用腹腔内修补，需要使用防粘连疝修补网片，不同厂家的产品差别较大，国内的单价在 1 万至 5 万元，有的高达 10 万元以上，因此疝修补网片也是影响价格的主要因素之一。修补材料的类型也明显影响到医疗价格，某项研究显示使用脱细胞支架补片（生物补片）的价格是使用合成疝修补网片的 13 倍[1]。因此，腹腔镜手术在腹壁外科中代表着更高的医疗资源的消耗，如果采用机器人设备进行手术，价格将更高[2]。腹腔镜手术的优势为"微创"，并被患者接受程度高，客观上有的手术采用腹腔镜手术比开放手术更具医学上的优势，但对于中小型的腹壁切口疝，开放手术本身创伤不大，大部分病例也不需要采用价格高昂的防粘连疝修

补网片，腹腔镜手术并无明显医学上的微创意义，而开放手术更具安全性和卫生经济学上的优势[3]。

（二）集采的影响

目前的药品集采和医疗耗材集采中，以政府集中采购的数量优势换来价格上的下降或大幅下降，体现在疝与腹壁外科领域就是疝修补网片价格的大幅下降，从而对医疗价格产生影响，以往的贵重医疗耗材变得不再贵重，或虽然仍然贵重，但价格明显下降，减轻了患者的负担[4]，对腹壁外科的卫生经济学也会产生影响。

（三）技术对价格的意义

由于腹腔镜下行腹腔内腹壁切口疝手术需要使用价格较高的疝修补网片和固定器，价格较高。随着技术的发展，目前腹腔镜技术已经非常成熟，腹腔镜下的腹膜前腹壁切口疝修补术不需要采用防粘连疝修补网片，也可以不使用固定器，因此可以节省较多的医疗支出。腹腔镜全腹膜外腹壁切口疝手术的技术要求高，手术时间长，是否可以大范围推广，是否可以在更大的群体范围内产生卫生经济学效益，还需要进一步的研究。目前的腹腔镜全腹膜外腹壁切口疝修补术主要应用于中小型腹壁切口疝，与腹腔镜腹壁切口疝的腹腔内修补术相比具有卫生经济学上的优势[5]，但如果与开放手术相比，是否仍然具备卫生经济学上的优势，也没有可以参考的研究。

从以上分析可以看出，影响腹壁外科医疗费用的主要因素为医疗耗材的价格问题。每个国家和地区的医疗技术收费差异很大，有的国家医疗技术的收费远远超过医疗耗材的收费，因此耗材并非主要的卫生经济学问题。由于国内医院的技术收费不高，因此从卫生经济学的角度看，控制医疗费用的总额中，控制医疗耗材的价格为现实的方法之一。

二、DRG 付费制度的挑战

DRG 付费即按疾病诊断相关组（Diagnosis Related Groups）支付费用，根据患者的年龄、性别、诊断、手术项目、并发症和治疗结果等因素，将疾病划分为几个诊断组别，医保部门或保险公司根据诊断组别向医院支付相应的费用。DRG 支付目的是满足支付方、医院和患者三方利益的均衡，保证医疗质量与医疗支出之间的平衡。DRG 付费兼顾了疾病的复杂程度、严重程度，又兼顾了医疗需求和医疗资源的消耗，将临床过程相似、费用消耗相似的疾病分到同一个组，并以组为单位制定医疗支付标准，可以促进医疗机构主动加强控费，从而控制医疗费用的总支出。在目前国内的分组中，将各种疝病分为一组，例如腹股沟疝与腹壁切口疝为一个 DRG，但腹壁切口疝无论是病情的复杂程度，还是手术的难度，以及疝修补网片的价格等，都比腹股沟疝高，尤其是巨大的腹壁切口疝，需要较为复杂的术前准备和多学科合作。因此在目前的 DRG 付费分组下，腹壁切口疝的实际消耗的资源远远超过实际支付的费用，存在分组较为粗糙的问题。我国目前实行医疗保险的指导原则为低水平、广覆盖，而腹壁切口疝并非危及人民健康的重大疾病，因此在医疗资源的分配上并非倾斜的病种，如何平衡成本与收益问题是腹壁切口疝管理的挑战之一。

三、应对策略

控制整体的医疗费用支出，让有限的投入产生最大的效益，符合国家、医院和患者的利益，也是医疗卫生事业得以持续健康发展的基础之一。在目前的政策和实际医疗条件下，控制医疗费用可采用以下策略。

（一）克服医生自身的技术偏好，开展多样化的技术项目

随着腹腔镜手术的推广，腹腔镜手术已经深入人心，医生和患者都有不同程度选择腹腔镜手术的倾向，但腹腔镜手术并非在所有情况下都具有医疗上的实际优势。对于中小型的腹壁切口疝，有的可以在精准的局麻下完成，例如腹直肌后鞘阻滞麻醉下的中小型腹壁中线切口疝的无张力修补术，无须全身麻醉即可顺利完成手术，手术后的监护和治疗也较腹腔镜手术简单。因此，克服技术上的偏好，开展多样化的技术项目，可以更有针对性地从技术与费用的角度综合考虑，选择最优卫生经济学效益的治疗方式。

（二）争取合理的 DRG 付费标准

虽然疝与腹壁外科已经成为普外科一个独立的亚专科，但在社会和行业内对疝与腹壁外科的认识仍然不全面，这个问题必然影响到 DRG 支付方

案的制订。目前，不少地区将腹股沟疝与腹壁切口疝的支付放在一个 DRG 内，但腹壁切口疝在实际医疗角度上的技术难度和资源消耗明显高于腹股沟疝，存在不合理之处，为此医院或行业组织可以作为代表，争取合理的 DRG 支付额度。由于 DRG 使不同专科之间的能力具有可比性[6]，因此争取合理的 DRG，也可以提高专科的地位。目前疝与腹壁外科的卫生经济学研究以腹股沟疝手术为主，关于腹壁切口疝的 DRG 付费的研究或可检索的资料非常缺乏，体现了行业内对该问题研究不足，还需要专业界或学术界共同努力。

（三）开展日间手术管理

腹壁外科的病种多样，巨大的腹壁切口疝、复杂腹壁缺损、腹壁肿瘤需要多学科治疗或较长时间的重症医学监护，但中小型的腹壁切口疝治疗上可以标准化，适合进行日间手术管理。将腹壁切口疝进行分类管理，复杂的病例多学科诊疗的模式，中小型腹壁切口疝开展日间手术管理，可以最大限度地利用资源，产生最大的效益，具有明显的卫生经济学意义。

（四）开展特需医疗服务

由于各人的支付能力存在差异，不同医疗保险的陪护制度也不同，患者的医疗需求也多样化。有足够的自费支付能力或其商业医疗保险可以支付足够费用的情况下，为满足这部分患者的需求，有条件的医院可以开展特需医疗服务，患者可以根据自身的需求与医生的建议选择特需医疗服务。

卫生事业的发展、医疗的发展都无法回避成本问题。在执业上不应抗拒卫生经济学的问题，但卫生经济学与医疗专业问题之间的平衡较为复杂，不同地区由于文化、经济等的差异，对医疗和支付的接受程度也不同，因此难以有一致的标准。根据本地区的具体医疗支付制度、医疗发展水平和就医文化，管理好卫生经济学问题，形成合适的管理制度，争取合理的 DRG 支付额度，形成内部优化的成本结构，有利于医院和学科的持续发展，也有利于国家、患者和医保体系[7]。

（李华玲，李　亮）

参考文献

[1] Herrero A, Gonot Gaschard M, Bouyabrine H, et al. Comparative study of biological versus synthetic prostheses in the treatment of ventral hernias classified as grade Ⅱ / Ⅲ by the Ventral Hernia Working Group [J]. J Visc Surg, 2022, 159(2):98−107.

[2] Ye L, Childers CP, de Virgilio M, et al. Clinical outcomes and cost of robotic ventral hernia repair: systematic review [J]. BJS Open, 2021, 5(6):zrab098.

[3] 陈亚柯，王殿琛，陈建民，等 . 开放手术治疗中小型腹壁切口疝的临床研究 [J]. 国际外科学杂志，2021，48(1):15−19.

[4] 陆充 , 孟祥辉 , 张璐璐 . 医疗机构高值医用耗材集采与管理探讨 [J]. 医院管理论坛 , 2022, 39(2):14−16，10.

[5] Jain M, Krishna A, Prakash O, et al. Comparison of extended totally extra peritoneal (eTEP) vs intra peritoneal onlay mesh (IPOM) repair for management of primary and incisional hernia in terms of early outcomes and cost effectiveness-a randomized controlled trial [J]. Surg Endosc, 2022, 36(10):7494−7502.

[6] 韩栋 , 刘锋 , 关小倩 . 基于疾病诊断相关组的医院内专科评价指标探讨 [J]. 中国医院统计 , 2021, 28(2):172−174，180.

[7] Yan YH, Kung CM, Chen Y. The exploration of medical resources utilization among inguinal hernia repair in Taiwan diagnosis-related groups [J]. BMC Health Serv Res, 2017, 17(1):708.